Natalja Aleksandrowna Nowikowa
Bernd Butzke

Die gesunde und schöne Frau

Heilwissen aus der
russischen Volksmedizin

Veq Nowi

nymphenburger

MIX
Papier aus verantwortungsvollen Quellen
FSC® C014138

Hinweis: Sollten Ihre Beschwerden trotz strikter Einhaltung der im Buch gegebenen Empfehlungen wider Erwarten andauern, sollten Sie einen Arzt aufsuchen.

Umschlag: www.atelier-sanna.com, München unter
Verwendung eines Fotos von mauritius-images, Mittenwald
und by-studio/fotolia.com
Fotos Innenteil: Natalja Nowikowa und Bernd Butzke
Satz: EDV-Fotosatz Huber/Verlagsservice G. Pfeifer, Germering
Gesetzt aus 10,25/14 MetaPlus Normal
Druck und Binden: Finidr s.r.o.
Printed in the EU
ISBN 978-3-485-01390-1

www.nymphenburger-verlag.de
russische-volksmedizin.info

Inhalt

Vorwort

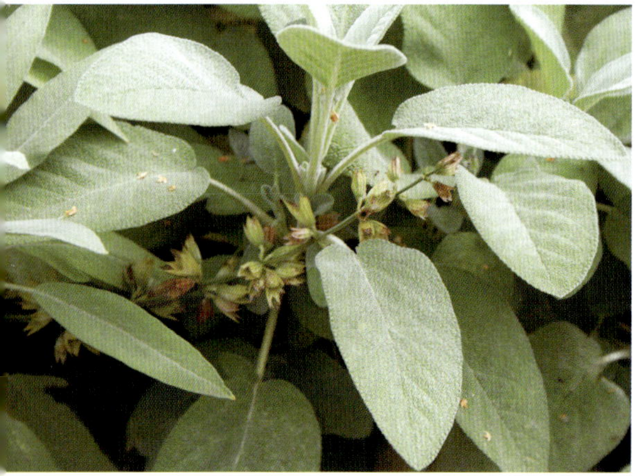

Echter Salbei (Salvia officinalis)

Schon immer wussten Kräuterfrauen und Heilerinnen um die Heilkraft der Natur. Sie setzten ihr Wissen gezielt ein, um Leiden zu lindern, um Schönheit zu pflegen und die Lebensgeister zu erfrischen – dabei vollbrachten sie oft scheinbare Wunder. Dieses alte und über Generationen überlieferte Wissen soll mit diesem Buch wieder ins Bewusstsein gebracht und vielen Frauen zugänglich gemacht werden. Es ist für Frauen gedacht, die auf eine sanfte, natürliche und ganzheitliche Behandlung vertrauen, ihren Körper, ohne die Nebenwirkungen moderner Medikamente und chemischer Pflegemittel, in seiner Arbeit unterstützen und so ihre Gesundheit und Schönheit fördern wollen.

In diesem umfassenden Nachschlagewerk zur überlieferten russischen Volksmedizin werden zunächst die häufigsten Frauenbeschwerden beschrieben und bewährte Rezepte genannt, der zweite Teil beinhaltet Empfehlungen zur natürlichen Schönheitspflege und Teil drei die wichtigsten Grundlagen einer gesunden Ernährung. Alle Rezepte wirken behutsam im gesamten weiblichen Organismus, die äußerliche Beschwerde oder Erscheinung wird nicht nur oberflächlich und optisch verbessert, sondern der gesamte Körper durch natürliche Rezepturen gesund und damit schön erhalten.

Die alten russischen Volksheilerinnen und -heiler hatten bereits eine große Sammlung von Mitteln und verwendeten bis zu tausend pflanzliche, tierische und mineralische Komponenten. Daraus wurden Medikamente wie Aufgüsse, Sude, Tinkturen, Pulver und Salben bereitet. Das Sammeln der Pflanzen erfolgte zu bestimmten Tagen und Stunden, wobei auch der Zeitpunkt der Blüte, die Mondphasen, der Sonnenstand und viele weitere Punkte berücksichtigt wurden. Auch magische Praktiken und die Einflussnahme auf die Psyche des Kranken waren und sind ein fester Bestandteil dieser Heilpraxis.

Erste schriftliche Überlieferungen zu dieser traditionellen Medizin datieren aus der Zeit der Kiewer Rus im elften Jahrhundert. Sehr beliebt waren Medikamente aus Pflanzen wie Salbei, Brennnesseln, Spitzwegerich, Rosmarin, Lindenblüten, Birkenblätter, Rinde von Esche und Wacholder sowie Zwiebeln, Knoblauch, Meerrettich, Birkensaft und vieles andere. Jedoch auch Medikamente tierischen (wie Honig, Lebertran, rohe Stutenmilch oder Hirschgeweih) und mineralischen (wie Pulver aus Beryll oder Schmuck aus Rubin) Ursprungs hatten ihren festen Platz.

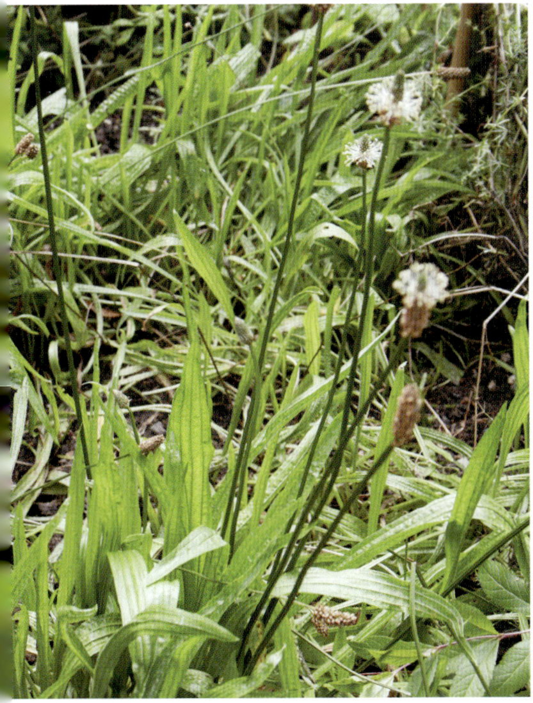

Spitzwegerich (Plantago lanceolata)

Heute umfasst die russische Volksmedizin ein komplexes System von Kenntnissen und Praktiken, die für Diagnose, Verhütung und Beseitigung von Störungen im physischen und psychischen Gleichgewicht verwendet werden. Die Frauenheilkunde spielt darin eine wichtige Rolle. Die verwendeten Rezepturen beruhen ausschließlich auf Erfahrung und Beobachtung und werden von Generation zu Generation, sowohl mündlich als auch schriftlich, weitergegeben. Diese »Medizin« dient also nicht nur der Behandlung, sondern auch der Vorbeugung von Krankheiten. Dabei unterstützt sie den Menschen über seinen gesamten Lebenszyklus – von der Geburt bis zum Tod.

Bei sachgemäßer Herstellung und Anwendung entstehen durch Heilmittel der russischen Volksmedizin keine Nebenwirkungen. Im Gegensatz zu Medikamenten auf chemischer Grundlage haben die pflanzlichen Präparate viele pharmakologische Vorteile: Sie enthalten keine Zusatzstoffe wie künstliche Aromen und Konservierungsstoffe, machen nicht abhängig, erfordern keine spezifischen Kenntnisse für die Herstellung der heilenden Mixturen

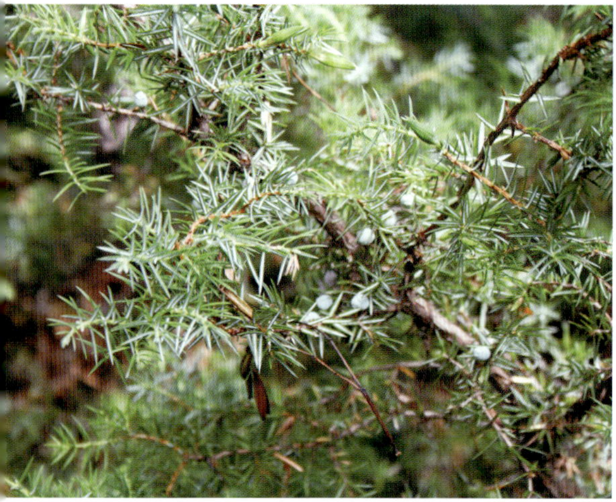

Gemeiner Wacholder (Juniperus communis)

und vor allem verbessern sie die Arbeit des Immunsystems und helfen dadurch dem Körper in seiner Gesamtheit, mit der Krankheit oder dem kosmetischen Problem fertigzuwerden.
Die russische Volksmedizin kann für jede Frau ein Schlüssel zu Gesundheit, Langlebigkeit und Schönheit sein, der sanft und ganzheitlich längst verschlossen geglaubte Türen zu öffnen vermag.

In meiner Familie wird die traditionelle Volksmedizin bereits seit mindestens fünf Jahrhunderten von einer Frauengeneration an die nächste weitergegeben. Viele in Russland bekannte und hochgeschätzte Heilerinnen waren meine Vorfahrinnen und auch meine Lehrerinnen, sodass ich auf einen großen Familienschatz an Heil- und Pflegemittelrezepten zurückgreifen kann. Da ich als Ärztin sowohl mit Methoden und Mitteln der traditionellen als auch der Schulmedizin arbeite, weiß ich um die Vorteile einer sanften, ganzheitlichen Behandlung, wie sie die Volksmedizin bietet.
Im vorliegenden Buch haben wir überwiegend Rezepte ausgewählt, deren Bestandteile meist bereits in Ihrem Haushalt vorhanden sind oder die Sie

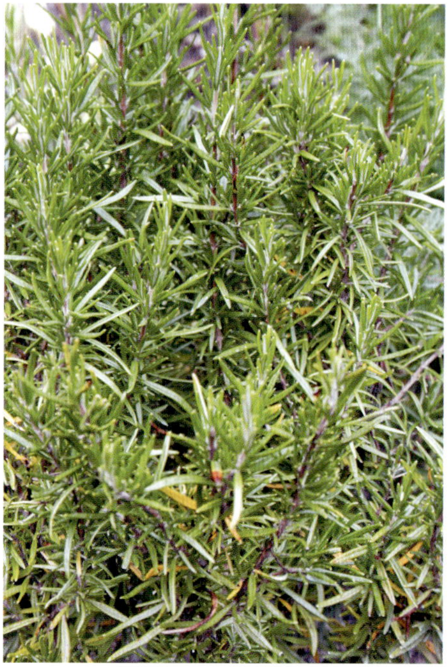

Rosmarin (Rosmarinus officinalis)

relativ leicht beschaffen können – nur in wenigen Fällen müssen Sie etwas mehr Mühe aufwenden. Die notwendigen Zutaten finden Sie in Gemüse- und Lebensmittelgeschäften, im eigenen Garten, am Wegesrand, auf Feldern und Wiesen, in Wäldern und Parkanlagen, in Blumenläden und Gartencentern, in gut geführten Reformhäusern und rezeptfrei in der Apotheke. Auch können Sie in einigen Fällen Mixturen auf Vorrat zubereiten, die Ihnen dann im Bedarfsfall sofort zur Verfügung stehen.

Alle Rezepte und Empfehlungen in diesem Buch sind leicht nachvollziehbar, denn Sie finden hier alle nötigen Angaben zur Herstellung, Dosierung und Anwendung der Präparate. Bei genauer Beachtung dieser Informationen können Sie eigentlich nichts falsch machen. Allerdings sollten Sie darauf achten, dass Sie Krankheiten nur dann selbst behandeln, wenn diese zweifelsfrei diagnostiziert sind. Gegebenenfalls sollten Sie zuvor Ihren Arzt oder Heilpraktiker aufsuchen.

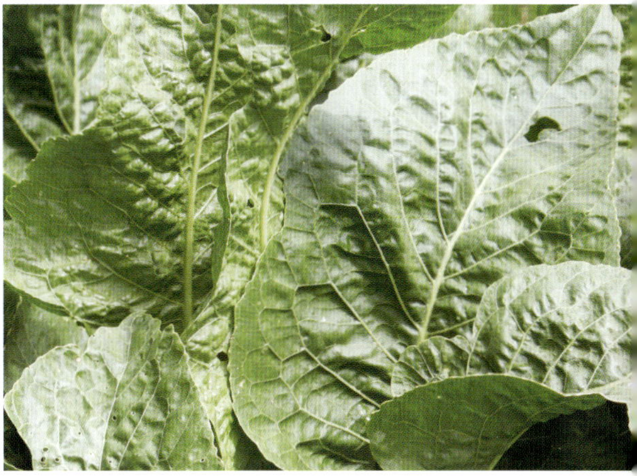

Meerrettich (Armoracia rusticana)

Das Buch ist nicht nach einem medizinischen Ordnungsmuster aufgebaut, denn es soll für jeden interessierten Menschen verständlich sein. Sie werden daher neben medizinischen Fachbegriffen auch allgemein verständliche Erklärungen vorfinden sowie eine für den Laien übersichtliche Gliederung.

Mengenangaben und Anwendungshinweise

Soweit nicht anders angegeben, gelten folgende Angaben für Mengen und Temperaturen:

1 Glas = 250 ml
1/2 Glas = 125 ml
1 TL (Flüssigkeit) = 5 ml
1 EL (Flüssigkeit) = 15 ml

Kalt – die Flüssigkeit hat normale Raumtemperatur oder ist etwas kühler
Warm – die Flüssigkeit hat eine Temperatur von 37 bis 38 °C
Heiß – die Flüssigkeit befindet sich knapp unter ihrer Siedetemperatur

Bitte beachten: Seien Sie bei heißen Bädern vorsichtig, da sie zu einer erhöhten Kreislaufbelastung führen.

Verwenden Sie bei Trockenmassen (sowohl bei EL als auch bei TL) gehäufte Mengen, wenn im Rezept nicht anders angegeben.

Für die Zubereitung von Tinkturen, Aufgüssen und Suden können Heil-, Gewürz- und Gemüsepflanzen getrocknet oder frisch verwendet werden. Bei einer dahingehenden Abwandlung der Rezepte gelten folgende Mengenverhältnisse: Sollten Sie Frischware statt Trockenware einsetzen, nehmen Sie doppelt so viel wie angegeben, denn sie enthält weniger konzentrierte Inhaltsstoffe. Sollten Sie umgekehrt Trockenware statt Frischware verwenden, nehmen Sie die Hälfte der angegebenen Menge, denn sie enthält konzentriertere Inhaltsstoffe.
Hinweis: Die Mengenangaben in den Rezepten beziehen sich bei der Verwendung von Pflanzen, wenn nicht anders angegeben, immer auf getrocknete Pflanzenteile.

Pflanzenmischungen aus getrockneten Pflanzenteilen, von denen laut Rezept nur ein Teil für eine einmalige Anwendung benötigt wird, können für weitere Anwendungen aufbewahrt und aufgebraucht werden. Dazu in einem fest verschlossenen Glas kühl und trocken lagern.

Soweit im Rezept nicht anders beschrieben, sind Aufgüsse, Sude oder andere Mischungen immer frisch zuzubereiten, gegebenenfalls auch mehrmals täglich, oder über den Tag verteilt zu verbrauchen.

- Bei der Verwendung von Pflanzenölen sollte stets auf kalt gepresste Öle zurückgegriffen werden.

- Bereiten Sie Aufgüsse, die länger als 30 Minuten ziehen sollen, immer in einer Thermoskanne zu (möglichst mit Glaskolben) und halten Sie diese fest verschlossen.
Hinweis: Alle beschriebenen Aufgüsse und Sude werden nach der angegebenen Ziehzeit prinzipiell durchgesiebt. Die aufgegossenen Pflanzenteile sollen also für die Anwendung nie darin verbleiben.

- Bereiten Sie Aufgüsse, Sude oder Breie immer in emailliertem Geschirr (alternativ aus thermostabilem Glas oder Ton) und niemals in metallischem Geschirr (wie Aluminium oder Kupfer). Decken Sie es nach dem Kochvorgang ab, wenn im Rezept nicht anders angegeben.

- Unter dem Begriff »übergießen« ist zu verstehen, dass die übergossene Masse von der Flüssigkeit vollständig bedeckt wird.

- Die angegebenen Anwendungszeiträume beziehen sich stets auf eine zusammenhängende Kur, nach der die Behandlungserfolge für gewöhnlich bereits sichtbar werden. Bei Bedarf können Sie, wenn im Rezept nicht anders angegeben, sofort die nächste Kur anschließen.

- In jedem Fall sollten Sie stets nur eines der angegebenen Rezepte anwenden. Natürlich können Sie nacheinander mehrere ausprobieren, Sie sollten sich aber stets an den angegebenen Anwendungszeitraum halten und niemals gleichzeitig mehrere Mittel für einen Heilzweck verwenden, da diese gemeinsam angewandt ihre jeweilige Wirkung gegenseitig verstärken oder aufheben oder auch unvorhergesehene Nebenwirkungen verursachen können. Dies gilt ebenfalls für andere Mittel, die Sie ohne ärztliche Verordnung gleichzeitig und unabhängig von den hier beschriebenen Rezepten verwenden.

- Sollten Sie einzelne Pflanzenmischungen wider Erwarten nicht selbst nachvollziehen können, wenden Sie sich bitte mit dem betreffenden Rezept an eine Apotheke Ihres Vertrauens.

Die gesunde Frau – Rezepte gegen alle Beschwerden

Gesundheit ist unser höchstes Gut, das durch eine bewusste Lebensweise erhalten werden kann. Dennoch gerät der Körper immer wieder aus dem Gleichgewicht, was sich in Form von Beschwerden äußert. Die sanften, ganzheitlich wirkenden Mittel der russischen Volksmedizin bieten viele Möglichkeiten für deren Behandlung. Bereits bei den ersten Symptomen ist Aufmerksamkeit gefragt, damit die Erkrankung schon in ihren Anfängen schonend behandelt werden kann, was den Weg der Genesung vereinfacht. Jedoch helfen die traditionellen Mittel auch dann, wenn die Beschwerden schon weiter fortgeschritten sind. Die natürlichen Arzneien mobilisieren die internen Kraftreserven des Organismus, neutralisieren die Ursache der Erkrankung und bekämpfen nicht nur deren Symptome, wie es viele moderne Medikamente tun.

In Russland existierte eine traditionelle Medizin über Jahrhunderte parallel zur Schulmedizin und wurde ständig weiterentwickelt. Sehr viele Rezepte der Volksmedizin sind seit Generationen ohne Veränderung in Gebrauch. Dabei ist typisch, dass auch die in der täglichen Ernährung des Volkes verwendeten Pflanzen, wie Hafer, Kartoffeln, Kohl, Knoblauch, Zwiebeln, Sellerie, Rettich, Rüben und vieles mehr, für Heilzwecke ihre Anwendung finden.

Im Folgenden werden zahlreiche Heilmittel vorgestellt, die innerhalb meiner Familie überliefert sind. Seit Jahrhunderten werden die Frauen bei uns schon von klein auf durch ihre weiblichen Verwandten in der Anwendung traditioneller Arzneien und Pflegemittel unterwiesen. Meine Großmutter bereitete mehr als fünfhundert verschiedene Aufgüsse und Sude gegen Krankheiten, wie sie auch heute noch in der Familie genutzt werden.

Das Leben eines Menschen verläuft ähnlich dem Kreislauf in der Natur: Sie erwacht im Frühling und beginnt, sich zu entfalten, im Sommer blüht sie vollständig auf und alles trägt Früchte. Der Herbst ist eine Zeit der Reife, alles wird ruhiger und beginnt langsam zu welken. Der Winter ist die Periode des Ausruhens von einem bewegten Jahreslauf, zufrieden mit dessen erfolgreichem Verlauf. So ist es auch beim Menschen: Er reift heran, Kinder werden geboren, Ruhe kehrt zurück und die Lebensweisheit wird an die Jugend weitergegeben.

In jedem Lebensabschnitt gibt es auch typische Krankheitsbilder. Daran angelehnt finden Sie eine Gliederung nach Frühling (12 bis 25 Jahre), Sommer (26 bis 40 Jahre), Herbst (41 bis 60 Jahre) und Winter (ab 61 Jahre).

Der Frühling – das Alter von 12 bis 25 Jahren

Bakterielle Scheidenentzündung der jungen Frau

Eine sehr verbreitete Erkrankung bei Frauen ist die bakterielle Scheidenentzündung (bakterielle Vaginose). Es handelt sich dabei um eine mikrobiologische Störung der Scheidenflora, die durch eine überhöhte Anzahl von dort befindlichen Entzündungserregern ausgelöst wird. Die Mikroflora der Scheide stellt ein bewegliches Ökosystem dar: Normalerweise überwiegen Milchsäurebakterien, die eine Schutzfunktion ausüben. Die dadurch saure Umgebung der Scheide unterdrückt die Anzahl der Entzündungserreger, die sich darin gewöhnlich in kleiner Zahl befinden. Wenn der Anteil der Milchsäurebakterien sinkt, nehmen ihre Stelle die Entzündungserreger ein. Die Letzteren bilden flüchtige Verbindungen, deren Geruch dem eines verfaulten Fisches ähnlich ist. Weitere typische Begleiterscheinungen sind ein dünnflüssiger, gräulicher Ausfluss, Juckreiz und Brennen. Jedoch müssen nicht alle der genannten Symptome erscheinen oder gleichzeitig auftreten.

Anzeichen für diese Erkrankung sollten Sie unbedingt ärztlich abklären lassen. Nicht behandelt kann sie in seltenen Fällen zu Komplikationen führen, insbesondere während einer Schwangerschaft.

Für die Behandlung einer bakteriellen Scheidenentzündung bei jüngeren Frauen können Sie eines der folgenden Rezepte auswählen und anwenden. Sie entfernen die Entzündung sowie den unangenehmen Geruch und stellen die normale Mikroflora der Scheide wieder her:

- Übergießen Sie in einem Glas 1 TL trockene Asche aus verbranntem Birkenholz (Betula) mit 1 l kochendem Wasser und lassen den Aufguss 2 Tage ziehen. Vom diesem vermischen Sie über 10 Tage 2-mal täglich (morgens und abends) 1 EL mit 0,5 l warmem Wasser und spülen damit die Scheide.

- Übergießen Sie je 1 EL klein gehackte getrocknete Kalmuswurzel (Acorus calamus), Kraut der Arnika (Arnica montana) und frischen Möhrensaft (Daucus carota subsp. sativus) mit 1 l warmem Wasser (40 °C) und lassen den Aufguss 12 Stunden ziehen. Erwärmen Sie ihn vor dem Gebrauch und spülen damit über 10 Tage 2-mal täglich (morgens und abends) die Scheide.

- Übergießen Sie je 1 EL getrocknete Blüten der Ringelblume (Calendula officinalis), Blätter des Schmalblättrigen Weidenröschens (Epilobium angustifolium) und Fichtennadeln (Picea abies) mit 1 l kaltem Wasser, lassen es aufkochen, 10 Minuten bei geringer Hitze köcheln und dann den Sud nicht weniger als 3 Stunden ziehen. Erwärmen Sie ihn vor dem Gebrauch und spülen damit über 2 Wochen 2-mal täglich (morgens und abends) die Scheide.

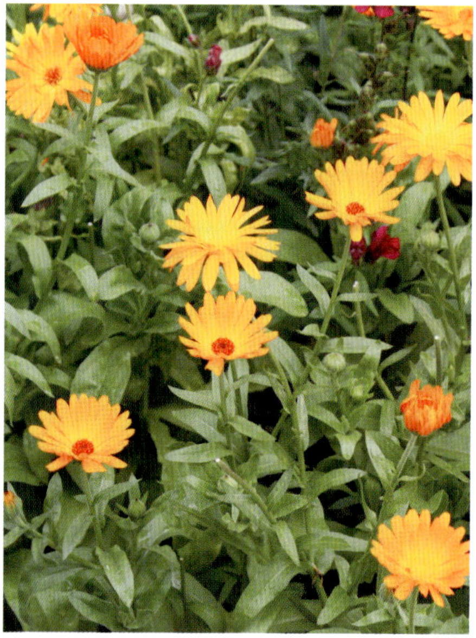

Ringelblume (Calendula officinalis)

Blasenentzündung

Eine Blasenentzündung (Zystitis) tritt bei Frauen, besonders im gebärfähigen Alter, häufig auf. Es handelt sich dabei um eine Entzündung der Schleimhaut der Harnblase, die sich bei der Hälfte aller Frauen mehrfach im Leben entwickelt. Ursache ist meist eine Infektion durch Bakterien, die aus der Harnröhre in die Blase aufsteigen, wo sie sich dann stark vermehren. Häufig gelangt der Entzündungserreger aus der Harnröhre auch in die Scheide, daher ist es für eine bakterielle Blasenentzündung typisch, dass sie meist mit einer Entzündung der Scheide oder einer gestörten Scheidenflora verbunden ist. Gewöhnlich sind Verschärfungen der Entzündung mit einer Unterkühlung verbunden, jedoch manchmal auch mit der Monatsblutung. Oft entsteht die Blasenentzündung aus einer Verletzung

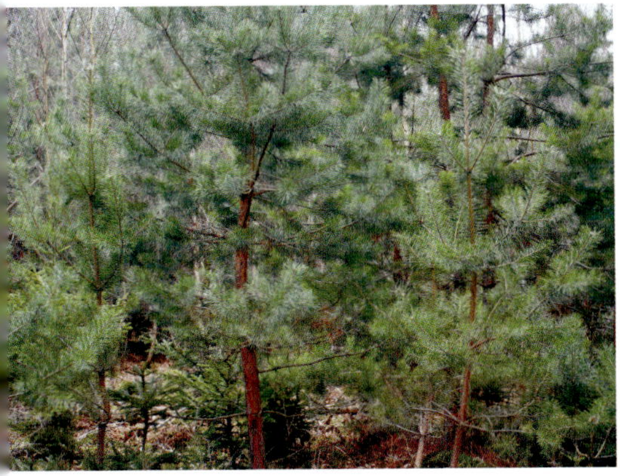

Waldkiefer (Pinus sylvestris)

der Harnröhre durch Geschlechtsverkehr. Typische Begleiterscheinungen sind das Brennen beim Wasserlassen, Schmerzen im Unterbauch während des Toilettenganges und ein ständiger Harndrang, wobei nur wenig Urin abgesondert wird.

Allgemein wird bei dieser Erkrankung empfohlen, scharfe und salzige Speisen sowie alkoholische Getränke und Kaffee aus der täglichen Ernährung auszuschließen. Für die Behandlung einer akuten bakteriellen Blasenentzündung können Sie eines der folgenden Rezepte auswählen und anwenden. Sie entfernen die Entzündung und lindern den Schmerz:

- Zerdrücken Sie 1 Glas frische Moosbeeren (Vaccinium oxycoccos oder Vaccinium macrocarpon), bis der Saft austritt, ergänzen dann je 1 EL klein gehackte getrocknete Möhren (Daucus carota subsp. sativus) und Nadeln der Waldkiefer (Pinus sylvestris), übergießen die Mischung mit 2 l kochendem Wasser, lassen es nochmals aufkochen, bei geringer Hitze 10 Minuten köcheln und dann den Sud 2 Stunden ziehen. Davon trinken Sie täglich über 1 Woche alle 3 Stunden 1 Glas.

Hinweis: Die Großfrüchtige Moosbeere ist im Handel als Cranberry erhältlich.

Diese Rezepte entfernen auch die Krämpfe:

- Übergießen Sie am Abend 200 ml geschälte Hirse (Panicum miliaceum) mit 750 ml Wasser (40 °C), lassen die Mischung über Nacht stehen, rühren sie am Morgen gut durch und sieben die Flüssigkeit ab. Davon trinken Sie über 1 Woche 3- bis 4-mal täglich jeweils 30 Minuten vor dem Essen 1/2 Glas. Die Schmerzen lassen sehr schnell nach und die Entzündung vergeht innerhalb von 3 bis 4 Tagen.

- Übergießen Sie je 1 EL klein gehackte getrocknete Rinde der Espe (Populus tremula) und Blätter der Echten

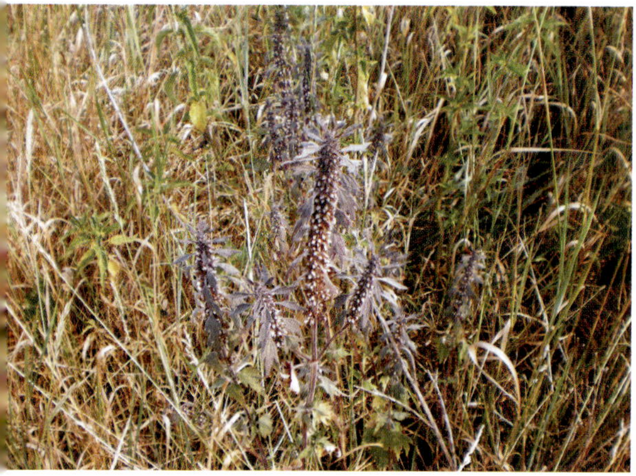

Echtes Herzgespann (Leonurus cardiaca)

Bärentraube (Arctostaphylos uva-ursi) mit 1 l kochendem Wasser und lassen den Aufguss 3 Stunden ziehen. Davon trinken Sie über 10 Tage 4-mal täglich jeweils 30 Minuten nach dem Essen 1/2 Glas. Die Schmerzen vergehen bereits am ersten Tag der Anwendung.

Bulimie

Von einer Bulimie oder Ess-Brech-Sucht (Bulimia nervosa) sind größtenteils Frauen betroffen. Es handelt sich dabei um eine psychische Störung, die einen erhöhten Appetit, Heißhunger, bewirkt, der zu einer übermäßigen Nahrungsaufnahme führt, nach der sich der Betroffene zu »reinigen« versucht. Dabei führt er beabsichtigt Erbrechen herbei oder bemüht sich in sonstiger Weise, beispielsweise durch Abführmittel oder Einläufe, den Magen zu entleeren.

Am Beginn der Erkrankung steht häufig der einfache Wunsch abzunehmen. Meist haben an Bulimie erkrankte Menschen ein normales Gewicht, können jedoch auch unter- oder übergewichtig sein. Betroffene neigen dazu, ihren Zustand zu verbergen. Jedoch gibt es einige typische Merkmale wie beispielsweise Wunden an den Fingern (sie entstehen, da diese in den Hals gesteckt werden, um Erbrechen auszulösen), immer lange Toilettengänge kurz nach dem Essen, Zahnschäden (ausgelöst durch ein stetiges erhöhtes Magensäureangebot im Mund), Krämpfe in den Gelenken (aufgrund fehlenden Kaliums), Schwäche, Müdigkeit, Ohnmachtsanfälle, wiederholtes Erbrechen, Abführmittelmissbrauch und leicht geschwollene Wangen (durch Anschwellen der Speicheldrüsen).

Die Krankheit zu bewältigen ist für die Betroffenen nicht einfach und erfordert viel Zeit. Sie benötigen qualifizierte psychotherapeutische Hilfe. Wird eine Bulimie nicht behandelt, können ihre Folgen für die Gesundheit verheerend sein. Zur Unterstützung einer Psychotherapie können Sie eines der folgenden Rezepte auswählen und anwenden. Sie beruhigen das Nervensystem und regulieren den Appetit:

- Übergießen Sie je 1 EL getrocknetes Kraut des Oregano (Origanum vulgare), Echten Herzgespanns (Leonurus cardiaca) und Rosmarins (Rosmarinus officinalis) mit 1 l kochendem Wasser und lassen den Aufguss 30 Minuten ziehen. Davon trinken Sie über 3 Wochen 3-mal täglich jeweils 20 Minuten vor dem Essen 1 Glas.

- Übergießen Sie je 1 EL getrocknete Blütenblätter der Sonnenblume (Helianthus annuus), Wermutkraut (Artemisia absinthium) und Blüten des Echten Lavendels (Lavandula angustifolia) mit 1 l kochendem Wasser, legen einen Deckel auf, lassen es 20 Minuten bei geringer Hitze köcheln und dann den Sud 7 Minuten ziehen. Davon trinken Sie über 2 Monate 4-mal täglich jeweils 30 Minuten nach dem Essen 1/2 Glas.

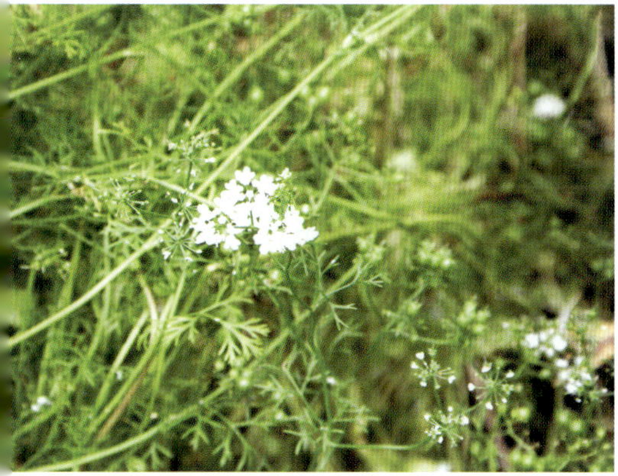

Koriander (Coriandrum sativum)

Dieses Rezept normalisiert auch die Arbeit des Nervensystems und lindert Ängste:

- Übergießen Sie je 1 EL Koriandersamen (Coriandrum sativum), getrockneten Maisbart (Maydis stigma) und Blätter des Gänsefingerkrauts (Potentilla anserina) sowie 1/5 TL scharfes Paprikapulver (Capsicum annuum) mit 1 l kochendem Wasser, lassen den Aufguss 10 Minuten ziehen und verwenden ihn anschließend heiß. Davon trinken Sie über 3 Wochen 4-mal täglich 1 Glas, ergänzt mit 1 TL hellem Honig. Danach machen Sie 10 Tage Pause und wiederholen dann die Anwendung in der gleichen Weise noch 3- bis 4-mal.

Eierstockzysten

Eine Eierstockzyste (Ovarialzyste) ist ein meist gutartiges, flüssigkeitsgefülltes Geschwulst am Eierstock, das bis zu einem Umfang von etwa 15 cm

anwachsen kann. Da eine große Zyste auf verschiedene Organe drücken kann, klagen betroffene Frauen oft über Bauchschmerzen, Blutungen und Unregelmäßigkeiten bei der Monatsblutung. Kleine Zysten bereiten hingegen keine Beschwerden. Die häufigsten Eierstockzysten sind sogenannte funktionelle Zysten. Sie entstehen durch normale hormonelle Veränderungen oder auch durch ein gestörtes Gleichgewicht im Hormonhaushalt. Von ihnen sind fast ausschließlich geschlechtsreife Frauen betroffen. Sehr häufig treten sie während oder kurz nach der Pubertät und in den Wechseljahren auf. Nur selten werden sie behandelt, da sie sich oft spontan zurückbilden und meist keine Komplikationen verursachen. Jedoch sollten sie ärztlich überwacht werden, da sich daraus Eierstockkrebs entwickeln kann.
Für die Behandlung von Eierstockzysten können Sie eines der folgenden Rezepte auswählen und anwenden. Sie normalisieren die hormonalen Abläufe, lösen die Zysten auf, entfernen die eventuell vorhandene Entzündung und helfen, einer Tumorbildung vorzubeugen:

- Entsaften Sie frische Blätter der Großen Klette (Arctium lappa), bis Sie 1/2 Glas gefüllt haben, und bewahren den Saft im Kühlschrank auf. Davon nehmen Sie über 30 Tage 3-mal täglich jeweils 30 Minuten vor dem Essen 2 EL ein.
Wenn danach die Zysten bei einer Ultraschalluntersuchung immer noch festgestellt werden, wiederholen Sie die Anwendung nach einer Pause von 3 Wochen.

Diese Rezepte stärken zusätzlich das Immunsystem:

- Bereiten Sie aus 3 l warmem, abgekochtem Wasser und 3 EL getrockneten Blüten des Echten Alants (Inula helenium) sowie je 1 EL frischer Hefe und Honig einen Kwass (siehe auch Kapitel *Traditionelle Getränke*). Nach einer Gärdauer von 2 Tagen entfernen

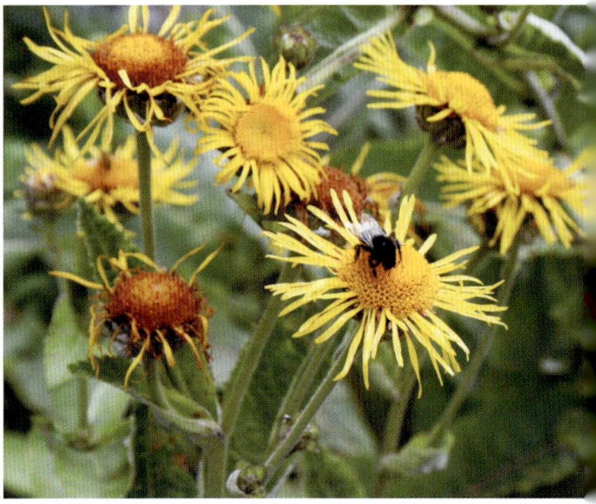

Echter Alant (Inula helenium)

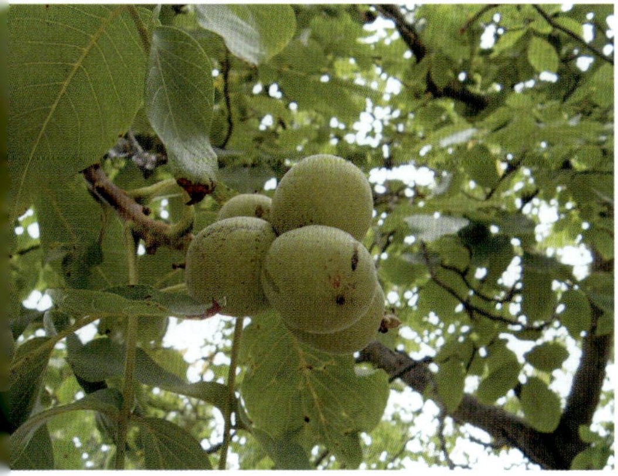

Echte Walnuss (Juglans regia)

Sie den Schaum, der sich dabei gebildet hat, sieben den Kwass durch und bewahren ihn im Kühlschrank auf. Davon trinken Sie über 1 bis 3 Monate (je nach dem Ergebnis einer Ultraschalluntersuchung) 3-mal täglich jeweils 1 Stunde nach dem Essen 1 Glas.

- Übergießen Sie 4 EL getrocknete Scheidewand der reifen Echten Walnuss (Juglans regia) mit 0,75 l kochendem Wasser und lassen den Aufguss 4 Stunden ziehen. Davon trinken Sie über 3 Monate 3-mal täglich jeweils 1 Stunde nach dem Essen 1 Glas.

Wenn danach die Zysten bei einer Ultraschalluntersuchung immer noch festgestellt werden, wiederholen Sie die Anwendung nach einer Pause von 3 Wochen.

Eileiter- und Eierstockentzündung

Eine Entzündung von Eileiter und Eierstock wird als Adnexitis bezeichnet. Diese ist eine ernsthafte gynäkologische Erkrankung, die überwiegend junge Frauen im Alter von 15 bis 25 Jahren betrifft. In dieser Altersgruppe ist sie auch die häufigste schwere Infektionskrankheit. Vor der Pubertät, dem ersten Geschlechtsverkehr oder nach den Wechseljahren tritt sie gewöhnlich nicht oder nur sehr selten auf. Die Entzündung ist meist beidseitig. Oft geht sie auf eine entzündliche Erkrankung der inneren oder äußeren Genitalorgane zurück, häufig eine Scheidenentzündung. Wird eine akute Entzündung nicht rasch und angemessen behandelt, kann es zu Komplikationen und zum Übergang in den chronischen Verlauf kommen.

Die Beschwerden der Erkrankung können von Frau zu Frau sehr unterschiedlich sein. Zu den typischen Symptomen einer akuten Entzündung gehören plötzliche, starke Unterbauchschmerzen, Fieber und ein ausgeprägtes Krankheitsgefühl. Im chronischen Verlauf zeigen sich meist weniger auffällige Beschwerden wie Druck- und Schweregefühl im Unterleib, jedoch sind auch immer wieder-

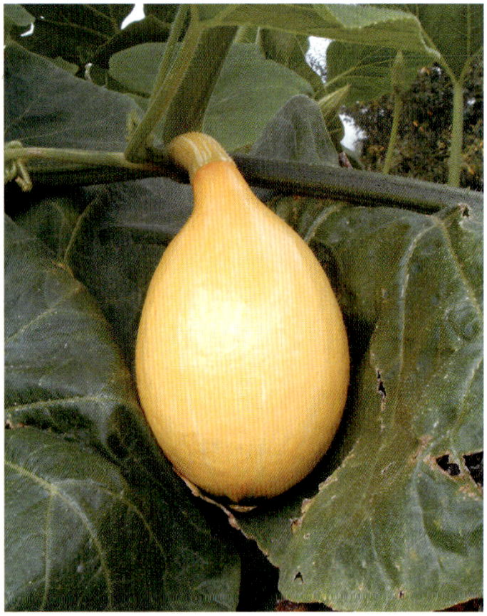

Gartenkürbis (Cucurbita pepo)

kehrende Schmerzen im Unterbauch oder Rücken, Müdigkeit, Appetitlosigkeit, Verstopfung und eine allgemeine Leistungsminderung möglich. Die chronische Erkrankung führt häufig zur Unfruchtbarkeit. Auch kann es zu weiteren schweren Komplikationen kommen.

Allgemein sollten Sie bei einer Eileiter- und Eierstockentzündung warme Kleidung tragen und sich nicht auf kalten Untergrund setzen. Für die Behandlung können Sie eines der folgenden Rezepte auswählen und anwenden. Sie entfernen die Entzündung und lindern die Krämpfe im Bereich der weiblichen Geschlechtsorgane, normalisieren die Arbeit des Hormonsystems und helfen, Verklebungen infolge einer chronischen Entzündung aufzulösen:

- Übergießen Sie 1 1/2 EL getrocknete Blätter des Acker-Hellerkrauts (Thlaspi arvense) mit 1 Glas kochendem Wasser und lassen den Aufguss 4 Stunden ziehen. Davon nehmen Sie über 3 Monate 4-mal täglich mit 4 Stunden Abstand jeweils 30 Minuten vor dem Essen 1 TL ein.

- Entsaften Sie das frische Fruchtfleisch eines Gartenkürbisses (Cucurbita pepo) und bewahren den Saft im Kühlschrank auf, jedoch nicht länger als 2 Tage. Davon trinken Sie über 30 Tage 3-mal täglich jeweils 30 Minuten vor dem Essen 1 Glas.
Für die Nacht führen Sie in die Scheide einen im erwärmten Saft getränkten Tupfer oder Tampon ein.

- Übergießen Sie eine große ungeschälte Zwiebel (Allium cepa) mit 1 l kaltem Wasser, lassen es aufkochen und bei geringer Hitze so lang köcheln, bis sie weich ist. Mit dem warmen Sud spülen Sie über 15 Tage 2-mal täglich (morgens und abends) die Scheide.

Eisenmangelanämie

Eine Blutarmut (Anämie) kann verschiedene Formen und Ursachen haben. Davon ist die Eisenmangelanämie (sideropenische Anämie) die häufigste Form. Sie umfasst in Europa etwa 80 Prozent aller Erkrankungen an Blutarmut – Frauen im gebärfähigen Alter sind davon am häufigsten betroffen. Die Eisenmangel-Blutarmut entsteht infolge der Verringerung der Eisenvorräte im Organismus. Dafür sind der chronische Verlust von Blut und die ungenügende Zuführung von Eisen die häufigsten Ursachen.

Bei einer Blutarmut besteht im Blut ein Mangel an roten Blutkörperchen, die für den Sauerstofftransport von den Lungen über das Blut zu den Organen und Geweben im Körper verantwortlich sind. Zu den typischen Begleiterscheinungen einer Anämie gehören daher oft Blässe, Schwächegefühl, leichte Ermüdbarkeit, Atemnot, manchmal Schwindel und häufig auch Kopfschmerzen. Bei einer Eisenmangelanämie klagen Betroffene meist zusätzlich über Appetitlosigkeit. Wird der Eisenmangel nicht behoben, kann die Erkrankung in den chronischen Verlauf übergehen, der eine Reihe von Komplikationen zur Folge haben kann.

Die empfohlene tägliche Menge an Eisen, die mit der Nahrung aufgenommen werden soll, beträgt für Männer 12 mg und für Frauen 15 mg, in der Schwangerschaft 30 mg. Für die Behandlung einer Eisenmangelanämie können Sie eines der folgenden Rezepte auswählen und anwenden. Sie stärken das Immunsystem, fördern die Arbeit des blutbildenden Systems und verbessern die Aufnahme von Eisen durch den Organismus:

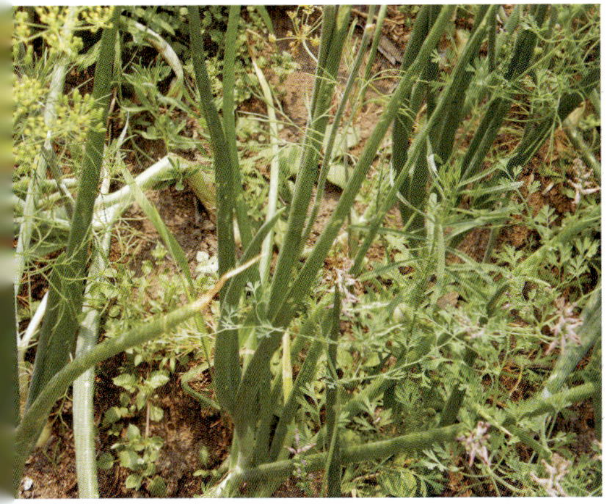

Zwiebel (Alium cepa)

- Vermischen Sie in einem Glas je 100 ml hellen Honig, frischen Möhrensaft (Daucus carota subsp. sativus), klein gehackte Walnusskerne (Juglans regia) und zerlassene Butter sowie 2 EL ungesüßtes Kakaopulver und lassen die Mischung für 5 Tage im fest

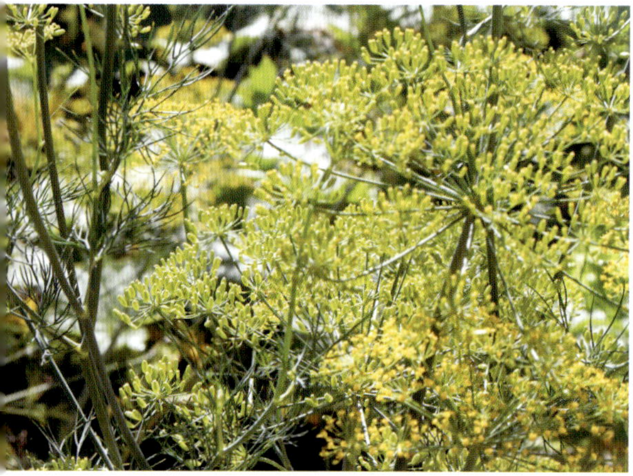

Dill (Anethum graveolens)

verschlossenen Glas im Kühlschrank stehen. Davon nehmen Sie über 3 Monate 3-mal täglich jeweils 30 Minuten nach dem Essen 1 EL ein.

▪ Drehen Sie 200 g frische Rinderleber durch den Fleischwolf, erhitzen in einer Pfanne 1 EL Butter, braten darin die Lebermasse für genau 2 Minuten, ergänzen dann 1/2 TL Dillsamen (Anethum graveolens) und 1 EL klein gehacktes frisches Petersilienkraut (Petroselinum crispum), vermischen alles gut und essen das warme Gericht über 1 Monat täglich zum Frühstück.

▪ Legen Sie 5 große untere Blätter der Tintenfisch-Aloe (Aloe arborescens) für 3 Tage in den Kühlschrank (Gemüsefach), drehen sie danach gemeinsam mit einer geschälten Zitrone (Citrus x limon) durch den Fleischwolf, geben die Masse in ein Glas, ergänzen 1 Glas hellen Honig, vermischen alles gut und bewahren die Mischung im fest verschlossenen Glas im Kühlschrank auf. Davon nehmen Sie über 3 Monate 3-mal täglich jeweils 30 Minuten nach dem Essen 1 EL ein.

Gewöhnliche Akne

Die Gewöhnliche Akne (Acne vulgaris) ist eine hormonbedingte Erkrankung, die mit der Pubertät beginnt und gewöhnlich spätestens am Anfang des dritten Lebensjahrzehnts endet. Sie ist die häufigste Hautkrankheit und bekannteste Akneform. Fast jeder Jugendliche ist mit diesem Hautproblem konfrontiert, wobei Mädchen und junge Frauen weniger häufig betroffen sind.
Ausgelöst wird die Erkrankung durch die hormonbedingten Veränderungen des Körperstoffwechsels. Dabei kommt es zur Entzündung von Talgdrüsen in der Haut, aus denen die feinen Härchen im Gesicht und am Oberkörper (meist Brust und Rücken) wachsen. Das führt zu Mitessern, Pickeln und Pusteln. Beim Fortschreiten

der Erkrankung können entzündliche Veränderungen der Haut hinzukommen. Die Entwicklung einer Gewöhnlichen Akne kann jedoch auch noch mit anderen Faktoren in Zusammenhang stehen, wie Verletzungen der Haut, Anwendung von Kosmetikprodukten, zu deren Inhaltsstoffen Wollwachs und Schwefel gehören, Depressionen und Stress, gestörte Stoffwechselvorgänge, Verdauungsstörungen, Monatsblutung, Mangel an Zink und Vitaminen der B-Gruppe, Einnahme von Präparaten mit Jod sowie der Kontakt mit Chemie- oder Kohlenstäuben.

Allgemein wird bei einer Gewöhnlichen Akne empfohlen, geräucherte, scharfe und salzige Speisen sowie kohlensäurehaltige Getränke aus der

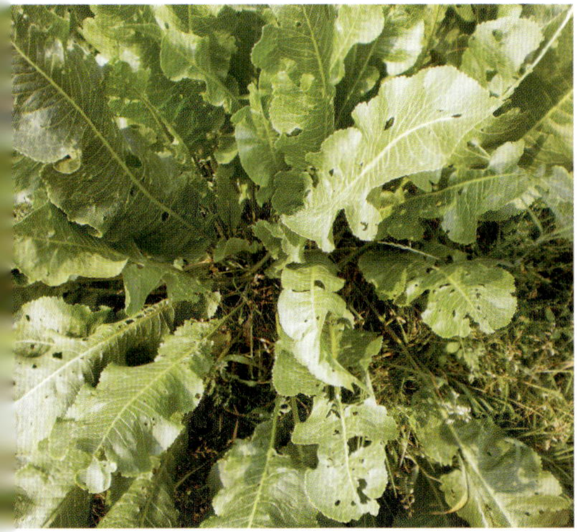

Meerrettich (Armoracia rusticana)

täglichen Ernährung auszuschließen. Für die Behandlung können Sie eines der folgenden Rezepte auswählen und anwenden. Sie verringern die Bildung von Hautfett und entfernen die Entzündung der Haut:

- Geben Sie in eine 0,5-l-Flasche zu einem Drittel die Masse einer frisch geriebenen Meerrettichwurzel (Armoracia rusticana), füllen sie mit Weinessig (6 %) auf und stellen sie fest verschlossen für 10 Tage an einen dunklen, kühlen Ort. Anschließend die Flüssigkeit durchsieben und in eine dunkle Flasche umfüllen.

Für die Anwendung feuchten Sie zuerst den betroffenen Hautbereich mit warmem, abgekochtem Wasser an, reiben ihn dann mit einem in der Tinktur getränkten Wattepad ab, lassen sie 10 Minuten einwirken und waschen dann die Haut wiederum mit reichlich warmem, abgekochtem Wasser und zuletzt mit kaltem Wasser gründlich ab.

Machen Sie diese Anwendung über 3 Wochen 1-mal täglich (vor dem Schlafengehen).

Bitte beachten: Die Vorgaben dieses Rezeptes sind unbedingt genau zu befolgen, da die falsche Anwendung dieser Tinktur zu verbrennungsartigen Hautschäden führen kann.

Diese Rezepte normalisieren zusätzlich die Stoffwechselvorgänge der Haut:

- Übergießen Sie 2 EL getrocknete Schöllkrautblätter (Chelidonium majus) mit 1 l kochendem Wasser, lassen es nochmals aufkochen, 5 Minuten bei geringer Hitze köcheln und dann den Sud 8 Stunden ziehen. Erwärmen Sie ihn vor dem Gebrauch, tränken darin ein Wattepad, reiben damit 5- bis 6-mal täglich den betroffenen Hautbereich gründlich ab, lassen ihn einwirken und waschen ihn nach frühestens 2 bis 3 Stunden ab.
Abends machen Sie einen feuchten Kühlverband. Dazu tränken Sie im Sud ein Baumwollhandtuch, legen es für 10 Minuten auf den entsprechenden Bereich und waschen danach die Haut mit kaltem Wasser ab. Machen Sie diese Anwendung täglich über 2 Wochen.
Bitte beachten: Der Sud kann im Kühlschrank nicht länger als 2 Tage aufbewahrt werden. Das Schöllkraut ist giftig, deshalb nicht überdosieren.

- Vermischen Sie je 1 EL getrocknete Blüten der Echten Kamille (Matricaria chamomilla), Sommerlinde (Tilia platyphyllos) und des Echten Lavendels (Lavandula angustifolia) sowie 1 EL Brennnesselblätter (Urtica dioica).

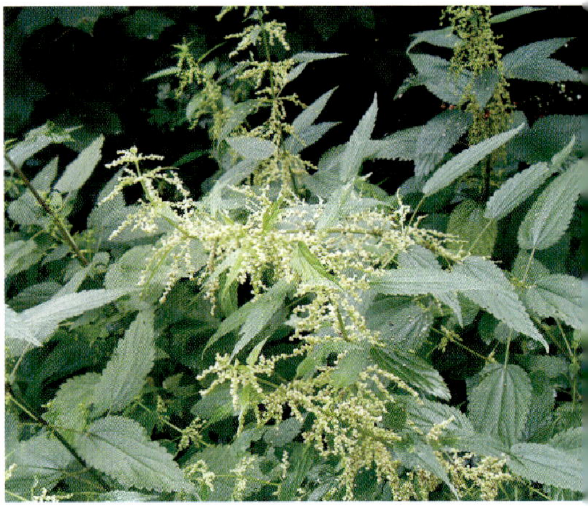

Große Brennnessel (Urtica dioica)

Übergießen Sie 1 EL der Mischung mit 1 Glas kochendem Wasser, lassen den Aufguss abkühlen, feuchten darin ein Wattepad an und reiben damit 5- bis 6-mal täglich über 3 Wochen den betroffenen Hautbereich ab, danach einwirken lassen und nicht früher als nach 2 bis 3 Stunden abwaschen.

Harnwegsinfekt

Ein Harnwegsinfekt ist eine Entzündung der ableitenden Harnwege, die in der Regel durch den Aufstieg von normalerweise im Magen-Darm-Trakt lebenden Entzündungserregern über die Harnröhre entsteht. Davon sind Frauen häufiger als Männer betroffen, da ihre

Harnröhre wesentlich kürzer ist und dadurch die Erreger schneller in die Harnblase gelangen. Etwa ein Drittel aller betroffenen Frauen leidet unter wiederkehrenden Harnwegsinfekten. Gewöhnlich wird nach einer unteren (Harnröhre und Harnblase) und oberen (Nierenbecken und Harnleiter) Harnwegsinfektion unterschieden. Gelangen die Erreger über die Harnröhre in die Harnblase, entsteht eine Blasenentzündung. Im weiteren Verlauf der Erkrankung kann es zu einer Nierenbeckenentzündung und letztlich zu einer Blutvergiftung kommen.

Ein erstes Anzeichen für einen Infekt in der Harnröhre kann ein Irritationsgefühl sein, später brennende Schmerzen beim Wasserlassen oder auch Jucken, was jedoch bereits die

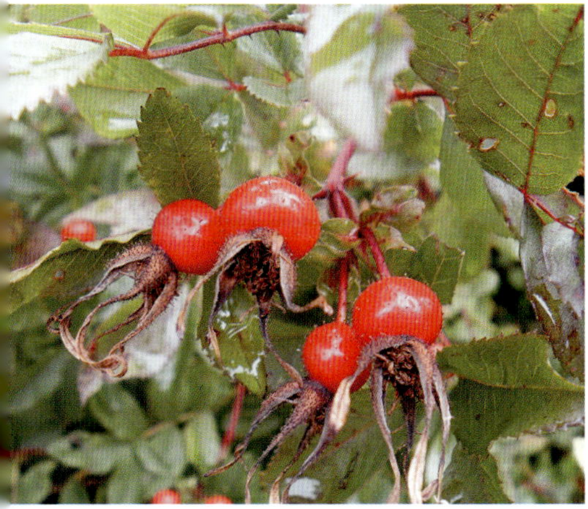

Hagebutte der Hecken-Rose (*Rosa corymbifera*)

Begleiterscheinungen einer Blasenentzündung sein können. Im weiteren Verlauf der Erkrankung, entsprechend der Ausbreitung der Infektion im System der Harnwege, kommen vielfältige andere Begleiterscheinungen hinzu, wie beispielsweise verminderter Harnfluss, eitrige oder blutige Beimengungen im Urin und ein häufiger Harndrang, wobei nur wenig Urin abgesondert wird.

Schwere und komplizierte Harnwegsinfekte sollte unbedingt ein Arzt behandeln. Für alle anderen Fälle können Sie eines der folgenden Rezepte auswählen und anwenden. Sie entfernen die Entzündung und lindern die Krämpfe:

- Übergießen Sie je 1 EL getrocknete Knospen der Birke (Betula), klein gehackte Hagebutten der Hunds-Rose (Rosa canina) oder Hecken-Rose (Rosa corymbifera) und Kraut des Vogelknöterichs (Polygonum aviculare) mit 1 l kochendem Wasser und lassen den Aufguss 4 Stunden ziehen. Davon trinken Sie über 2 Wochen 3-mal täglich jeweils 1 Stunde vor dem Essen 1 Glas.

- Übergießen Sie je 1 EL getrocknete Blätter des Schmalblättrigen Weidenröschens (Chamerion angustifolium), der Mittelmeer-Brombeere (Rubus ul-

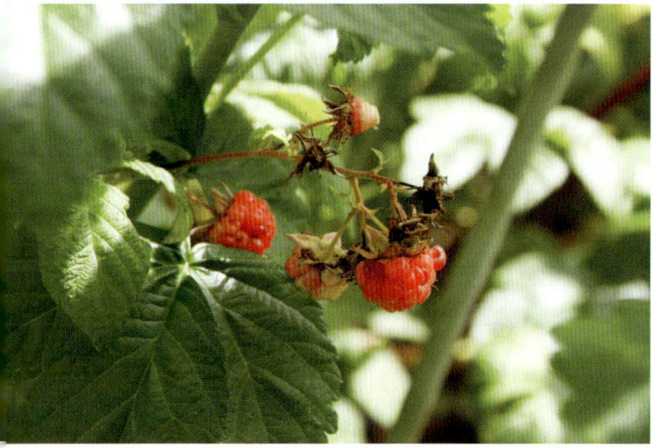

Himbeere (Rubus idaeus)

mifolius) und der Großen Klette (Arctium lappa) mit 1 l kochendem Wasser, lassen es nochmals aufkochen, bei geringer Hitze 10 Minuten köcheln und dann den Sud 2 Stunden ziehen. Davon trinken Sie über 2 Wochen 4-mal täglich jeweils 1 Stunde nach dem Essen 1/2 Glas.

- Übergießen Sie je 1 EL getrocknete Blätter der Himbeere (Rubus idaeus) und der Echten Bärentraube (Arctostaphylos uva-ursi) sowie 1 EL Blüten der Echten Kamille (Matricaria chamomilla) mit 1 l kochendem Wasser und lassen den Aufguss 2 Stunden ziehen. Erwärmen Sie ihn vor dem Gebrauch und trinken über 2 Wochen 3- bis 4-mal täglich jeweils 1 Stunde nach dem Essen 1/2 Glas.

Herpes

Herpes ist eine der häufigsten Infektionskrankheiten der Haut, die hauptsächlich im Lippen- und Genitalbereich auftritt. Die Übertragung erfolgt bei vielen Menschen bereits in der Kindheit, allerdings verläuft diese erste Infektion gewöhnlich ohne Begleiterscheinungen. Das Virus verbleibt im Körper des Menschen jedoch ein Leben lang und tritt immer dann als wahrnehmbare Erkrankung in Erscheinung, wenn dessen Immunsystem geschwächt ist, oft im Zuge einer fiebrigen Infektionskrankheit oder einfach aufgrund von Stress.

Bevor der Herpes sichtbar wird, verspüren die Betroffenen häufig Hautirritationen und eine Überempfindlich-

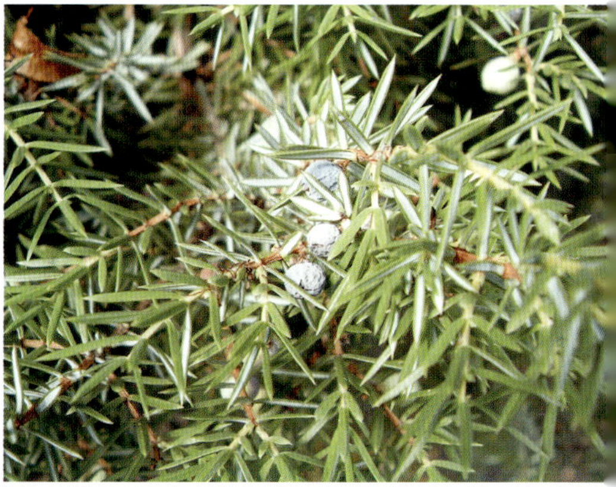

Gemeiner Wacholder (Juniperus communis)

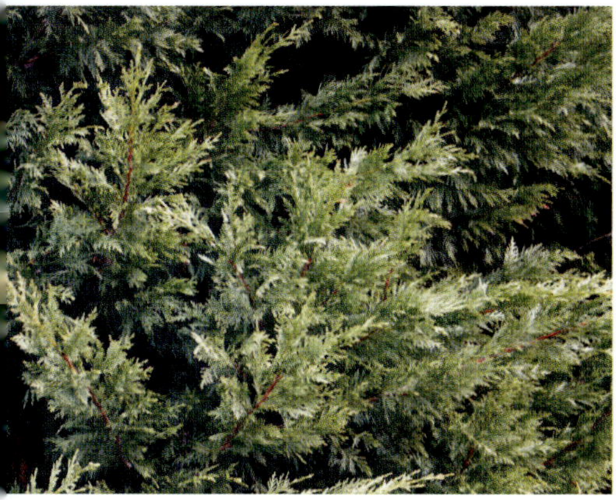

Lebensbaum (Thuja)

keit der betroffenen Stelle. Tritt die Infektion bei Frauen während einer Schwangerschaft im Genitalbereich auf, ist sie sehr gefährlich, da sie im schlimmsten Fall eine Fehl- oder Frühgeburt auslösen kann.

Der Ausschlag erscheint im Genitalbereich meist auf den großen und kleinen Schamlippen, manchmal auch auf den Außen- und Innenseiten der Oberschenkel. Zu den typischen Begleiterscheinungen gehören Jucken und Brennen, die Entzündung der Schleimhaut der Geschlechtsorgane und eine erhöhte Körpertemperatur.

Für die Behandlung von Herpes können Sie eines der folgenden Rezepte auswählen und anwenden. Sie wirken gegen die Entzündung und lindern das Jucken und Brennen:

- Reiben Sie den betroffenen Hautbereich über 1 Woche 5- bis 6-mal täglich mit Lavendelöl (Oleum lavandulae) ein.

- Vermischen Sie 1 EL klein gehackte getrocknete Beeren des Gemeinen Wacholders (Juniperus communis) und je 3 EL Blätter der Zitronenmelisse (Melissa officinalis) und Blüten der Gewöhnlichen Traubenkirsche (Prunus padus). Von der Mischung übergießen Sie 1 EL mit 0,5 l kochendem Wasser und lassen den Aufguss 30 Minuten ziehen. Davon trinken Sie über 1 Woche 4-mal täglich jeweils 30 Minuten vor dem Essen 1/2 Glas. Zwischen den einzelnen Einnahmen reiben Sie die betroffenen Hautbereiche mit einer 10%igen alkoholischen Propolis-Tinktur ein.

- Geben Sie 3 EL frische Nadeln des Lebensbaums (Thuja) in eine Flasche, ergänzen 200 ml Olivenöl, stellen diese in einen Kochtopf mit kaltem Wasser, erwärmen sie darin für 30 Minuten bei geringer Hitze, lassen die Flasche dann abkühlen und bewahren sie an einem kühlen, dunklen Ort auf. Mit dem Öl reiben Sie über 1 Woche 5- bis 6-mal täglich die betroffenen Hautbereiche ein.

Bitte beachten: Die Nadeln des Lebensbaums sind giftig, deshalb nicht überdosieren.

Mitesser

Mitesser (Komedonen) sind das typische Kennzeichen der Acne comedonica, einer milden Form der Gewöhnlichen Akne (Acne vulgaris). Sie entstehen, wenn Talgdrüsengänge durch Pfropfen verstopft werden. Am häufigsten erscheinen Mitesser während der Pubertät, nur etwa 20 Prozent aller Jugendlichen sind davon nicht betroffen. Die hormonellen Veränderungen während dieser Zeit führen zu einer erhöhten Arbeit der Talgdrüsen und damit auch zu Pickeln und Mitessern. Überwiegend bilden sich Mitesser auf der Nase, der Stirn und dem Kinn. Unterschieden wird die geschlossene und die offene Art: Bei geschlossenen Mitessern ist nur ein kleines Knötchen zu sehen, das zur Entzündung und Eiterbildung neigt. Dagegen ist bei offenen Mitessern der Talgdrüsenausgang offen und gewöhnlich ein kleiner schwarzer Punkt zu sehen. Letztere sind meist klein und schmerzlos, wogegen geschlossene Mitesser einen Durchmesser von mehr als 5 mm erreichen können und somit starke Druckschmerzen verursachen.

Beide Arten sollten nicht ausgedrückt werden, denn dadurch können Bakterien tiefer in die Haut gedrückt und die Bildung einer Eiteransammlung begünstigt werden. Für die Behandlung können Sie eines der folgenden Rezepte auswählen und anwenden. Sie reinigen die Haut von den Talgpfropfen, verengen die Poren und wirken gegen die Entzündung:

- Schlagen Sie 1 frisches Eigelb zusammen mit 1 TL Zucker leicht schaumig, teilen die Mischung in zwei Hälften, tragen eine davon als Maske auf die Haut auf und warten, bis sie angetrocknet ist. Dann geben Sie darüber den zweiten Teil und warten, bis die Maske beim Berühren nicht mehr an den Fingerspitzen festklebt. Anschließend waschen Sie diese mit

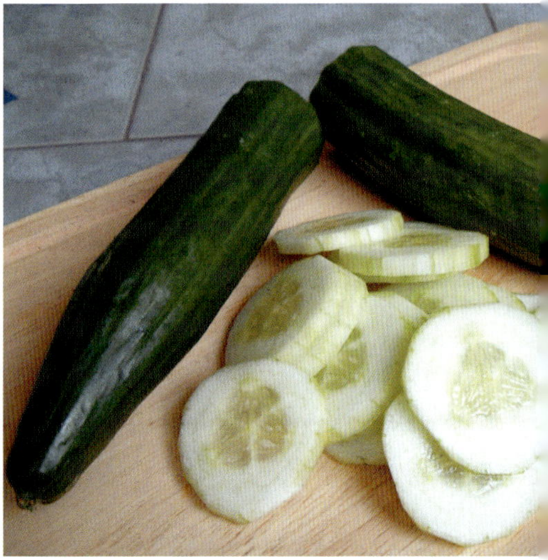

Gurke (Cucumis sativus)

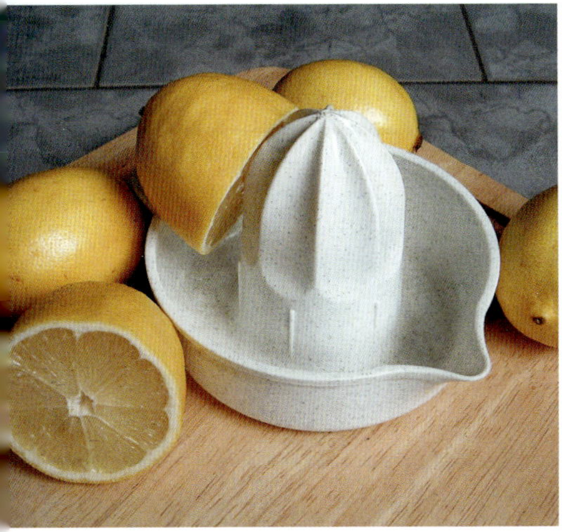

Zitrone (Citrus x limon)

kaltem Wasser ab und tragen danach etwas feuchtigkeitsspendende Gesichtscreme auf. Diese Anwendung machen Sie 1-mal täglich über 3 Wochen.

- Vermischen Sie in einem Mixer 1 Eigelb, 1 TL frischen Zitronensaft (Citrus x limon) und 1 TL Extrakt der Echten Aloe (Aloe vera) oder Kap-Aloe (Aloe ferox), teilen die Mischung in zwei Hälften, tragen eine davon als Maske auf die Haut auf und warten, bis sie getrocknet ist. Dann geben Sie darüber den zweiten Teil, lassen ihn 15 Minuten einwirken und waschen anschließend das Gesicht mit kaltem Wasser ab. Diese Maske wenden Sie 1-mal täglich über 2 Wochen an.

- Übergießen Sie 1 EL Naturreis (Oryza) in einem nicht metallischen Geschirr mit 1 Glas kochendem Wasser, decken es ab, lassen ihn über Nacht ziehen und gießen am Morgen die restliche Flüssigkeit ab. Danach zerdrücken Sie den Reis mit einem Löffel, tragen die Masse als Maske auf die Haut auf, lassen sie 10 bis 15 Minuten einwirken, waschen dann das Gesicht mit kaltem Wasser ab und tragen danach etwas feuchtigkeitsspendende Gesichtscreme auf. Diese Maske wenden Sie 1-mal wöchentlich über 6 bis 8 Wochen an.
Hinweis: Alternativ können Sie für die Maske auch geschälten Reis verwenden.

- Vermischen Sie 3 EL geriebene frische Gurke (Cucumis sativus) und 1 EL Honig. Tragen Sie die Mischung 2-mal pro Woche auf das Gesicht auf und waschen sie nach 20 Minuten mit warmem Wasser ab. Wenden Sie diese Maske 5 Wochen lang regelmäßig an. Sie hilft auch gegen Jugendakne.

Niedriger Blutdruck

Beim niedrigen Blutdruck (Hypotonie) liegen dessen Werte unterhalb der Norm eines normalen Blutdrucks (siehe auch *Bluthochdruck* im Kapitel *Winter*), bei weniger als 105 zu 60 mmHg, wobei jedoch diese Untergrenze in der Medizin nicht generell festgeschrieben ist. Wenn keine ursächliche Erkrankung vorliegt, erfolgt eine Therapie meist nur bei Beschwerden.

Aufgrund der aus einem niedrigen Blutdruck folgenden Minderdurchblutung des Gehirns mit sauerstoffreichem Blut sind typische Störungen Müdigkeit, Schwäche, Schwindel sowie die Neigung zu Ohnmachtsanfällen. Auch kalte Hände resultieren aus den Durchblutungsstörungen.

Für die Behandlung eines niedrigen Blutdrucks können Sie eines der folgenden Rezepte auswählen und anwenden. Sie helfen, einzelne Beschwerden zu lindern.

Die folgenden Rezepte wirken gegen Schwindel und Schwäche, normalisieren den niedrigen Blutdruck, geben Energie und verbessern das Allgemeinbefinden:

- Vermischen Sie in einem Flakon 100 ml Kampferöl (10 %), 10 ml Wacholderöl und 30 ml Weißtannenöl und bewahren ihn fest verschlossen an einem dunklen Ort auf. Zur Anwendung legen Sie sich bei einem Schwindelanfall hin und reiben das Öl auf die Schläfen, die Stirn und unter die Nase. Nach etwa 5 bis 7 Minuten verlieren sich die Beschwerden.

- Trinken Sie bei einem Schwindelanfall 1 Glas gesüßten schwarzen Tee, legen sich dann hin und reiben die Schläfen mit den frischen Hälften einer aufgeschnittenen Zwiebel (Allium cepa) ein. Bleiben Sie danach liegen, bis die Beschwerden vorbei sind.

- Übergießen Sie 1 TL Pulver aus Petersiliensamen (Petroselinum crispum) mit 1 Glas kaltem Wasser, lassen die Mischung 8 Stunden stehen und trinken davon über 1 Monat 4-mal täg-

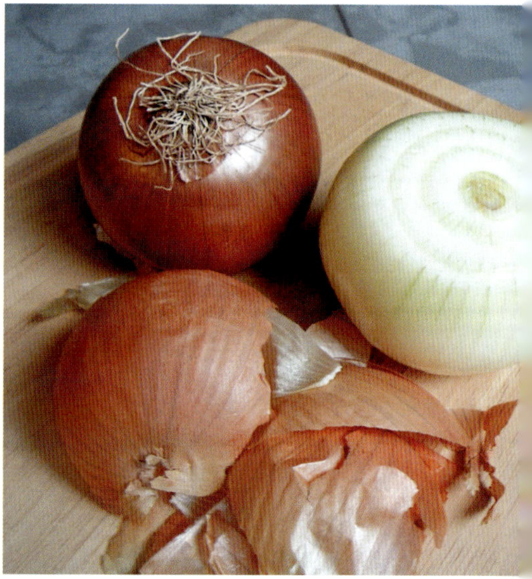

Zwiebel (Allium cepa)

lich 1/4 Glas. Diese Anwendung hilft, Schwindelanfällen vorzubeugen.

Die folgenden Rezepte verbessern die Durchblutung und wirken so gegen kalte Hände:

- Geben Sie 2-mal wöchentlich vor dem Schlafengehen 1 EL Senfpulver in Baumwollhandschuhe, ziehen sie an und belassen sie über Nacht an den Händen. Am Morgen waschen Sie die Hände mit fließendem warmem Wasser, trocknen sie ab und reiben sie mit einer fettenden Creme ein. Machen Sie davon 10 Anwendungen.

- Machen Sie 2-mal wöchentlich Wechselbäder für die Hände. Dazu bereiten Sie 2 Handbäder. Für das erste Bad schneiden Sie 1 frische scharfe Paprikaschote (Capsicum annuum – nicht größer als 5 cm) klein, übergießen sie in einer Schüssel mit 1 l kochendem Wasser und lassen den Aufguss bis zu einer Temperatur von 40 °C abkühlen. In die zweite Schüssel geben Sie 1 l kaltes Wasser. Tauchen Sie 2-mal wöchentlich die Hände nicht weniger als 5-mal abwechselnd für jeweils 2 Minuten in die Bäder (zuerst heiß, dann kalt). Machen Sie davon 15 bis 20 Anwendungen.

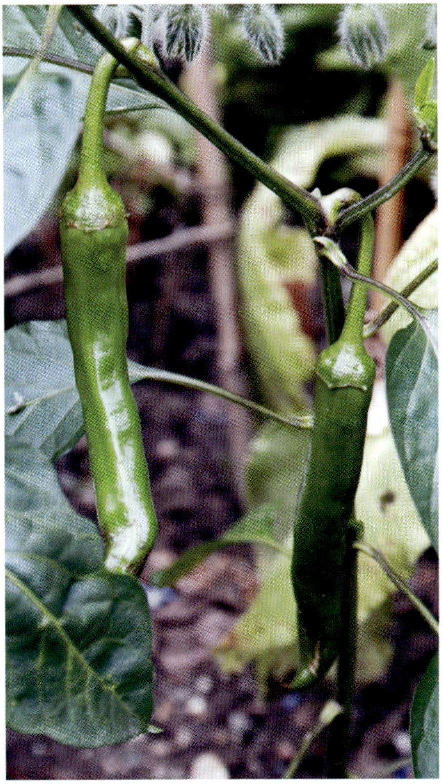

Scharfe Paprika (Capsicum annuum)

- Vermischen Sie 2 EL frischen Saft aus der Wurzel des Schwarzen Winter-Rettichs (Raphanus sativus) und 1 EL Olivenöl. Damit reiben Sie über 12 bis 15 Tage 1-mal täglich vor dem Schlafengehen die Hände ein (nicht abwaschen). Diese Mischung heilt auch kleinere Risse und Verletzungen der Haut und macht sie zart.

Nierenbeckenentzündung

Eine Nierenbeckenentzündung (Pyelonephritis) wird meist durch eine bakterielle Infektion verursacht, die von in den ableitenden Harnwegen aufsteigenden Bakterien ausgeht. Dabei kommt es zu einer Entzündung des Nierenbeckens und darüber hinaus des umgebenden Nierenbindegewebes. Die Erkrankung kann akut oder chronisch verlaufen sowie einseitig oder beidseitig auftreten. Sie ist die häufigste Nierenerkrankung in allen Altersgruppen, wobei Mädchen und Frauen aufgrund ihrer kürzeren Harnröhre bis zu sechsmal häufiger betroffen sind als Jungen und Männer. Je nach dem Verlauf einer Nierenbeckenentzündung können unterschiedliche Begleiterscheinungen auftreten. Typisch für eine akute unkomplizierte Entzündung sind beispielsweise plötzliches Fieber, allgemeines Unwohlsein, Schwäche, Kopfschmerzen, Schwitzen, Übelkeit und manchmal Erbrechen, Schmerzen beim Wasserlassen, verstärkter, häufiger Harndrang und Schmerzen an den Körperflanken in Höhe der Lendenwirbelsäule (oft einseitig). Eine nicht ausgeheilte akute Nierenbeckenentzündung kann in einen chronischen Verlauf übergehen. Diese Form der Erkrankung verläuft in Schüben und kann über lange Zeit auch ohne Beschwerden sein. Jedoch beeinträchtigt sie nach einiger Zeit die Nierenfunktion und kann im schwersten Fall bis zur Niereninsuffizienz führen. Eine chronische Nierenbeckenentzündung sollte daher unbedingt ein Arzt behandeln. Mögliche Anzeichen dafür sind beispielsweise Leistungsminderung, Kopfschmerzen, Gewichtsabnahme, Rückenschmerzen, Müdigkeit und häufiges Wasserlassen.

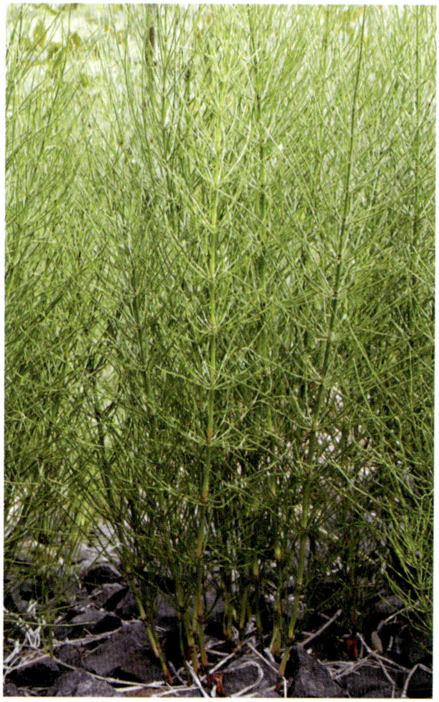

Acker-Schachtelhalm (Equisetum arvense)

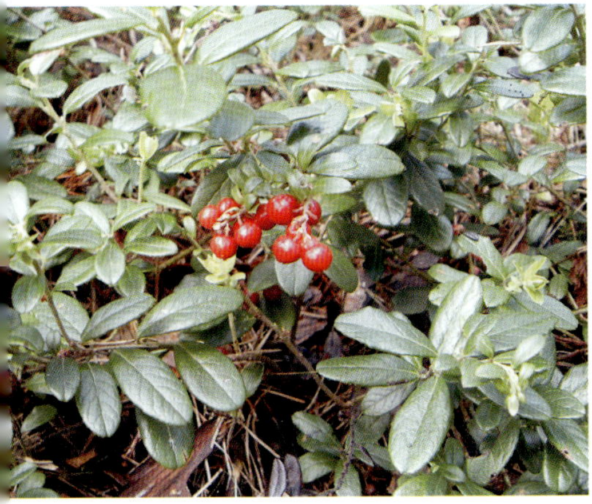

Preiselbeere (Vaccinium vitis-idaea)

Für die Behandlung einer unkomplizierten akuten Nierenbeckenentzündung können Sie eines der folgenden Rezepte auswählen und anwenden. Sie entfernen die Entzündung und lindern die Krämpfe in den ableitenden Harnwegen:

- Übergießen Sie 1 EL frische Moosbeeren (Vaccinium oxycoccos oder Vaccinium macrocarpon) mit 0,5 l kochendem Wasser und lassen den Aufguss nicht weniger als 2 Stunden ziehen. Davon trinken Sie über 3 Wochen 3-mal täglich jeweils 30 Minuten nach dem Essen 1 Glas und nehmen dazu je 1 Tablette mit dem Wirkstoff Methionin (als Arzneimittel erhältlich) ein.

Hinweis: Die Großfrüchtige Moosbeere ist im Handel als Cranberry erhältlich. Der Wirkstoff Methionin ist eine schwefelhaltige Aminosäure.

- Übergießen Sie je 1 EL getrocknete Blätter der Gewöhnlichen Berberitze (Berberis vulgaris), Kraut des Acker-Schachtelhalms (Equisetum arvense) und Dill (Anethum graveolens) mit 1 l kochendem Wasser und lassen den Aufguss 3 Stunden ziehen.
Davon trinken Sie über 3 Wochen 4-mal täglich jeweils 1 Stunde nach dem Essen 1 Glas.
Bitte beachten: Die Blätter der Berberitze sind giftig, deshalb nicht überdosieren.

- Übergießen Sie 2 EL getrocknetes Petersilienkraut (Petroselinum crispum) oder klein gehackte Wurzelpetersilie (Petroselinum crispum subsp. tuberosum) sowie je 1 EL Preiselbeerblätter (Vaccinium vitis-idaea) und klein gehackte Hagebutten der Hunds-Rose (Rosa canina) oder Hecken-Rose (Rosa corymbifera) mit 1 l kochendem Wasser und lassen den Aufguss 8 Stunden ziehen. Davon trinken Sie über 3 Wochen 4-mal täglich jeweils 30 Minuten vor dem Essen 1/2 Glas.

Polyzystisches Ovarialsyndrom

In den letzten Jahren wächst durch zunehmende negative Umwelteinflüsse (beispielsweise durch Abgase oder auch chemische Nahrungsmittelzusätze) die Stressbelastung für den Organismus. Damit verbunden scheint auch die ansteigende Zahl der Frauen, die an einem Polyzystischen Ovarialsyndrom (PCO-Syndrom) leidet. Die Erkrankung tritt in jeder Altersgruppe auf und ist unter gebärfähigen Frauen eine der häufigsten Stoffwechselstörungen. Es handelt sich dabei um eine hormonelle Störung, die zu einer erhöhten Konzentration männlicher Hormone im Blut führt. In deren Folge kommt es zu Zyklusstörungen und Unfruchtbarkeit. Etwa die Hälfte aller betroffenen Frauen ist übergewichtig. Das PCO-Syndrom wird von der Bildung zahlreicher Zysten in den Eierstöcken begleitet, deren Zellwände männliche Geschlechtshormone an das Blut abgeben.

Die meisten von der Erkrankung betroffenen Frauen klagen über einen unregelmäßigen, meist verlängerten Menstruationszyklus. Dieser ist mit seinen teilweise langen Verzügen (bis zu einem halben Jahr) ein Hauptmerkmal der Erkrankung. Die vermehrt produzierten männlichen Geschlechtshormone führen auch zu einer Zunahme von männlichen Geschlechtsmerkmalen. Sie zeigen sich beispielsweise anfänglich in einer auffallend fettigen Haut mit einer erhöhten Neigung zur Akne, später in einer tieferen Stimmlage und der Herausbildung eines männlichen Behaarungstyps mit Bartwuchs und Glatzenbildung sowie zuletzt in Komplikationen wie Unfruchtbarkeit oder Herz-Kreislauf-Problemen.

Für die Behandlung eines PCO-Syndroms können Sie eines der folgenden Rezepte auswählen und anwenden. Sie normalisieren die Arbeit des Hormon- und Immunsystems und ent-

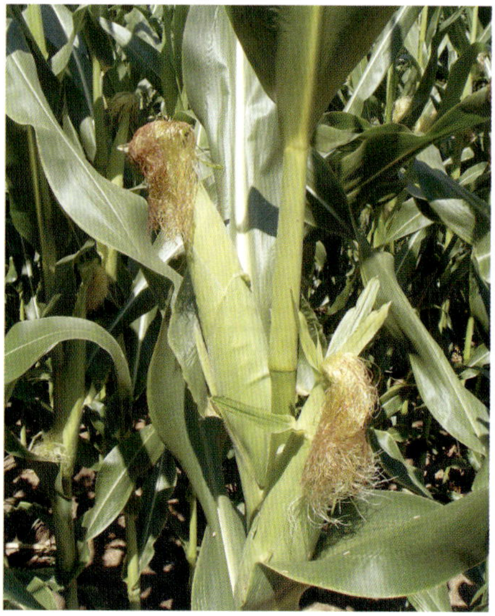

Maisbart (Maydis stigma)

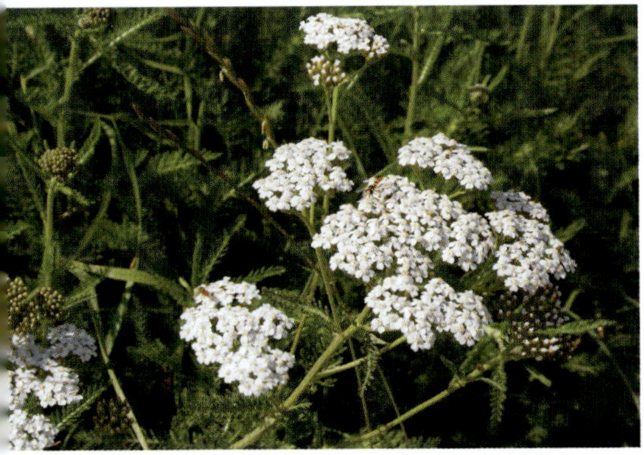

Gemeine Schafgarbe (Achillea millefolium)

fernen die Störungen der weiblichen Geschlechtsorgane:

▪ Übergießen Sie 50 g Pulver aus dem getrockneten Kraut der Roten Bürste (russ. Красная щетка / Rhodiola quadrifida (Pall.) – im russischen Versandhandel und in russischen Apotheken erhältlich) in einer dunklen Flasche mit 0,5 l Wodka (40 %), lassen sie fest verschlossen wenigstens 30 Tage an einem kühlen und dunklen Ort stehen (dabei gelegentlich aufschütteln) und sieben dann die Flüssigkeit durch. Davon nehmen Sie über 3 Wochen 3-mal täglich jeweils 30 Minuten vor dem Essen 1 TL ein, eingerührt in 1/3 Glas warmes Wasser. Danach machen Sie 10 Tage Pause und wiederholen dann die Anwendung in der gleichen Weise noch 3- bis 4-mal.

Hinweis: Präparate aus der im deutschen Handel angebotenen Rosenwurz (Rhodiola rosea) haben abweichende Eigenschaften und dürfen für dieses Rezept nicht verwendet werden.

▪ Übergießen Sie je 1 EL getrockneten Maisbart (Maydis stigma), Kraut des Oregano (Origanum vulgare) und Samen des Bockshornklees (Trigonella foenum-graecum) mit 1 l kochendem Wasser, lassen es nochmals aufkochen, bei geringer Hitze 10 Minuten köcheln und dann den Sud 3 Stunden ziehen. Davon trinken Sie über 3 Wochen 4-mal täglich jeweils 30 Minuten nach dem Essen 1/2 Glas. Danach machen Sie 10 Tage Pause und wiederholen dann die Anwendung in der gleichen Weise noch 3- bis 4-mal.

▪ Übergießen Sie 1/4 TL Blätter des getrockneten Schöllkrauts (Chelidonium majus) und 1 EL Blüten der Gemeinen Schafgarbe (Achillea millefolium) sowie 1 TL frische Nadeln des Lebensbaums (Thuja) mit 1 l kochendem Wasser und lassen den Aufguss 8 Stunden ziehen. Davon trinken Sie über 3 Wochen 3-mal täglich jeweils 1 Stunde nach dem Essen 1/2 Glas. Für die Nacht geben Sie einen mit dem Sud getränkten Tupfer oder Tampon in die Scheide. Danach machen

Sie 10 Tage Pause und wiederholen dann die Anwendung in der gleichen Weise noch 3- bis 4-mal.
Bitte beachten: Das Schöllkraut und die Nadeln des Lebensbaums sind giftig, deshalb nicht überdosieren.

Regelschmerzen

Regelschmerzen sind unter gebärfähigen Frauen weit verbreitet. Sie treten meist bereits während des ersten Menstruationszyklus auf. Fast jede junge Frau unter 20 Jahren empfindet zur Zeit der Monatsblutung mittlere oder starke Regelschmerzen (Dysmenorrhoe), wobei nach primären und sekundären Schmerzen unterschieden wird. Primäre Regelschmerzen sind keine gynäkologische Erkrankung. Bei den schulischen Abwesenheitsgründen junger Frauen belegen sie jedoch den ersten Platz.
Die Schmerzen beginnen gewöhnlich am Tag oder auch einen Tag vor oder nach dem Einsetzen der Monatsblutung, verlaufen über einige Stunden bis zu zwei Tage und oftmals auch über die gesamte Zeit. Meist schwächen sich diese Beschwerden nach einigen Jahren ab oder verschwinden ganz, in der Regel oft nach der ersten Geburt. Typische Beschwerden sind Schmerzen im Unterbauch, Magenkrämpfe, Rückenschmerzen, Übelkeit, Erbrechen, Reizbarkeit, Müdigkeit und Antriebslosigkeit. Sekundäre Regelschmerzen haben als Ursache eine gynäkologische Grunderkrankung und sind gewöhnlich erst bei Frauen im Alter von über 25 Jahren anzutreffen – sie müssen von einem Arzt behandelt werden.
Für die Behandlung von primären Regelschmerzen können Sie eines der folgenden Rezepte auswählen und anwenden.

Das folgende Rezept vermindert die Krämpfe und lindert den Schmerz, die nervöse Anspannung und die Reizbarkeit:

- Übergießen Sie je 1 EL getrocknetes Kraut der Besenheide (Calluna vulga-

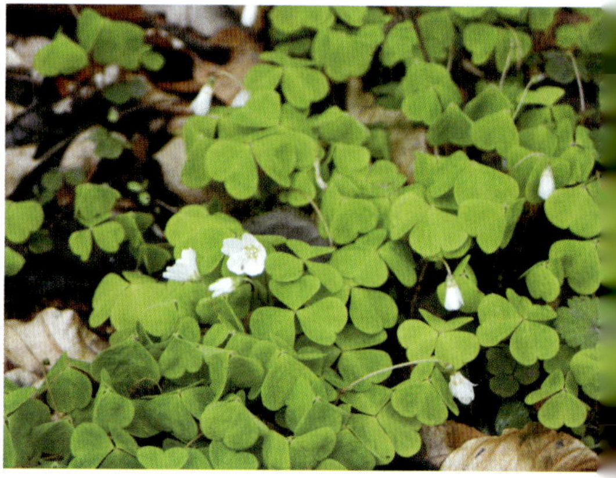

Waldsauerklee (Oxalis acetosella)

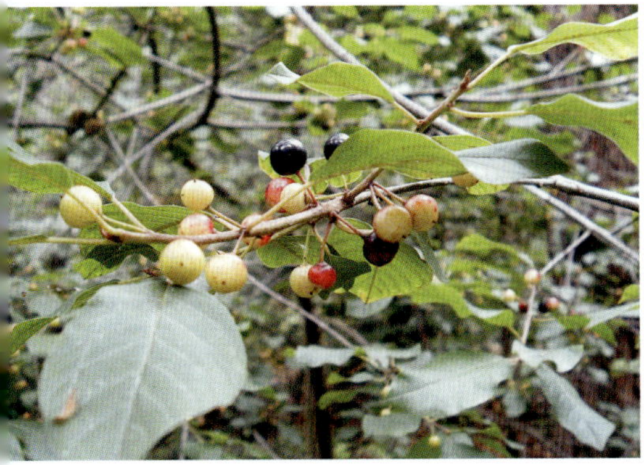

Faulbaum (Frangula alnus)

ris), des Vogelknöterichs (Polygonum aviculare), der Pfefferminze (Mentha x piperita) und Leinsamen (Linum usitatissimum) mit 0,5 l kochendem Wasser, lassen es nochmals aufkochen, bei geringer Hitze 5 Minuten köcheln und dann den Sud 4 Stunden ziehen. Davon trinken Sie über 3 Wochen 3-mal täglich jeweils 1 Stunde nach dem Essen 1/2 Glas.

Die folgenden Rezepte vermindern die Krämpfe und Schmerzen, lindern die nervöse Anspannung und Reizbarkeit sowie Verstopfungen und Krämpfe im Darm:

- Übergießen Sie je 1 EL getrocknete Blüten der Echten Kamille (Matricaria chamomilla), Blätter der Pfefferminze (Mentha x piperita) und klein gehackte Wurzel des Echten Baldrians (Valeriana officinalis) mit 1 l kochendem Wasser und lassen den Aufguss 30 Minuten ziehen. Davon trinken Sie über die ersten 5 Tage der Monatsblutung 3-mal täglich jeweils 1 Stunde nach dem Essen 1/2 Glas.

- Vermischen Sie je 3 EL klein gehackte getrocknete Rinde des Faulbaums (Frangula alnus) und Blätter der Hänge-Birke (Betula pendula), 4 EL Kraut der Besenheide (Calluna vulgaris) sowie je 1 EL Blüten der Echten Kamille (Matricaria chamomilla), Blätter der Pfefferminze (Mentha x piperita) und klein gehackte Wurzel des Echten Baldrians (Valeriana officinalis). Von der Mischung übergießen Sie 1 EL mit 1 Glas kochendem Wasser und lassen den Aufguss 30 Minuten ziehen. Davon trinken Sie über 1 Woche, beginnend 3 Tage vor dem Einsetzen der Monatsblutung, 2-mal täglich 1/2 Glas.

Die folgenden Rezepte lindern den Regelschmerz, verbessern die hormonalen und funktionalen Abläufe im Menstruationszyklus und entfernen auch entzündliche Prozesse in den weiblichen Geschlechtsorganen:

- Übergießen Sie 2 EL getrocknete Blätter des Waldsauerklees (Oxalis acetosella) mit 0,5 l kochendem Wasser und lassen den Aufguss 2 Stunden ziehen. Davon trinken Sie über 3 Monate 4-mal täglich jeweils 1 Stunde nach dem Essen 1/2 Glas.

▪ Übergießen Sie je 1 EL getrocknete Blätter der Pfefferminze (Mentha x piperita), des Breitwegerichs (Plantago major) und des Frauenmantels (Alchemilla xanthochlora) mit 1 l kochendem Wasser und lassen den Aufguss 30 Minuten ziehen. Davon trinken Sie über 1 Monat 3-mal täglich jeweils 30 Minuten vor dem Essen 1/2 Glas.

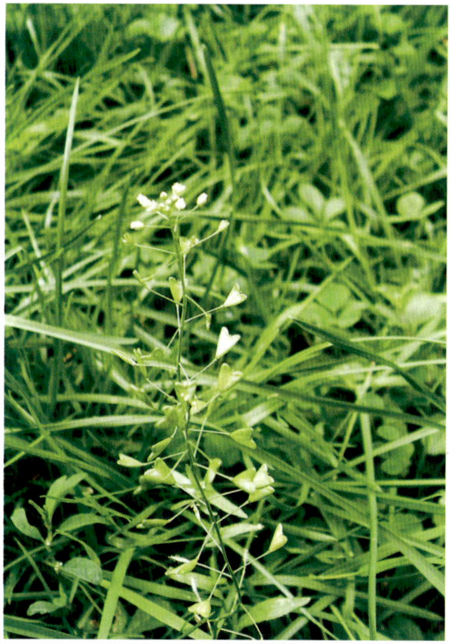

Gewöhnliches Hirtentäschel (Capsella bursa-pastoris)

▪ Übergießen Sie je 1 EL getrocknetes Kraut des Gewöhnlichen Hirtentäschels (Capsella bursa-pastoris) und Gewöhnlichen Beifußes (Artemisia vulgaris) mit 1 l kaltem Wasser, lassen es aufkochen, bei geringer Hitze 15 Minuten köcheln und dann den Sud abkühlen. Davon trinken Sie über 3 Monate (beginnend jeweils 10 Tage vor der Monatsblutung und nur bis zu deren Anfang) 2-mal täglich jeweils 3 Stunden nach dem Essen 1/2 Glas.

Übermäßige Schweißproduktion

An einer übermäßigen Schweißproduktion (Hyperhidrose) leidet weltweit etwa ein Prozent aller Menschen. Sie tritt entweder *lokal* an bestimmten Körperteilen auf (meist an den Handflächen, Fußsohlen und Achselhöhlen) oder betrifft *generell* den gesamten Körper. Schwitzen ist eine wichtige und lebensnotwendige Körperfunktion, denn es schützt den Körper vor einer Überhitzung. Daher ist es normal, wenn es der Kühlung dient, beispielsweise bei hoher körperlicher Belastung. Übersteigt jedoch die Schweißmenge das zur normalen Wärmeregulation benötigte Maß, liegt eine übermäßige Schweiß-

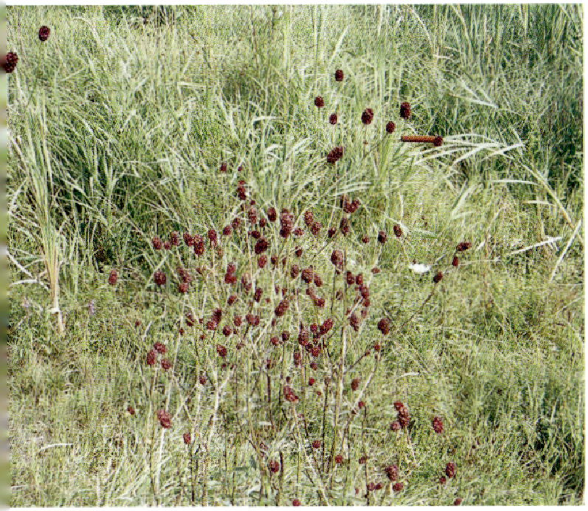
Großer Wiesenknopf (Sanguisorba officinalis)

produktion vor, die nach primärer (angeborener) und sekundärer (infolge von Krankheit) Form unterschieden wird. Die wichtigsten Ursachen für übermäßiges Schwitzen sind Stress, Übergewicht, falsche Ernährung, eine ererbte Veranlagung, die Folgen hormoneller Störungen, Gehirnverletzungen und Erkrankungen des Hormon- und Nervensystems. Bei einer sekundären Form der Erkrankung sollte immer auch die Grunderkrankung behandelt werden.
Für die Behandlung einer übermäßigen Schweißproduktion können Sie eines der folgenden Rezepte auswählen und anwenden. Sie regulieren die Arbeit der Schweißdrüsen und vermindern die Schweißabsonderung:

- Vermischen Sie 1 Teil Apfelessig (6 %) mit 2 Teilen Wasser. Mit der Lösung reiben Sie über 3 Monate 1-mal täglich für 5 Minuten die betroffenen Hautbereiche ein, danach mit warmem Wasser abwaschen.

- Übergießen Sie 50 g getrocknetes Kraut des Acker-Schachtelhalms (Equisetum arvense) in einer Flasche mit 0,5 l Wodka (40 %), lassen sie fest verschlossen für 7 Tage an einem kühlen, dunklen Ort stehen (dabei gelegentlich aufschütteln) und sieben dann die Flüssigkeit durch. Damit reiben Sie über 1 bis 2 Monate 2-mal täglich (morgens und abends) die betroffenen Hautbereiche ein.

- Übergießen Sie je 1 EL getrocknete Blätter der Zitronenmelisse (Melissa officinalis) und des Großen Wiesenknopfs (Sanguisorba officinalis) mit 1 Glas kochendem Wasser und lassen den Aufguss 30 Minuten ziehen. Damit reiben Sie über 30 Tage 2-mal täglich (morgens und abends) die betroffenen Hautbereiche ein.

- Übergießen Sie 2 Gläser getrocknete Blätter des Echten Salbeis (Salvia officinalis) mit 3 l kochendem Wasser, lassen den Aufguss 15 Minuten ziehen, danach nochmals aufkochen,

10 Minuten bei geringer Hitze köcheln und dann abkühlen. Den Sud geben Sie 1-mal wöchentlich als Badezusatz in ein Vollbad mit einer Wassertemperatur von 40 °C und baden darin für 15 Minuten. Machen Sie davon 10 Anwendungen.

Die folgenden Rezepte helfen gegen Schweißhände (Hyperhidrosis palmaris). Sie verringern das Schwitzen, verhindern das Austrocknen der Haut und machen sie weich und zart:

- Vermischen Sie 1 l leicht abgekühltes Kochwasser von Kartoffeln (Solanum tuberosum) und 3 EL frischen Möhrensaft (Daucus carota subsp. sativus). In der warmen Mischung machen Sie über 10 Tage 1-mal täglich (vor dem Schlafengehen) für 15 Minuten ein Handbad und waschen danach die Hände mit kaltem Wasser.

- Vermischen Sie 2 EL frischen Zitronensaft (Citrus x limon), 1/2 Glas dunkles Bier und 2 EL Olivenöl. Damit (anstelle einer Handcreme) reiben Sie über 15 Tage 1-mal täglich die Hände ein, danach nicht abwaschen.

- Vermischen Sie je 1 EL Olivenöl und Essig (6 %). Damit (anstelle einer Handcreme) reiben Sie für unbegrenzte Zeit 1-mal täglich die Hände ein, danach nicht abwaschen.

- Machen Sie über 20 Tage 1-mal täglich (abends) Wechselbäder für die Hände. Dazu bereiten Sie 2 Handbäder. Für das erste Bad übergießen Sie in einer Schüssel 1 EL Senfpulver mit 1 l heißem Wasser und lassen den Aufguss bis zu einer Temperatur von 40 °C abkühlen. In die zweite Schüssel geben Sie 1 l kaltes Wasser. Tauchen Sie die Hände nicht weniger als 5 Mal abwechselnd für jeweils 2 Minuten in die Bäder (zuerst heiß, dann kalt). Danach trocknen Sie die Hände ab und reiben Sie mit einer Handcreme ein, der frischer Zitronensaft (Citrus x limon) beigemischt ist (auf 2 EL Creme 1/2 TL Zitronensaft). Die

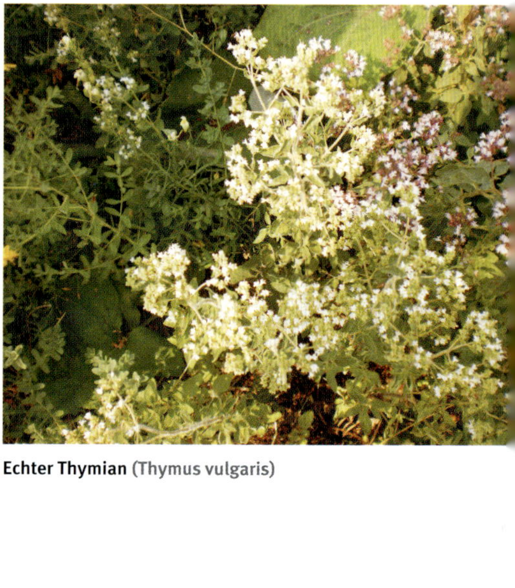

Echter Thymian (Thymus vulgaris)

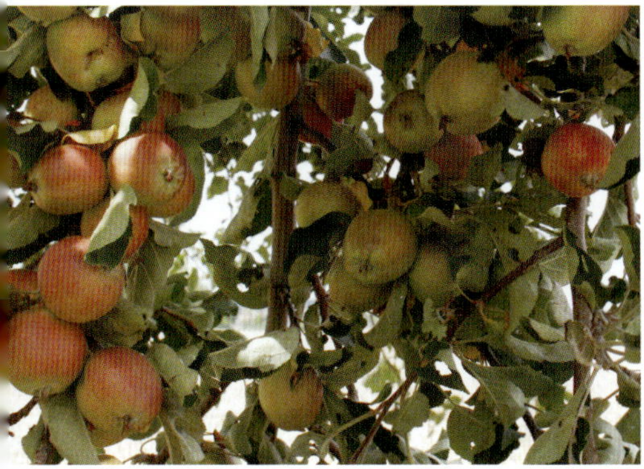

Apfel (Malus)

Anwendung entfernt auch die Klebrigkeit der Hände und verjüngt die Haut.

Die folgenden Rezepte helfen gegen Schweißfüße (Hyperhidrosis plantaris) und befreien vom unangenehmen Geruch:

- Übergießen Sie je 2 EL getrocknetes Thymiankraut (Thymus) und Blüten der Ringelblume (Calendula officinalis) sowie 6 Blätter des Echten Lorbeers (Laurus nobilis) mit 3 l kaltem Wasser, lassen es aufkochen, 15 Minuten bei geringer Hitze köcheln und dann den Sud auf Körpertemperatur abkühlen. Darin machen Sie über 3 Wochen 1-mal täglich (vor dem Schlafengehen) für 10 bis 15 Minuten ein Fußbad. Es macht die Haut zusätzlich zart und samtig.

- Übergießen Sie den Brei von einem mittelgroßen, geriebenen frischen Apfel (Malus) mit 0,5 l Milch, lassen sie aufkochen und dann 30 Minuten ziehen. Danach ergänzen Sie 2 l warmes Wasser und machen in der Mischung über 15 Tage 1-mal täglich für 15 Minuten ein Fußbad. Diese Anwendung hilft auch gegen Hornhaut.

- Übergießen Sie 2 EL klein gehackte getrocknete Rinde der Eiche (Quercus) und 1 EL der Weide (Salix) mit 2 l kaltem Wasser, lassen es aufkochen, bei geringer Hitze 10 Minuten köcheln und dann abkühlen. In den Sud geben Sie 1 EL Apfelessig (6 %) und machen darin über 15 Tage 1-mal täglich (vor dem Schlafengehen) für 10 bis 15 Minuten ein Fußbad. Danach trocknen Sie die Füße ab und bestreuen sie mit Talkum (aus der Apotheke).

Überproduktion von Hautfetten

An einer Überproduktion von Hautfetten durch die Talgdrüsen (Seborrhoea) leiden überwiegend junge Menschen. Es handelt sich dabei um eine weit verbreitete chronische Erkrankung der Haut, die in den meisten Fällen hormonell bedingt ist. Meist

beginnt sie bereits in der Pubertät und endet spätestens im Alter von 25 bis 27 Jahren. Bei etwa zehn Prozent der Menschen jedoch bleibt die Erkrankung ein ganzes Leben lang bestehen. Unterschieden werden zwei Formen, die ölige (Seborrhoea oleosa capitis) und die schuppende (Seborrhoea sicca capitis), die sich beide besonders in talgdrüsenreichen Hautbereichen zeigen und auch gemeinsam auftreten können.
Bei der öligen Form tritt die Erkrankung meist im Gesicht (Kinn, Nase und Stirn) sowie auf Kopfhaut, Brust und Rücken auf. Die betroffene Haut glänzt, es erscheinen Mitesser und in einigen Fällen bilden sich Zysten. Die Haut vergröbert sich und bekommt einen erdigen Farbton. Auf Haar und Kopfhaut bildet sich eine fettige Schicht aus dünnflüssigem Talg und verhornten Hautzellen, es kann auch zu Haarausfall kommen. Die schuppende Seborrhoea tritt wesentlich seltener auf und wirkt sich überwiegend auf Kopfhaut und Augenbrauen aus. Von der Erkrankung betroffene Bereiche schälen sich, die Haut wird empfindlich gegen Wasser, Seife und andere kosmetische Erzeugnisse. In den meisten Fällen erscheinen Schuppen auf der Kopfhaut.

Für die Behandlung einer öligen Seborrhoea der Gesichts- und Körperhaut können Sie eines der folgenden Rezepte auswählen und anwenden. Sie verringern die Produktion von Hautfett, normalisieren die Stoffwechselvorgänge der Haut und entfernen Entzündungen:

- Vermischen Sie 1 EL pulverisierten getrockneten grünen Tee, 2 bis 3 EL natürlichen Kefir (siehe auch Kapitel *Traditionelle Getränke*) und 1 EL pulverisierte getrocknete Eierschale (für diese waschen Sie die Schalen von weißen Eiern (am besten geeignet) sorgfältig mit Wasser ab, trocknen sie bei 150 bis 160 °C im Ofen, bis sie eine blassbraune Schattierung haben und pulverisieren sie danach, beispielsweise in einer Schlagmühle oder einem Mörser). Tragen Sie den Brei 2- bis 3-mal wöchentlich auf die betroffenen Hautbereiche auf und waschen ihn nach 15 Minuten mit kaltem Wasser ab. Machen Sie davon 12 Anwendungen.
Hinweis: Die Pulver aus Tee und Eierschalen können auf Vorrat hergestellt werden.

- Vermischen Sie 1 EL geriebene Schwefel-Seife (aus der Apotheke) oder graue Kernseife, 2 EL abgekoch-

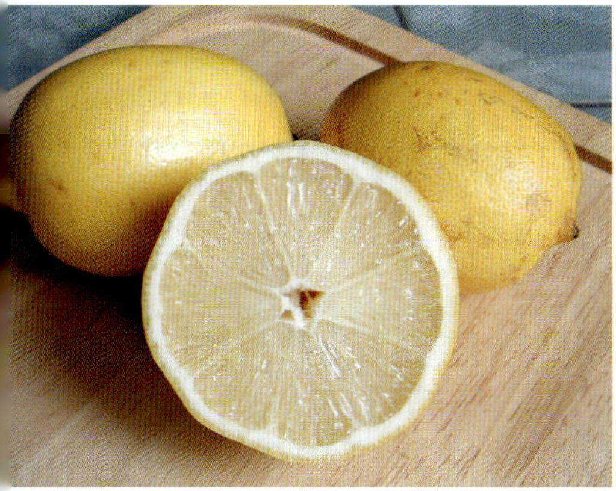

Zitrone (Citrus x limon)

tes Wasser und 3 bis 4 Tropfen 3 %ige Wasserstoffperoxid-Lösung (aus der Apotheke), bis die Mischung zu schäumen beginnt. Tragen Sie diese 2- bis 3-mal wöchentlich auf die betroffenen Hautbereiche auf und waschen sie nach 10 Minuten mit kaltem Wasser ab. Machen Sie davon 12 Anwendungen.

- Vermischen Sie die frischen Pürees aus dem Fruchtfleisch von je 1 Orange (Citrus sinensis), Zitrone (Citrus x limon), Mandarine (Citrus reticulata) und Pampelmuse (Citrus maxima). Von der Mischung übergießen Sie 1 Glas in einem großen Glas mit 0,5 l Wodka (40 %) und stellen es fest verschlossen für 6 bis 7 Tage an einen dunklen Ort (dabei gelegentlich aufschütteln). Danach sieben Sie die Flüssigkeit durch, ergänzen 1 TL Glycerin (aus der Apotheke) und bewahren die Mischung im Kühlschrank auf. Zur Anwendung vermischen Sie 1 Teil der Tinktur mit 1 Teil abgekochtem Wasser. Darin feuchten Sie ein Wattepad an und reiben damit 2- bis 3-mal wöchentlich die betroffenen Hautbereiche ab. Diese Anwendung reinigt, erfrischt und belebt auch die Haut. Machen Sie davon 12 Behandlungen.

Für die Behandlung einer öligen Seborrhoea auf der Kopfhaut können Sie eines der folgenden Rezepte auswählen und anwenden. Sie verringern die Produktion von Hautfett, normalisieren die Stoffwechselvorgänge der Haut und entfernen Kopfschuppen:

- Lösen Sie 1 TL Natron (Natriumhydrogenkarbonat) in 1 Glas warmem Wasser auf. Mit der Lösung reiben Sie 20 bis 30 Minuten vor der Haarwäsche die Kopfhaut ein. Machen Sie diese Anwendung über 6 bis 8 Wochen.

- Vermischen Sie 1 frisches Eigelb mit 2 EL Wodka (40 %). Nach der Haarwäsche mit einem Shampoo reiben Sie die Mischung gut in die Kopfhaut ein. Nach 15 Minuten spülen Sie die Haare mit warmem Wasser aus. Machen Sie diese Anwendung über 6 bis 8 Wochen.

▪ Übergießen Sie 5 EL klein gehackte frische Blätter der Echten Walnuss (Juglans regia) mit 0,5 l heißem Wasser, lassen es aufkochen und den Sud 3 Stunden ziehen. Erwärmen Sie ihn vor dem Gebrauch und tränken darin eine vierfach zusammengelegte Leinen- oder Baumwollserviette, legen sie auf das zuvor gewaschene Haar, ziehen darüber eine Plastikhaube und wickeln den Kopf in ein warmes Handtuch. Nach 20 Minuten spülen Sie die Haare mit warmem Wasser aus. Machen Sie diese Anwendung über 6 bis 8 Wochen.

Für die Behandlung einer schuppenden Seborrhoea auf der Gesichtshaut können Sie eines der folgenden Rezepte auswählen und anwenden. Sie verringern das Abschälen, normalisieren die Stoffwechselvorgänge der Haut und entfernen die Entzündung:

▪ Vermischen Sie je 1 EL Quark, starken, frisch gebrühten schwarzen Tee, frischen Saft aus Petersilienkraut (Petroselinum crispum) sowie 1/2 TL Lebertran und 1 TL pulverisiertes getrocknetes Fruchtfleisch einer Orange

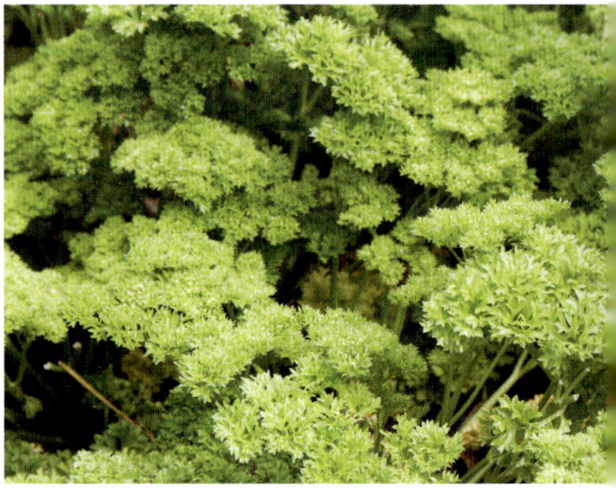

Petersilie (Petroselinum crispum)

(Citrus sinensis), Mandarine (Citrus reticulata) oder Zitrone (Citrus x limon). Tragen Sie die Mischung 2- bis 3-mal wöchentlich auf die betroffenen Hautbereiche auf und waschen sie nach 10 bis 15 Minuten mit warmem Wasser ab. Diese Maske beruhigt und erfrischt auch die Haut. Machen Sie davon 12 Anwendungen.

▪ Vermischen Sie 1 zerriebenes gekochtes Eigelb, 1 EL saure Sahne und das pulverisierte getrocknete Fruchtfleisch von 1 Mandarine (Citrus reticulata) und lassen die Mischung für 15 Minuten abgedeckt stehen. Dann ergänzen Sie 1 TL Pflanzenöl und vermischen nochmals alles gut. Tragen Sie die Mischung 2- bis 3-mal wöchentlich großzügig auf die betroffenen Hautbereiche auf, lassen sie austrocknen und waschen sie 15 Minuten später mit warmem Wasser ab. Diese Maske nährt die Haut und versorgt sie mit Feuchtigkeit. Machen Sie davon 12 Anwendungen.

- Übergießen Sie 2 EL Linsen (Lens culinaris) mit 1 1/2 Gläsern Wasser, lassen es aufkochen und bei geringer Hitze köcheln, bis die Linsen weich sind. Danach sieben Sie die Linsen durch, zerreiben sie zu Püree, ergänzen dann 1 frisches Eigelb und 1 EL Sahne (30 % Fettgehalt) und vermischen alles gut. Tragen Sie die noch warme Mischung (etwa 37 °C) 2- bis 3-mal wöchentlich auf die betroffenen Hautbereiche auf und waschen sie nach 15 Minuten mit warmem Wasser ab. Diese Maske nährt die Haut und versorgt sie mit Feuchtigkeit. Machen Sie davon 12 Anwendungen.

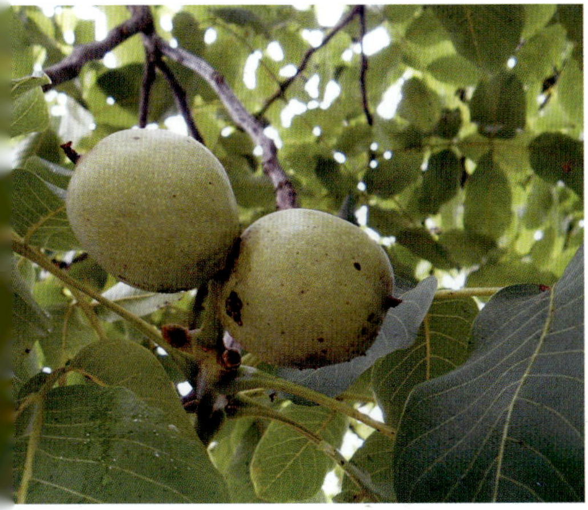

Echte Walnuss (Juglans regia)

Verspätet einsetzende Pubertät

Wenn bei Mädchen bis zum 13. Lebensjahr die Zeichen für die Pubertätsentwicklung vollständig fehlen, spricht man von einer verspätet einsetzenden Pubertät (Pubertas tarda). Für diese deutlich verzögerte oder im ungünstigsten Fall ganz ausbleibende Entwicklung können hormonelle Störungen, jedoch auch konstitutionelle Gründe oder chronische Erkrankungen ursächlich sein.
Die Entwicklung der weiblichen Brust, der Schamhaare und die erste Monatsblutung (Menarche) treten verspätet ein. Damit verbunden ist auch eine verzögerte Skelettreife: In der Pubertät erfolgt ein Wachstumsschub, der jedoch durch diese Verzögerung ausbleibt. Dadurch weicht die altersgemäße Entwicklung der Körpergröße vom bisherigen Verlauf der Wachstumskurve ab. Selten kommt es dabei auch zum verzögerten Schluss der Wachstumsfugen im Skelett, was mit einem nachfolgendem Hochwuchs verbunden ist. Gelegentlich führt die verzö-

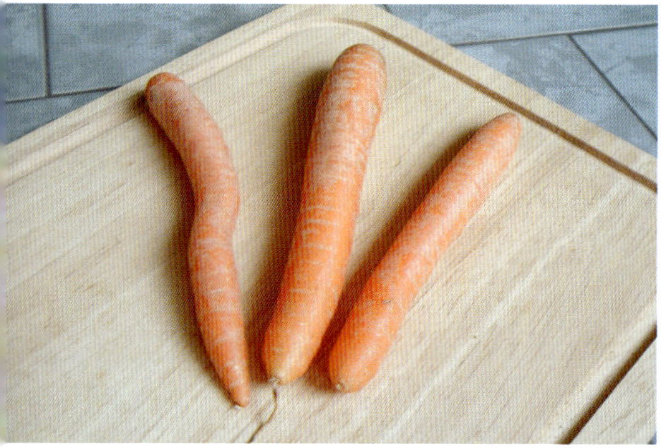

Möhre (Daucus carota subsp. sativus)

gerte Pubertätsentwicklung auch zu psychischen Problemen der betroffenen Mädchen. Nicht selten leiden sie unter einem Minderwertigkeitskomplex. Auch zeigt sich eine gefühlsmäßige Unreife, in der kindliche Merkmale überwiegen. Grundsätzlich sollte die Ursache einer verspäteten Pubertät immer von einem Arzt abgeklärt werden.

Für deren Behandlung, insofern die Ursache keine Erkrankung ist, können Sie eines der folgenden Rezepte auswählen und anwenden. Sie normalisieren die Arbeit des zentralen Nerven- und Hormonsystems.

Diese Rezepte beschleunigen zusätzlich die Entwicklung des Organismus:

- Lösen Sie 0,5 g Mumijo (Depuratus mumijo) in etwas warmem Wasser auf. Gleichzeitig mischen Sie 1 Glas frischen Möhrensaft (Daucus carota subsp. sativus) mit 1 EL frischer Sahne. Trinken Sie über 3 Wochen 1-mal täglich zuerst das gelöste Mumijo und danach das Glas Möhrensaft. Danach machen Sie 2 Wochen Pause und wiederholen dann die Anwendung in der gleichen Weise noch 5-mal.

- Vermischen Sie 1/3 EL Samen des Bockshornklees (Trigonella foenum-graecum) mit 1 EL hellem Honig. Davon nehmen Sie über 3 Monate 3-mal täglich jeweils 30 Minuten vor dem Essen 1/3 TL ein.

Dieses Rezept verbessert zusätzlich die Arbeit der Schilddrüse:

- Geben Sie 2-mal täglich über 2 Monate Ihrer täglichen Nahrung (außer dem Nachtisch) 1/4 TL getrockneten Seetang (Laminaria) zu.

Der Sommer – das Alter von 26 bis 40 Jahren

Bartholindrüsenentzündung

Eine Bartholindrüsenentzündung (Bartholinitis) betrifft die Drüsen am Scheideneingang oder ihre Ausführungsgänge und geht meist von Entzündungserregern aus, die in der menschlichen Bakterienflora natürlich vorkommen.

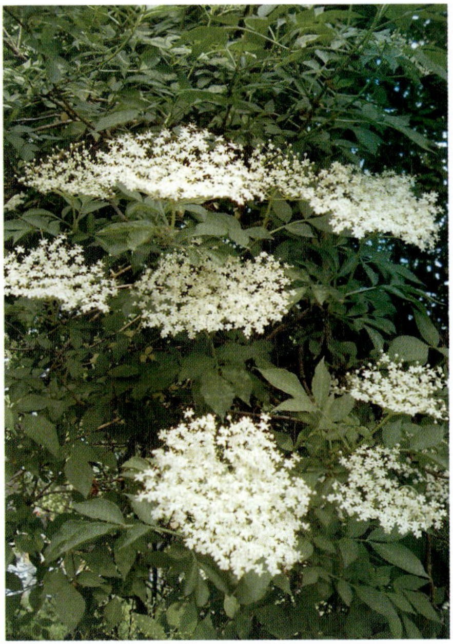

Schwarzer Holunder (Sambucus nigra)

Fast immer ist die Entzündung nur einseitig. Die Bartholindrüsen sind ein Paar etwa bohnengroßer Drüsen, die sich unter den großen Schamlippen befinden und deren Ausführungsgänge auf die Innenseiten der kleinen Schamlippen münden. Ihre Hauptfunktion besteht in der Befeuchtung des Scheideneingangs. Zu einer Entzündung kommt es in der Regel dann, wenn infizierte Absonderungen aus der Scheide oder Harnröhre in den Drüsengang gelangen. Die Entzündung kann sich gelegentlich auch auf die Drüsen selbst ausdehnen.

Von einer Bartholindrüsenentzündung sind Frauen im Alter zwischen 20 und 30 Jahren besonders häufig betroffen. Die Behandlung erfolgt in Abhängigkeit vom Stadium der Erkrankung. Im Anfangsstadium können bereits desinfizierende Wirkstoffe die Entzündung abklingen lassen. Im weiteren Verlauf kann die Erkrankung sehr schmerzhaft werden, an den betroffenen Bereichen der Schamlippen kann es zu starken Schwellungen und

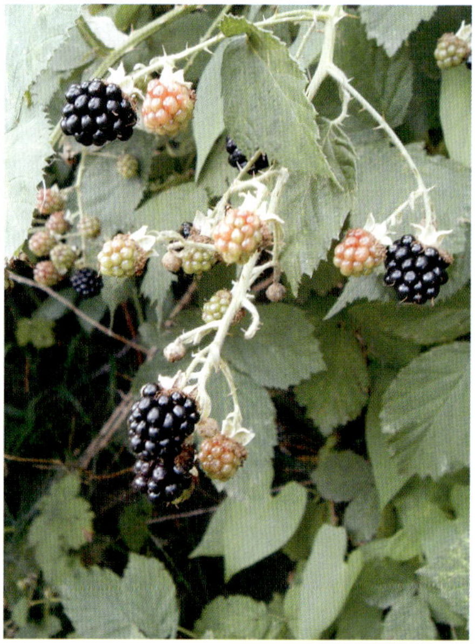

Brombeere (Rubus sectio Rubus)

Rötungen kommen, oft auch zu einer Eiteransammlung. In diesem Fall sollten Sie sofort einen Frauenarzt aufsuchen, damit er diese öffnet und der Eiter abfließen kann.
Bei einer beginnenden Bartholinitis und für die Nachsorge nach einem geöffneten Abszess können Sie eines der folgenden Rezepte auswählen und anwenden. Sie wirken gegen die Entzündung und lindern die Schmerzen:

- Übergießen Sie je 1 EL getrocknete Blüten des Schwarzen Holunders (Sambucus nigra) und der Gemeinen Schafgarbe (Achillea millefolium) sowie ebenfalls getrocknete Blätter der Mittelmeer-Brombeere (Rubus ulmifolius) und der Großen Brennnessel (Urtica dioica) mit 1 l kochendem Wasser und lassen den Aufguss 30 Minuten ziehen. Davon trinken Sie über 30 Tage 3-mal täglich jeweils 1 Stunde nach dem Essen 1/2 Glas. Zusätzlich spülen Sie mit dem Sud 3- bis 4-mal täglich die Schamlippen.

- Erwärmen Sie 4 EL Gänse- oder Schweineschmalz, 2 TL reines Bienenwachs und je 1 TL Pulver des Echten Johanniskrauts (Hypericum perforatum) und der Blüten des Echten Lavendels (Lavandula angustifolia) langsam im Wasserbad und vermischen dabei alles gut. Sobald die Mischung gleichmäßig ist, füllen Sie diese in ein Glas, lassen sie abkühlen und bewahren sie im fest verschlossenen Glas im Kühlschrank auf. Von der Salbe geben Sie 1-mal täglich etwas auf einen Tupfer und belassen ihn für 2 bis 3 Stunden an der gereizten Stelle, bis die Entzündung völlig abgeheilt ist.

Hinweis: Seien Sie vorsichtig bei der Herstellung der Salbe, da reines Bienenwachs beim Erwärmen spritzt.

Dieses Rezept stärkt zusätzlich das Immunsystem:

- Vermischen Sie 25 g gemahlene Dillsamen (Anethum graveolens), 150 g gemahlene Walnusskerne (Juglans regia), 50 g geriebenen frischen Knoblauch (Allium sativum) und 500 g Honig in einem Glas und bewahren es fest verschlossen im Kühlschrank auf. Davon nehmen Sie über 30 Tage 3-mal täglich jeweils 2 Stunden nach dem Essen 1 EL ein.

Begleitend dazu spülen Sie mit einem Sud aus Angelika (Angelica officinalis) die Scheide. Dazu übergießen Sie 1 EL klein gehackte getrocknete Angelikawurzel mit 0,5 l kochendem Wasser, lassen es nochmals aufkochen, 10 Minuten bei geringer Hitze köcheln und dann den Sud 1 Stunde ziehen. Erwärmen Sie ihn vor dem Gebrauch und spülen damit über 5 bis 7 Tage 3-mal täglich die Schamlippen.

Die Anwendung entfernt auch die Schwellung.

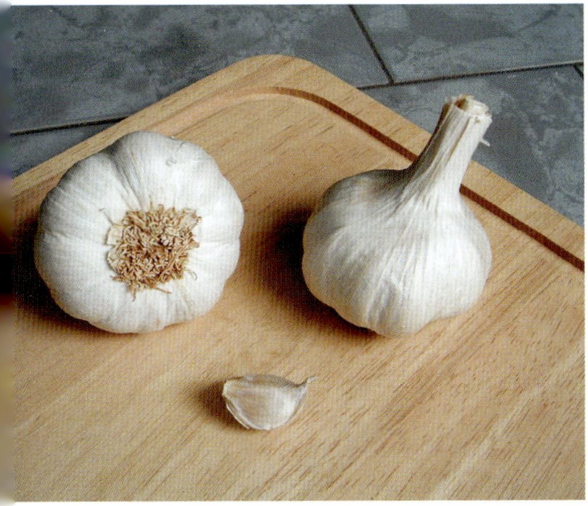

Knoblauch (Allium sativum)

Brustentzündung

Eine Brustentzündung (Mastitis) wird meist bakteriell verursacht. Am häufigsten sind erstgebärende Frauen in der Stillzeit (Mastitis puerperalis) betroffen. Sie beginnt gewöhnlich in der zweiten bis vierten Woche nach der Geburt des Kindes. Dagegen ist die beste Vorbeugung das regelmäßige Stillen des Säuglings an der Brust und das sorgfältige Abpumpen der restlichen Muttermilch mit einer Handpumpe, nachdem das Kind satt ist.

Das erste Anzeichen der Erkrankung ist gewöhnlich Fieber – bereits bei einer Temperatur ab 38,4 °C ohne erkennbare Ursache sollte an eine Brustentzündung im Anfangsstadium gedacht werden. Im weiteren Verlauf kommt es zu hohem Fieber (oft mit Schüttelfrost), Schmerzen (in der Regel einseitig im Bereich der Brustwarze), Überwärmung und Rötung einer Brust (die Haut wird über den entzündeten Bereichen rot und glänzend)

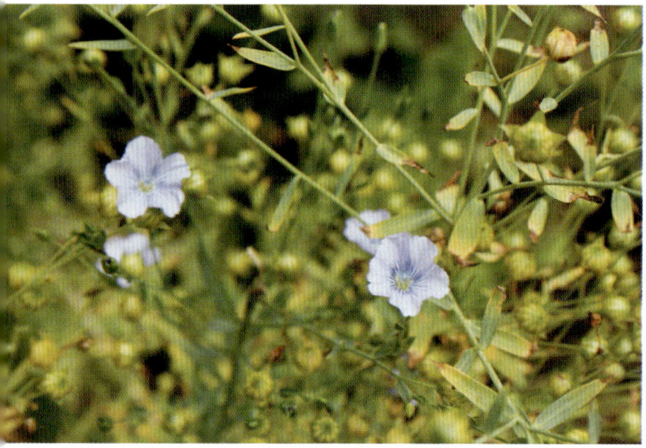

Saat-Lein (Linum usitatissimum)

und einem veränderten Milchsekret. Wenn Sie eines dieser Anzeichen feststellen, sollten Sie einen Arzt aufsuchen, denn die Behandlung der sich entwickelnden Entzündung sollte sehr schnell beginnen. Eine zu spät begonnene Behandlung führt häufig zu einer Eiterung in der Brustdrüse. Oft zeigen sich die ersten Anzeichen abends oder nachts.

Hinweis: Auch während einer Brustentzündung soll das Stillen des Säuglings fortgesetzt und auch die restliche Milch weiterhin abgepumpt werden, obwohl dies meist mit stärkeren Schmerzen verbunden ist.

Wenn kein Arzt in der Nähe ist oder er für längere Zeit nicht kommen kann, können Sie bei einer beginnenden Entzündung eines der folgenden Rezepte auswählen und anwenden. Sie entfernen die Entzündung, wirken gegen die Bildung und Ausbreitung von Eiterherden in der Brust, verbessern den Abfluss der Milch und unterstützen auch später die ärztliche Behandlung:

- Backen Sie eine mittelgroße Zwiebel (Allium cepa) mit der Schale im Ofen, bis sie weich ist. Dann nehmen Sie das heiße Herz der Zwiebel heraus, vermischen es mit 2 EL Leinöl (Linum usitatissimum) und 1 EL hellem Honig. Geben Sie die Mischung auf ein Stück Baumwollstoff, legen es auf die verhärtete Stelle der Brust, decken es mit Frischhaltefolie ab und fixieren die Kompresse mit einem Verband. Bis zur völligen Genesung ersetzen Sie diese alle 3 Stunden.

- Kochen Sie 100 g Fruchtfleisch des Gartenkürbisses (Cucurbita pepo) in 200 ml Milch bei geringer Hitze gar und vermischen dann beides zu einem Brei. Geben Sie diesen auf ein Stück Baumwollstoff, streuen 1 TL Puderzucker darüber, legen es auf die verhärtete Stelle der Brust, decken es mit Frischhaltefolie ab und fixieren die Kompresse mit einem Verband. Nach 2 Stunden nehmen Sie den Umschlag ab, pausieren 2 Stunden und wiederholen dann in gleicher Weise die Anwendung bis zur völligen Genesung.

- Kochen Sie 1 EL Leinsamenpulver (Linum usitatissimum) und 5 EL klein gehacktes frisches Petersilienkraut (Petroselinum crispum) in 1/2 Glas Milch bei geringer Hitze gar und ergänzen dann 2 TL Puderzucker. Geben Sie die Mischung in ein kleines Säckchen aus Baumwollstoff, legen es auf die verhärtete Stelle der Brust, decken es mit Frischhaltefolie ab und fixieren es mit einem Verband. Machen Sie diese Anwendung 2-mal täglich (morgens und abends) für jeweils 3 Stunden bis zur völligen Genesung.

Brustschmerzen

Brustschmerzen sind eine recht häufige Erkrankung, von der etwa 70 Prozent aller Frauen mindestens einmal in ihrem Leben betroffen sind. Fast jede zehnte Frau erlebt die Schmerzen in unterschiedlichem Schweregrad bis zu fünf Tage im Monat. Unterschieden werden zyklusabhängige (Mastodynie) und zyklusunabhängige (Mastalgie) Brustschmerzen. Die zyklische Form ist mit dem Menstruationszyklus verbunden und tritt am häufigsten auf. Sie erscheint vor oder mit dem Beginn der Monatsblutung. Häufig treten die Schmerzen auch innerhalb eines Prämenstruellen Syndroms (siehe auch dort, Kapitel *Sommer*) auf. Meist sind Frauen im Alter von 30 bis 40 Jahren betroffen, gelegentlich darüber hinaus bis zum Ende der Wechseljahre, danach gewöhnlich nicht mehr. Brustschmerzen haben hormonelle Ursachen und stehen teilweise auch in Zusammenhang mit einer gutartigen Veränderung des Brustdrüsengewebes. Zyklusunabhängige Schmerzen können viele Ursachen haben, beispielsweise anatomische wie

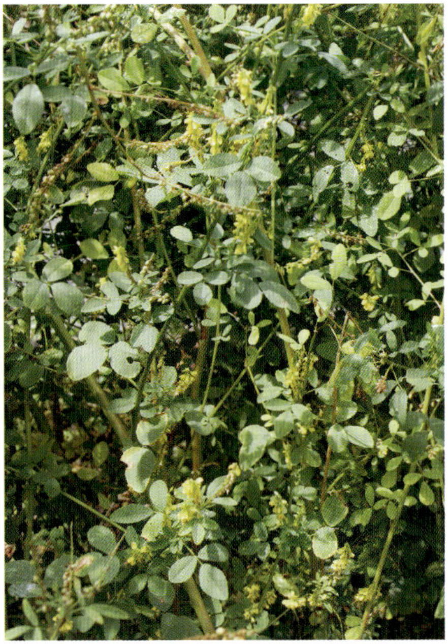

Gelber Steinklee (Melilotus officinalis)

Zysten, stumpfe Traumata und chirurgische Eingriffe an der Brust. Jedoch können sie auch von Muskeln, Gelenken, Nerven und dem Herz ausgehen. Da die Brustschmerzen viele Ursachen haben können, werden sie auch unterschiedlich behandelt. Bei zyklischen Brustschmerzen können Sie eines der folgenden Rezepte auswählen und anwenden.

Diese Rezepte normalisieren die hormonalen Abläufe, lindern Schmerzen und Schwellungen:

- Übergießen Sie 1 EL getrocknete Blüten der Echten Schlüsselblume (Primula veris) mit 1 Glas kochendem Wasser und lassen den Aufguss 2 Stunden ziehen. Davon trinken Sie über 3 Wochen 4-mal täglich jeweils 1 Stunde nach dem Essen 1/2 Glas.

- Übergießen Sie je 1 EL getrocknetes Kraut des Gelben Enzians (Gentiana lutea) und Gelben Steinklees (Melilotus officinalis) mit 1 Glas kochendem Wasser und lassen den Aufguss 2 Stunden ziehen. Davon trinken Sie über 3 Wochen 4-mal täglich jeweils 1 Stunde nach dem Essen 1/2 Glas.
Das Rezept normalisiert auch die Stoffwechselvorgänge in der Brust.

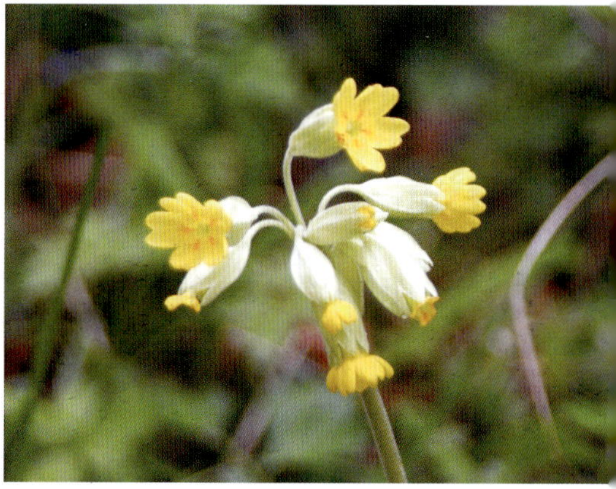

Echte Schlüsselblume (Primula veris)

Dieses Rezept hilft, Knoten zu entfernen:

- Erwärmen und vermischen Sie im Wasserbad 2 EL Rizinusöl (Ricini oleum) und 1/2 TL Propolis (bis zur völligen Auflösung). Mit der warmen Mischung reiben Sie über 3 Wochen 1-mal täglich (vor dem Schlafengehen) die Brust ein.

Brustzysten

Brustzysten sind mit Flüssigkeit gefüllte runde Kapseln in der Brust, von denen Frauen im Alter von 25 bis 50 Jahren häufiger betroffen sind. Sie können sehr vielfältige Ursachen haben. Oft treten sie infolge hormoneller

Veränderungen auf, wie beispielsweise nach Hormongaben und während oder nach Schwangerschaft, Stillzeit und Wechseljahren. Darüber hinaus können auch genetische Veranlagungen zur Bildung von Brustzysten beitragen. Da sie meist keinerlei Beschwerden bereiten, werden sie häufig erst durch Selbstuntersuchung oder durch Tastkontrollen beim Frauenarzt festgestellt. Eine genaue ärztliche Untersuchung gibt dann Aufschluss darüber, ob es sich um eine gutartige oder bösartige Form handelt. In den meisten Fällen sind die Zysten harmlos und werden nicht behandelt, jedoch sollten sie regelmäßig kontrolliert werden.

Für die Behandlung von Brustzysten, die Ihr Arzt als harmlos diagnostiziert hat, können Sie eines der folgenden Rezepte auswählen und anwenden. Sie normalisieren die Arbeit des Hormon- und Nervensystems und regulieren die Stoffwechselvorgänge in der Brust:

- Übergießen Sie 1 EL getrocknetes Kraut des Frauenmantels (Alchemilla xanthochlora) mit 0,5 l kochendem Wasser und lassen den Aufguss 4 Stunden ziehen. Davon trinken Sie über 3 Wochen 4-mal täglich jeweils 1 Stunde nach dem Essen 1/2 Glas. Danach machen Sie 10 Tage Pause und wiederholen dann die Anwendung in der gleichen Weise noch 2-mal.

- Vermischen Sie je 1 EL getrocknete Blätter der Pfefferminze (Mentha x piperita), des Fieberklees (Menyanthes trifoliata), klein gehackte Wurzel des Echten Baldrians (Valeriana officinalis) und Zapfen des Echten Hopfens (Humulus lupulus). Von der Mischung übergießen Sie 1 EL mit 1 l kochendem Wasser und lassen den Aufguss 8 Stunden ziehen. Davon trinken Sie über 3 Wochen 4-mal täglich jeweils 1 Stunde nach dem Essen 1/2 Glas. Danach machen Sie 10 Tage Pause und wiederholen dann die Anwendung in der gleichen Weise noch 2-mal.

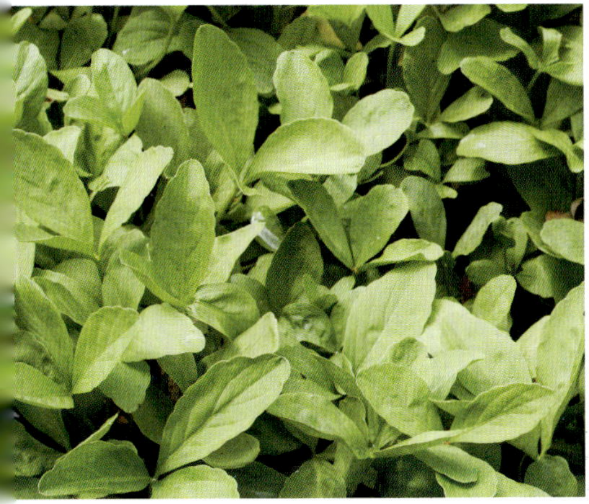

Fieberklee (Menyanthes trifoliata)

■ Vermischen Sie je 1 EL getrocknete Fenchelsamen (Foeniculum vulgare) und Blüten der Echten Kamille (Matricaria chamomilla) sowie klein gehackte getrocknete Wurzel des Echten Eibischs (Althaea officinalis) und der Lakritze (Glycyrrhiza glabra). Von der Mischung übergießen Sie 1 EL mit 1 l kochendem Wasser und lassen den Aufguss 8 Stunden ziehen. Davon trinken Sie über 3 Wochen 4-mal täglich jeweils 1 Stunde nach dem Essen 1/2 Glas. Danach machen Sie 10 Tage Pause und wiederholen dann die Anwendung in der gleichen Weise noch 2-mal.

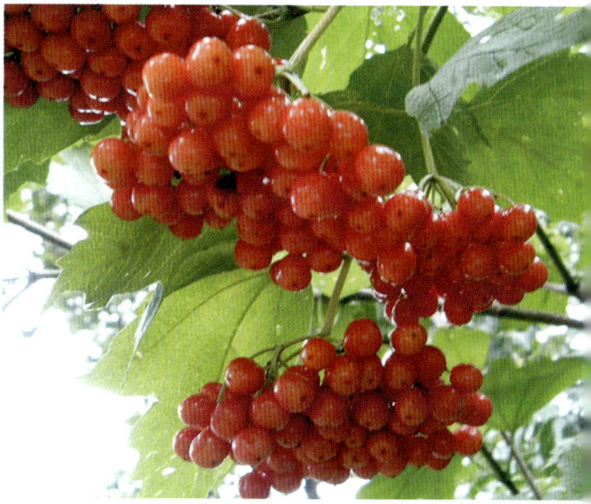

Gewöhnlicher Schneeball (Viburnum opulus)

Entzündungen am Muttermund (Portioektopie)

Als Entzündungen am Muttermund (Ektopia portionis, auch: Portioektopie) werden meist harmlose Verschiebungen von Schleimhaut des Gebärmutterhalses auf den Muttermund bezeichnet. Diese eigentlich falsche Bezeichnung resultiert daraus, dass der Übergangsbereich der verschiedenen Gewebeschichten am Gebärmutterhals und Muttermund ein häufiger Entstehungsort von Entzündungen, Gewebeveränderungen und Erkrankungen ist. Dort finden ständig altersabhängige und hormonell gesteuerte Umbauvorgänge statt, deshalb sind die Gewebeverschiebungen und Veränderungen am Muttermund völlig normal und keine Erkrankung. Dabei ist auch die Verschiebung von Schleimhaut des Gebärmutterhalses auf den Muttermund ein häufig auftretender Zustand. Meist ist keine Behandlung nötig. Kommt es jedoch zu Entzündungen, sollte die Ursache unbedingt ein Frauenarzt abklären, denn nicht erkannte oder erst zu spät behandelte Entzündungen oder Infektionen am Muttermund können zu Komplikationen und teilweise schweren Erkrankungen führen.

Sie zeigen sich in Blutungen, die nicht mit der Monatsblutung verbunden

sind und besonders nach dem Geschlechtsakt auftreten. Auch kann es zu Schmerzen während des Geschlechtsverkehrs und schleimig-eitrigen Absonderungen kommen.
Für die Behandlung von Entzündungen am Muttermund können Sie eines der folgenden Rezepte auswählen und anwenden. Sie entfernen die Entzündung sowie die Gewebeveränderungen und möglicherweise vorhandene Geschwüre:

- Vermischen Sie je 1 EL zerdrückte frische Beeren des Gewöhnlichen Schneeballs (Viburnum opulus) und geriebene Zwiebel (Allium cepa) sowie je 1 TL hellen Honig und Olivenöl. In der Mischung tränken Sie vom 1. bis 5. Wochentag jeweils einen Tupfer oder Tampon und führen ihn für die Nacht in die Scheide ein. Am 6. und 7. Wochentag geben Sie anstelle des Tupfers jeweils ein haselnussgroßes Stück Butter in die Scheide. Dafür können Sie die Butterstücke vorfrosten. Machen Sie diese Anwendung in der gleichen Abfolge über 4 Wochen.

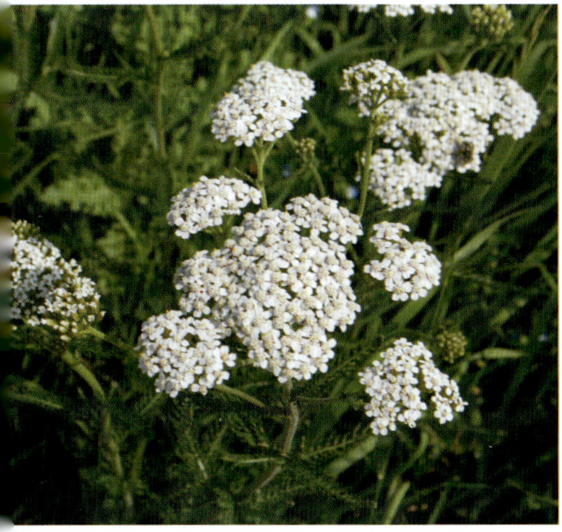

Gemeine Schafgarbe (Achillea millefolium)

- Zerkleinern Sie 100 g frisches Fruchtfleisch (ohne Samen) des Gartenkürbisses (Cucurbita pepo) im Mixer und bewahren den Brei abgedeckt im Kühlschrank auf. Darin tränken Sie 4 Tage hintereinander einen Tupfer oder Tampon (er sollte danach mit viel Fruchtfleisch bedeckt sein) und führen ihn für die Nacht in die Scheide ein. Über die nächsten 4 Tage tränken Sie einen Tupfer in Leinöl (Linum usitatissimum) und verwenden ihn in der gleichen Weise. Den Tupfer entfernen Sie jeweils morgens und spülen dann die Scheide gründlich mit einem Aufguss aus Gemeiner Schafgarbe (Achillea millefolium).
Dafür übergießen Sie 1 EL getrocknete Blüten der Schafgarbe mit 1 Glas kochendem Wasser und lassen sie 1 Stunde ziehen. Machen Sie diese Anwendungen über jeweils 8 Tage. Gewöhnlich sind 4 bis 5 Wiederholungen, auch in sehr hartnäckigen Fällen,

für die Behandlung der Erkrankung bereits ausreichend.

▮ Vermischen Sie 3 EL frischen Saft der Tintenfisch-Aloe (Aloe arborescens), 1 1/2 EL hellen Honig und 1 1/2 EL Rizinusöl (Ricini oleum). In der Mischung tränken Sie einen Tupfer oder Tampon und führen ihn für die Nacht in die Scheide ein. Am Morgen entfernen Sie den Tupfer und spülen dann die Scheide gründlich mit einem Aufguss aus Ringelblumen (Calendula officinalis).
Dafür übergießen Sie 1 EL getrocknete Ringelblumenblüten mit 0,5 l kochendem Wasser und lassen sie 20 Minuten ziehen. Machen Sie diese Anwendungen über 3 Wochen.

Entzündung der Schleimhaut des Gebärmutterhalses

Die Entzündung der Schleimhaut des Gebärmutterhalses (Endometritis cervicis uteri, auch: Entzündung der Cervixschleimhaut) ist ein entzündlicher Prozess, der durch Mikroorganismen verursacht wird. Dazu gehören Gonokokken, Streptokokken, Staphylokokken, Chlamydien, Escherichia coli, Trichomonaden, Viren und Pilze. Meist sind davon Frauen im Alter von 20 bis 40 Jahren betroffen, davon besonders diejenigen mit schwachen Abwehrkräften. Überwiegend tritt die Entzündung in der Folge von medizinischen Verfahren auf, wie Einsatz von Spiralen, Abtreibungen, Verletzungen während der Geburt, gynäkologische Diagnostik und Sondierung. Häufig wird sie auch von anderen entzündlichen und nicht entzündlichen Erkrankungen begleitet. Die Behandlung der Entzündung ist meist langwierig; die Krankheit kann in eine chronische Verlaufsform übergehen.
Typische Symptome sind Schwellung, Rötung der Schleimhaut, ein vermehrter schleimiger, eitriger oder schleimig-eitriger Scheidenausfluss und dumpfe, ziehende Schmerzen im Unterleib.
Für die Behandlung einer Entzündung der Schleimhaut des Gebärmutterhalses können Sie eines der folgenden Rezepte auswählen und anwenden. Sie töten die Mikroorganismen ab, entfernen die Entzündung und helfen der Schleimhaut, sich zu regenerieren:

▮ Übergießen Sie je 1 EL klein gehackte getrocknete Wurzel des Echten Eibischs (Althaea officinalis) und Blüten der Ringelblume (Calendula officinalis) sowie 1/4 TL Schöllkrautblätter (Chelidonium majus) mit 1 l kochen-

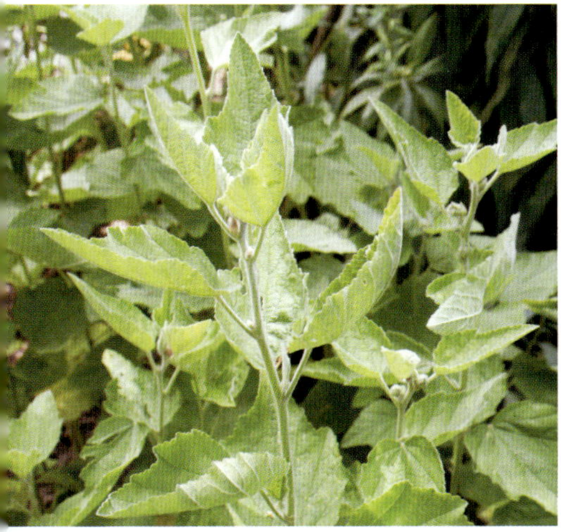

Echter Eibisch (Althaea officinalis)

dem Wasser und lassen den Aufguss 2 Stunden ziehen. Davon trinken Sie über 1 Monat 3-mal täglich jeweils 1 Stunde nach dem Essen 1/2 Glas. Gleichzeitig spülen Sie 2-mal täglich (morgens und abends) mit dem erwärmten Aufguss die Scheide.
Bitte beachten: Das Schöllkraut ist giftig, deshalb nicht überdosieren.

- Übergießen Sie 2 EL klein gehackte getrocknete Wurzel der Bergenie (Bergenia) mit 0,5 l kaltem Wasser, lassen es aufkochen, bei sehr geringer Hitze 30 Minuten köcheln und dann etwas abkühlen. Mit dem warmen Sud spülen Sie über 1 Monat 2-mal täglich (morgens und abends) die Scheide.

- Übergießen Sie je 3 EL getrocknete Blätter der Weißbeerigen Mistel (Viscum album) und des Eukalyptus (Eucalyptus) mit 1,5 l kochendem Wasser und lassen den Aufguss 2 Stunden ziehen. Erwärmen Sie ihn vor dem Gebrauch und spülen damit über 1 Monat 2-mal täglich (morgens und abends) die Scheide.

Feigwarzen

Feigwarzen (Condylomata acuminata, auch: Kondylome) sind meist gutartige Gewebswucherungen, die durch eine Infektion mit humanen Papillomviren hervorgerufen werden. Sie gehören zu den häufigsten sexuell übertragbaren Erkrankungen, weshalb besonders oft junge Menschen betroffen sind. Der Umfang der Feigwarzen ist anfangs nicht größer als ein bis zwei Millimeter, wobei sie meist bis auf fünf bis sieben Millimeter heranwachsen, selten darüber hinaus. Die Warzen neigen zur Beetbildung und bilden dadurch oft größere kohlartige Gebilde. Bei Frauen sind sie häufig auf den großen und kleinen Schamlippen, der Klitoris, der äußeren Öffnung der Harnröhre, in der Scheide, im Gebärmutterhals, in den Hautfalten der Leistengegend und im

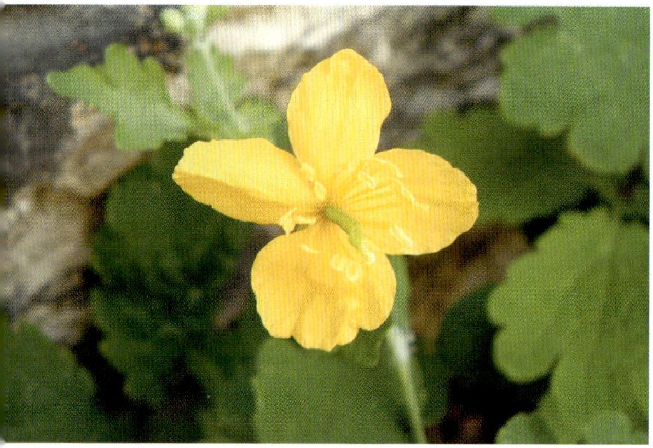

Schöllkraut (Chelidonium majus)

Analbereich anzutreffen. Anfänglich zeigen sie sich gewöhnlich als kleine, weiche und feuchte, blassrosa oder gräuliche Hautwucherungen.

Sie verursachen bei einer beginnenden Erkrankung keine Beschwerden. Erst später kommt es zu spürbaren Beschwerden wie Schmerzen, Brennen, Jucken und Rötungen der Haut. Nach einer gewissen Zeit heilen die Feigwarzen oft auch von selbst ab und werden daher häufig, wenn sie klein und unauffällig waren, nicht bemerkt. Sobald sie jedoch spürbare Beschwerden bereiten, verbreiten sie sich wesentlich schneller und zeigen sich meist innerhalb weniger Tage in einer Vielzahl neuer Hautwucherungen. Deshalb sollten sie allgemein möglichst frühzeitig behandelt werden.

Dafür können Sie eines der folgenden Rezepte auswählen und anwenden. Sie lassen die Warzen zurückgehen:

- Übergießen Sie 1 EL frische Nadeln des Lebensbaums (Thuja) mit 0,5 l Olivenöl, erwärmen die Mischung für 30 Minuten im Wasserbad, füllen sie dann in eine Thermoskanne und lassen sie 8 bis 10 Stunden ziehen. Danach sieben Sie das Öl durch, füllen es in ein dunkles Glas und bewahren es an einem kühlen Ort auf. Damit reiben Sie über 3 Wochen 3- bis 4 mal täglich die betroffenen Hautbereiche ein.
Bitte beachten: Die Nadeln des Lebensbaums sind giftig, deshalb nicht überdosieren.

- Zerkleinern Sie in einem Mixer 1 frisches Blatt der Goethe-Pflanze (Kalanchoe pinnata). Den Brei reiben Sie über 3 Wochen 3-mal täglich auf die betroffenen Hautbereiche, legen darüber ein Stück Mull, fixieren es mit Leukoplast und nehmen die Kompresse nach 10 Stunden ab.

- Reiben Sie über 15 Tage die betroffenen Hautbereiche 1-mal täglich mit frischem Saft des Schöllkrauts (Chelidonium majus) ein.

Bitte beachten: Das Schöllkraut ist giftig. Vermeiden Sie unbedingt den Kontakt des Saftes mit dem Mund.

Hefepilzinfektion der Mundschleimhaut (Mundsoor)

Mundsoor (orale Candidose) ist eine Hefepilzinfektion der Mundschleimhaut und Zunge, die sich in weißlichen Belägen zeigt und meist von einem Pilz der Gattung Candida albicans ausgeht. Diese Hefepilze gehören bei etwa der Hälfte aller Menschen bereits zur normalen Haut- und Schleimflora und werden darin von Bakterien reguliert. Zur Erkrankung kommt es, wenn die natürliche Mundflora geschädigt ist. Überwiegend sind von der Erkrankung abwehrschwache Personen betroffen, wie Kleinkinder, Senioren und Menschen mit Immunschwächekrankheiten. Jedoch kann sie auch bei ansonsten gesunden Menschen in jeder Altersgruppe auftreten, meist infolge einer Antibiotika- oder Kortisonbehandlung und zunehmend auch unter Frauen, bei denen der Oralverkehr Eingang in die sexuelle Praxis gefunden hat.

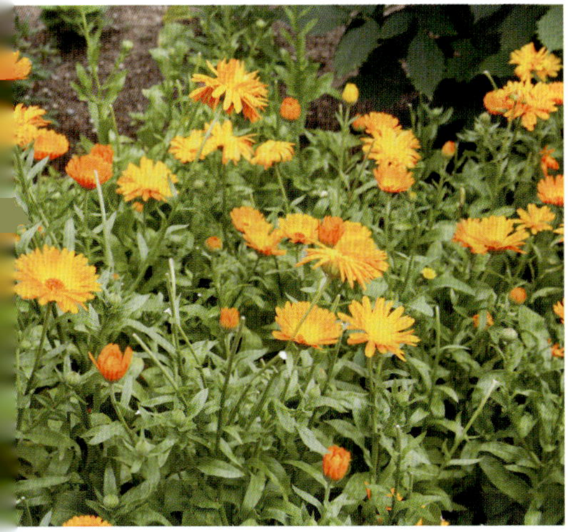

Ringelblume (Calendula officinalis)

Die vom Mundsoor befallenen Bereiche entzünden sich, es kommt zu Schmerzen. Im weiteren Verlauf der Erkrankung lassen sich die Beläge nicht mehr abwischen, der Versuch des Entfernens führt zu Blutungen. Rechtzeitig behandelt ist die Pilzinfektion meist harmlos, jedoch kann sie sich unbehandelt bis in Hals und Speiseröhre ausbreiten und zu unterschiedlichen Komplikationen führen.
Für die Behandlung von Mundsoor können Sie eines der folgenden Rezepte auswählen und anwenden. Sie entfernen die Hefepilze, wirken gegen die Entzündung und lindern die Schmerzen:

- Übergießen Sie in einem Glas 2 EL getrocknete Blüten der Ringelblume (Calendula officinalis) mit 1/2 Glas 96 %igem Spiritus (aus der Apotheke) und lassen es fest verschlossen 1 Woche stehen. Zur Anwendung vermischen Sie 1 TL der Tinktur mit 1 Glas warmem, abgekochtem Wasser und spülen mit der Lösung über 2 Wochen 2-mal täglich (morgens und abends) den Mund.

- Übergießen Sie 2 geriebene Knoblauchzehen (Allium sativum) mit 1 l kochendem Wasser und lassen den Aufguss abkühlen. Erwärmen Sie ihn vor dem Gebrauch und spülen damit über 5 bis 10 Tage 2-mal täglich (morgens und abends) den Mund.

- Übergießen Sie 2 EL Speisesalz mit 1 l kochendem Wasser, lassen es nochmals aufkochen, 2 bis 3 Minuten bei geringer Hitze köcheln und dann leicht abkühlen. In die warme Lösung geben Sie 1 EL Natron (Natriumhydrogenkarbonat) und 10 bis 12 Tropfen 5 %ige Jodtinktur (aus der Apotheke). Damit spülen Sie über 5 Tage 2-mal täglich (morgens und abends) den Mund.

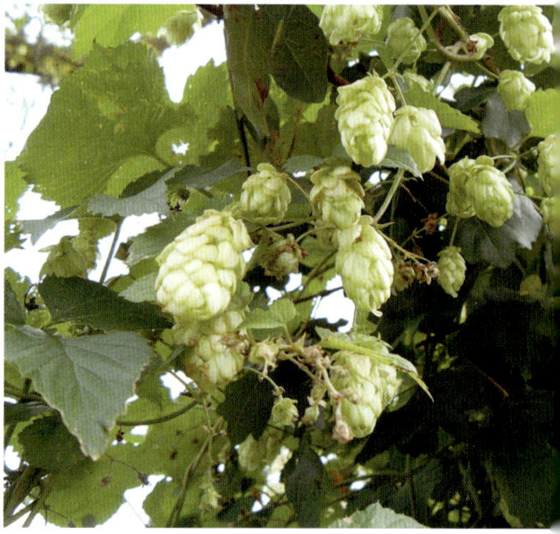

Echter Hopfen (Humulus lupulus)

Krankhafter Milchfluss

Krankhafter Milchfluss (Galaktorrhoe) ist der Ausfluss von Muttermilch oder einem verschiedenartigen Sekret aus der Brustwarze bei Frauen ohne vorhergehende Schwangerschaft und Wochenbett und außerhalb der Stillperiode (auch wenn diese kürzlich abgeschlossen wurde). Die Erkrankung tritt ein- oder beidseitig auf und kann unterschiedlich stark ausgeprägt sein. Gewöhnlich ist sie schmerzlos, jedoch können auch Beschwerden wie das Gefühl einer gespannten Brust auftreten. Die häufigste Ursache sind gestörte hormonale Abläufe, beispielsweise durch hormonelle Verhütungsmittel, bestimmte Medikamente oder psychische Einflüsse wie Stress. Meist ist der Milchfluss harmlos und häufig wird dafür auch keine Ursache gefunden. Der umgehende Besuch ei-

nes Arztes ist jedoch angeraten, wenn der Milchfluss anhaltend ist, nur einseitig auftritt, von selbst ohne eine Stimulation der Brustwarze erfolgt, Schmerzen verursacht oder wenn er klebrig, eitrig, blutig oder übelriechend ist, da diese Erscheinungen ein Anzeichen für ein frühes Stadium von Brustkrebs sein können.
Wenn der Milchfluss durch gestörte hormonelle Abläufe weiterhin und ohne eine krankhafte Veränderung der Muttermilch erfolgt, können Sie eines der folgenden Rezepte auswählen und anwenden. Sie normalisieren die Arbeit des Hormonsystems und unterdrücken die Milchproduktion:

- Vermischen Sie je 1 EL klein gehackte getrocknete Zapfen des Echten Hopfens (Humulus lupulus) und Blätter der Echten Walnuss (Juglans regia) sowie 2 EL Blätter des Echten Salbeis (Salvia officinalis). Von der Mischung übergießen Sie 1 EL mit 0,5 l kochendem Wasser und lassen den Aufguss 1 Stunde ziehen. Davon trinken Sie über 2 Wochen 4-mal täglich jeweils nach dem Essen 1/2 Glas.

- Übergießen Sie je 1 EL getrocknete Blätter der Echten Bärentraube (Arctostaphylos uva-ursi) und des Gänsefingerkrauts (Potentilla anserina) mit 1 Glas kochendem Wasser und lassen den Aufguss 2 Stunden ziehen. Davon trinken Sie über 10 Tage 4-mal täglich jeweils 1 Stunde nach dem Essen 1/4 Glas.

- Übergießen Sie je 1 EL getrocknetes Kraut des Vogelknöterichs (Polygonum aviculare), der Petersilie (Petroselinum crispum) und des Basilikums (Ocimum basilicum) mit 1 Glas kochendem Wasser und lassen den Aufguss 2 Stunden ziehen. Davon trinken Sie über 10 Tage 4-mal täglich jeweils 1 Stunde nach dem Essen 1/4 Glas.

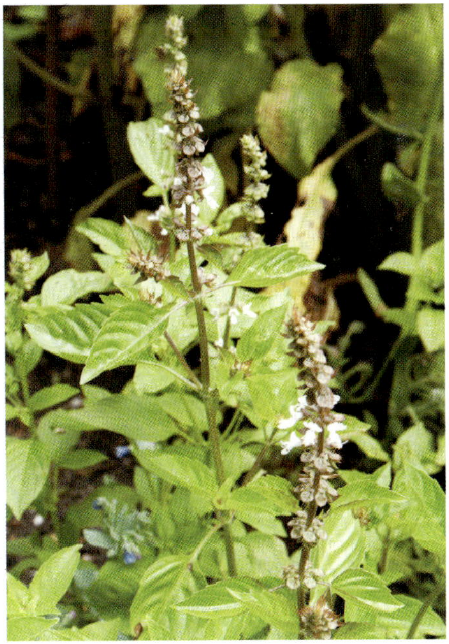

Basilikum (Ocimum basilicum)

Mastopathie

Mastopathie ist eine häufige, gutartige Gewebsveränderung in der Brust, die nach fibröser (Mastopathia fibrosa), fibrozystischer (Mastopathia fibrosa cystica) und geschwulstartiger Vermehrung der Drüsengewebszellen (adenomatöse Hyperplasie) unterschieden wird. Ursächlich ist ein Ungleichgewicht der Sexualhormone, das durch eine Verschiebung von Östrogen und Progesteron zugunsten des Östrogens entsteht. Mehr als die Hälfte aller gebärfähigen Frauen entwickelt diese Umbildung, vor allem im Alter von 30 bis 50 Jahren.

Die Mastopathie zeigt sich überwiegend in Knotenbildungen und Zysten, zyklusabhängigen Schwellungen und Brustschmerzen (Mastodynie) sowie gelegentlich in einer Sekretion aus der Brustwarze. Häufig verstärken sich Beschwerden der Erkrankung vor dem Eintreten der Monatsblutung. Meist muss eine Mastopathie nicht behandelt werden. Jedoch sollten Veränderungen in der Brust immer regelmäßig überwacht und kontrolliert werden, da sich daraus Brustkrebs entwickeln kann.

Für die Behandlung einer Mastopathie können Sie eines der folgenden Rezepte auswählen und anwenden.

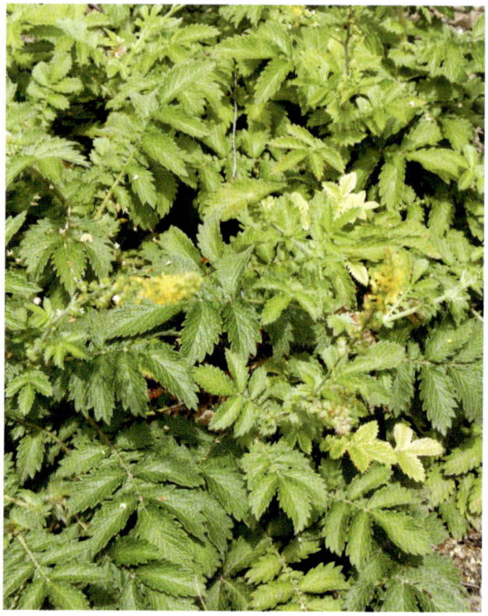

Gemeiner Odermennig (Agrimonia eupatoria)

Sie normalisieren die Arbeit des Hormonsystems, sorgen für eine normale Gewebebildung und lindern die Schmerzen in der Brust:

- Übergießen Sie je 1 EL getrocknetes Kraut des Gemeinen Odermennigs (Agrimonia eupatoria), Blüten der Gemeinen Schafgarbe (Achillea millefolium) und Blätter der Weißbeerigen Mistel (Viscum album) mit 0,5 l kochendem Wasser und lassen den Aufguss 8 Stunden ziehen. Davon trinken Sie über 3 Monate 3-mal täglich jeweils 1 Stunde nach dem Essen 1/2 Glas.

- Übergießen Sie je 1 EL getrocknete Blüten des Schwarzen Holunders (Sambucus nigra), klein gehackte Wurzel der Echten Pfingstrose (Paeonia officinalis) und des Echten Baldrians (Valeriana officinalis) mit 0,5 l kochendem Wasser und lassen den Aufguss 8 Stunden ziehen. Davon trinken Sie über 3 Monate 3-mal täglich jeweils 1 Stunde nach dem Essen 1/2 Glas.

Dieses Rezept stärkt zusätzlich das Immunsystem:

- Übergießen Sie in einer Flasche 4 EL getrocknete Blüten des Echten Alants (Inula helenium) mit 0,5 l Wodka (40 %) und lassen diese fest verschlossen für 3 Wochen an einem dunklen Ort stehen (dabei gelegentlich aufschütteln). Davon nehmen Sie über 3 Monate 3-mal täglich jeweils 10 Tropfen (gemischt in 1/4 Glas warmer Milch) 15 Minuten vor dem Essen ein.

Migräne

Die Migräne ist eine neurologische Erkrankung, die sich hauptsächlich in periodisch wiederkehrenden, anfallartigen und pulsierenden Kopfschmerzen äußert, die meist einseitig auftreten. Dem Kopfschmerz können Sehstörungen, neurologische Ausfälle und Magen-Darm-Beschwerden vorangehen oder er wird von ihnen begleitet. Die auslösenden Faktoren einer Migräne sind individuell sehr unterschiedlich. Zu den häufigsten zählen Stress, unregelmäßiger Tag-Nacht-Rhythmus mit zu wenig oder zu viel Schlaf und verschiedene Umweltfaktoren. Frauen sind von einer Migräne häufiger betroffen als Männer. Bei ihnen gehören auch hormonale Schwankungen zu den Auslösern. Der Kopfschmerz kann in jedem Alter auftreten, gewöhnlich jedoch erstmalig im Alter von 10 bis 30 Jahren. Gelegentlich verliert er sich nach dem 50. Lebensjahr.
Für die Behandlung von Migräne können Sie eines der folgenden Rezepte auswählen und anwenden. Sie helfen, Schmerzattacken vorzubeugen und lindern den Kopfschmerz während eines Anfalls:

- Entsaften Sie frische Beeren des Gewöhnlichen Schneeballs (Viburnum opulus), bis Sie damit 1 Glas gefüllt haben, und trinken Sie den Saft im Laufe des Tages in kleinen Schlucken aus. Machen Sie diese Anwendung über 3 Wochen.

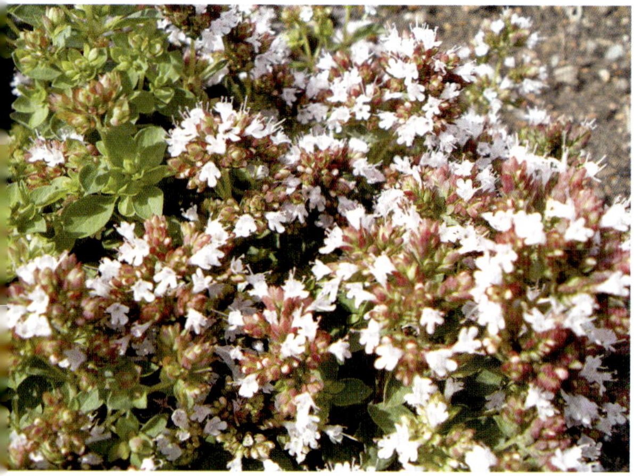

Oregano (Origanum vulgare)

▪ Entsaften Sie frische Früchte der Schwarzen Johannisbeere (Ribes nigrum), bis Sie 0,5 l erhalten haben, und trinken Sie den Saft im Laufe des Tages in kleinen Schlucken aus. Machen Sie diese Anwendung über 3 Wochen.

▪ Übergießen Sie je 1 EL getrocknete Blätter der Zitronenmelisse (Melissa officinalis) und Kraut des Oregano (Origanum vulgare) mit 1 Glas kochendem Wasser und lassen den Aufguss 30 Minuten ziehen. Erwärmen Sie ihn vor dem Gebrauch und trinken davon über 3 Wochen 3-mal täglich jeweils 30 Minuten vor dem Essen 1/2 Glas.

Prämenstruelles Syndrom (PMS)

Ein Prämenstruelles Syndrom zeigt sich in sehr komplexen und vielfältigen psychischen und körperlichen Beschwerden, an denen etwa ein Drittel bis die Hälfte aller gebärfähigen Frauen in den beiden Wochen vor jeder Monatsblutung leidet. Etwa 150 Symptome sind beschrieben. Zu den häufigsten gehören Reizbarkeit, Müdigkeit, Schlaflosigkeit, Kopfschmerzen, Migräne, Schwindel, erhöhter Blutdruck, Ängste, Stimmungsschwankungen, Depressionen, sexuelle Unlust, erhöhte Empfindlichkeit gegenüber Geräuschen und Gerüchen, Bauchschmerzen, Blähungen, Verstopfung, Hautjucken, Spannungen in der Brust, Ödeme und spontan auftretendes leichtes Fieber. Die Beschwerden verlieren sich mit dem Einsetzen der Monatsblutung rasch, können jedoch auch in Regelschmerzen übergehen.
Bisher sind die Ursachen des Prämenstruellen Syndroms nicht eindeutig geklärt. Man nimmt jedoch an, dass die Beschwerden durch Störungen im hormonellen Gleichgewicht ausgelöst werden und psychische Faktoren verstärkend wirken.
Für die Behandlung eines Prämenstruellen Syndroms können Sie eines der

folgenden Rezepte auswählen und anwenden. Sie normalisieren die Arbeit des Nervensystems und den Schlaf.

Dieses Rezept mindert auch Ängste und Kopfschmerzen und normalisiert das hormonelle Gleichgewicht:

- Essen Sie vom 1. bis zum 10. Tag Ihres Menstruationszyklus 3-mal täglich 1/3 EL Bockshornkleesamen (Trigonella foenum-graecum) auf einem Stück Weißbrot mit etwas Butter.

Diese Rezepte entfernen zusätzlich Fibroadenome (häufig vorkommende gutartige Brustgeschwulste) und normalisieren die Arbeit des Herz-Kreislauf-Systems:

- Übergießen Sie je 1 EL klein gehackte getrocknete Zapfen des Echten Hopfens (Humulus lupulus), Blüten des Schwarzen Holunders (Sambucus nigra) und klein gehackte Hagebutten der Hunds-Rose (Rosa canina) oder Hecken-Rose (Rosa corymbifera) sowie 1 TL Blüten des Echten Lavendels (Lavandula angustifolia) mit 1 l kochendem Wasser und lassen den Aufguss 6 Stunden ziehen. Davon trinken Sie über 3 Wochen 3-mal täglich jeweils 1 Stunde nach dem Essen 1/2 Glas.

- Übergießen Sie je 1 EL klein gehackte getrocknete Wurzel des Echten Baldrians (Valeriana officinalis), Früchte des Eingriffeligen Weißdorns (Crataegus monogyna) und Kraut des Gelben Steinklees (Melilotus officinalis) mit 1 l kochendem Wasser und lassen den Aufguss 6 Stunden ziehen. Davon trinken Sie über 3 Wochen 3-mal täglich jeweils 1 Stunde nach dem Essen 1/2 Glas.

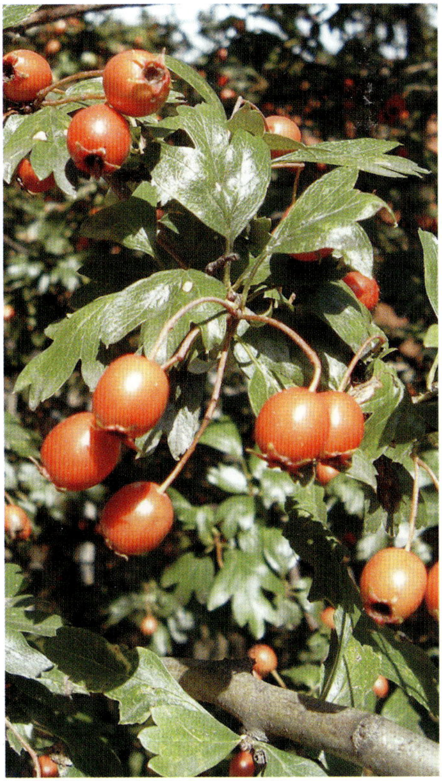

Eingriffeliger Weißdorn (Crataegus monogyna)

Scheidenentzündung durch Trichomonaden

Eine Scheidenentzündung durch Trichomonaden (Aminokolpitis) ist eine Entzündung der Scheide, die durch den Parasiten Trichomonas urogenitalis ausgelöst wird. Meist erfolgt die Ansteckung durch Geschlechtsverkehr mit einem infizierten Partner, selten über andere Wege.

Die Infektion verläuft beim Mann gewöhnlich ohne Beschwerden und bleibt unbemerkt. Dagegen verursacht sie bei der Frau einen eitrigen, schaumigen und gelblich-grünen Ausfluss mit unangenehmem Geruch. Gelegentlich treten auch die Beimischung von Blut, Jucken im Bereich der Geschlechtsorgane, Schmerzen im Unterbauch oder im Bereich der Lende, die sich beim Geschlechtsverkehr und während der Monatsblutung steigern, und brennende Schmerzen beim Wasserlassen auf. Besteht eine Schwangerschaft, kann es zu Komplikationen, wie vorzeitigen Wehen oder Frühgeburt kommen, auch die Übertragung auf das ungeborene Kind ist möglich.

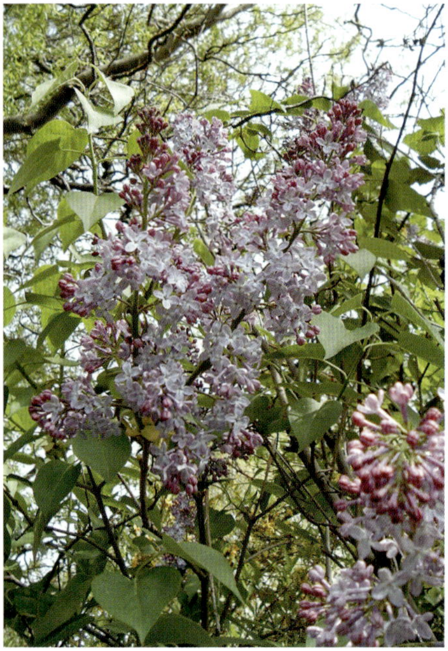

Gemeiner Flieder (Syringa vulgaris)

Für die Behandlung einer Scheidenentzündung durch Trichomonaden können Sie eines der folgenden Rezepte auswählen und anwenden. Sie töten die Parasiten ab, wirken gegen die Entzündung und stellen die normale Scheidenflora wieder her:

- Vermischen Sie den frischen Saft einer großen Zwiebel (Allium cepa) und 1,5 l warmes, abgekochtes Wasser. Damit spülen Sie über 10 Tage 1-mal täglich (vor dem Schlafengehen) die Scheide.

- Vermischen Sie je 1 EL getrocknete Blüten der Gewöhnlichen Traubenkirsche (Prunus padus), des Gemeinen Flieders (Syringa vulgaris), der Ringelblume (Calendula officinalis) und

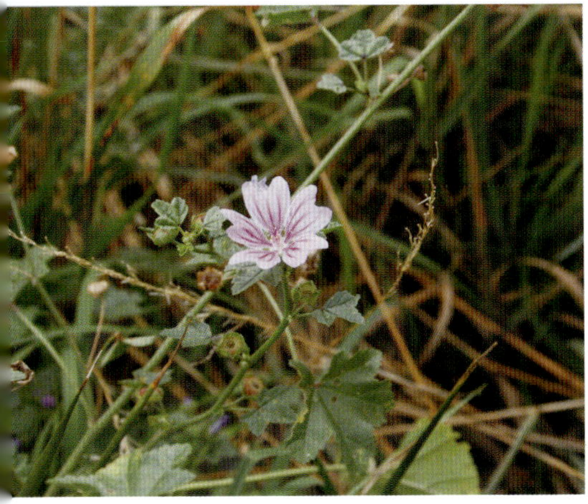

Wilde Malve (Malva sylvestris)

Blätter des Schöllkrauts (Chelidonium majus). Von der Mischung übergießen Sie 1 EL mit 1 l kochendem Wasser und lassen den Aufguss 30 Minuten ziehen. Damit spülen Sie über 15 Tage 1-mal täglich (vor dem Schlafengehen) die Scheide.

- Übergießen Sie je 1 EL klein gehackte getrocknete Rinde der Eiche (Quercus), Blüten des Echten Lavendels (Lavandula angustifolia) und der Wilden Malve (Malva sylvestris) mit 1 l kochendem Wasser, lassen es nochmals aufkochen, bei geringer Hitze 20 Minuten köcheln und dann den Sud abkühlen. Damit spülen Sie über 15 Tage 1-mal täglich (vor dem Schlafengehen) die Scheide.

Scheidenpilz

Ein Scheidenpilz (Vaginalmykose) ist die krankhafte Besiedlung der Scheide durch Hefepilze der Gattung Candida, meist Candida albicans. Diese gehören bei etwa der Hälfte aller Menschen zur normalen Haut- und Schleimflora und werden darin von Bakterien reguliert. Zur Erkrankung kommt es, wenn die Hefepilze nicht mehr reguliert werden können und die natürliche Abwehrkraft der Scheide gestört ist. In der normalen Scheidenflora überwiegen Milchsäurebakterien, die eine Schutzfunktion ausüben. Die saure Umgebung der Scheide unterdrückt das Wachstum von krankheitserregenden Bakterien und Pilzen und verhindert so auch eine Scheidenpilzinfektion; bei einer Störung dieser Mechanismen entsteht zusätzlich zur Pilzinfektion eine Entzündung.
Fast die Hälfte aller Frauen klagt wenigstens einmal im Leben über einen Scheidenpilz. Besonders sind davon Frauen im gebärfähigen Alter, mit Diabetes oder während einer Schwangerschaft betroffen. Typische Beschwerden sind Jucken, Brennen, gerötete und geschwollene Scheidenschleimhaut und ein weißlich-bröckeliger Ausfluss.

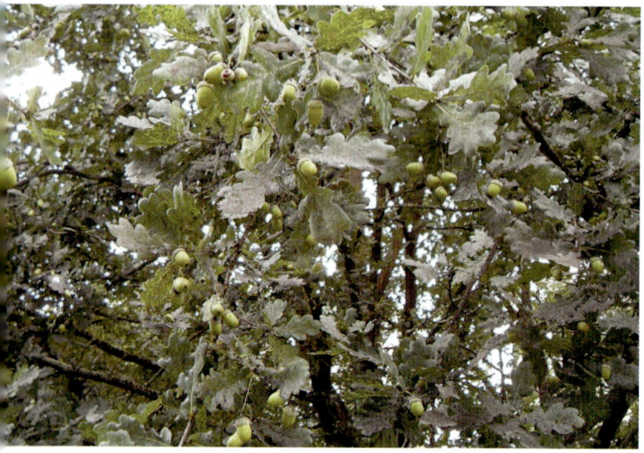

Eiche (Quercus)

Für die Behandlung von Scheidenpilz können Sie eines der folgenden Rezepte auswählen und anwenden. Sie töten die Hefepilze ab, entfernen die Entzündung und stellen die normale Scheidenflora wieder her:

- Übergießen Sie je 2 EL klein gehackte getrocknete Rinde der Eiche (Quercus) und Blätter des Gänsefingerkrauts (Potentilla anserina) sowie 1 EL Blüten der Echten Kamille (Matricaria chamomilla) mit 0,5 l kochendem Wasser, lassen es nochmals aufkochen, bei geringer Hitze 15 Minuten köcheln und dann den Sud 2 Stunden ziehen. Erwärmen Sie ihn vor dem Gebrauch und spülen damit über 3 Wochen 2-mal täglich (morgens und abends) die Scheide.

- Zerdrücken Sie 4 EL frische Moosbeeren (Vaccinium oxycoccos oder Vaccinium macrocarpon), trennen den Saft ab und vermischen ihn mit 1 Glas warmem, abgekochtem Wasser. Mit der Mischung spülen Sie über 2 Wochen 2-mal täglich (morgens und abends) die Scheide.
Hinweis: Die Großfrüchtige Moosbeere ist im Handel als Cranberry erhältlich.

- Tränken Sie 1-mal täglich einen Tupfer oder Tampon in natürlich hergestelltem Milchkefir (im Versandhandel als Startkultur erhältlich, siehe auch Kapitel *Traditionelle Getränke*) und führen ihn für die Nacht in die Scheide ein. Am Morgen entfernen Sie den Tupfer und spülen dann die Scheide gründlich mit einem warmen Aufguss aus Echter Kamille (Matricaria chamomilla). Dafür übergießen Sie 1 EL getrocknete Blüten der Kamille mit 1 Glas kochendem Wasser und lassen sie 30 Minuten ziehen. Machen Sie diese Anwendungen über 2 Wochen.

Schiefstand der großen Zehe (Hallux valgus)

Der Schiefstand der großen Zehe (Hallux valgus) ist die häufigste Deformation der Großzehe. Dabei weicht die

Zehe im Grundgelenk zum Fußaußenrand ab und steht daher nicht gerade. Oft ist zusätzlich ein deutlich hervortretender Großzehenballen am Fußinnenrand vorhanden, womit häufig schmerzhafte Entzündungen verbunden sind.
Im Verlauf der Erkrankung können auch entzündliche Veränderungen im Gelenk auftreten: Die Beweglichkeit nimmt ab und die Fehlstellung verschlimmert sich. Das Tragen von normalen Schuhen wird zunehmend beschwerlicher, da der Druck auf die Zehe kaum noch zu ertragen ist.
Die Korrektur eines Schiefstandes der großen Zehe ist nur mit einem chirurgischen Eingriff möglich. Von der Volksmedizin werden die mit den Erkrankungen verbundenen schmerzhaften Entzündungen behandelt. Dafür können Sie eines der folgenden Rezepte auswählen und anwenden. Sie entfernen die Entzündungen, lindern den Schmerz und helfen, die Elastizität der Bänder des Grundgelenks wiederherzustellen:

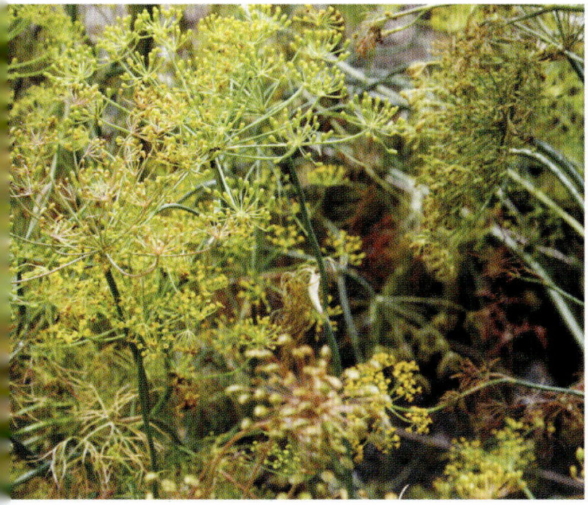

Dill (Anethum graveolens)

- Übergießen Sie 1 EL Dillsamen (Anethum graveolens) und 2 EL getrocknete Blüten des Gemeinen Flieders (Syringa vulgaris) mit 2 l kochendem Wasser, lassen den Aufguss bis zu einer für die Haut erträglichen Temperatur abkühlen und gießen ihn dann in eine Schüssel. Darin machen Sie über 3 Wochen 1-mal täglich ein 20-minütiges Fußbad.

- Tränken Sie ein Stück Baumwollstoff in heißem Wasser, geben dann darauf 1 EL klein gehacktes frisches Petersilienkraut (Petroselinum crispum) und legen ihn auf den betroffenen Bereich, bis er getrocknet ist. Machen Sie diese Anwendung täglich über 1 bis 2 Monate.

- Erweichen Sie 5 g Propolis mit den Händen, legen die Masse für die Nacht auf die schmerzende Stelle, decken sie mit einem Stück Baumwollstoff ab, geben darüber etwas Frischhaltefolie und fixieren die Kompresse mit einem Verband. Am Morgen nehmen Sie den Umschlag ab, waschen den Fuß mit warmem Wasser und tragen dann eine fettende Hautcreme auf. Machen Sie diese Anwendung täglich über 2 Monate.

Schwangerschafts-erbrechen

Eine Schwangerschaft gilt von alters her als »Zeit der guten Hoffnung«. Für viele Frauen ist sie eines der großen Wunder des Lebens, das sich im eigenen Körper vollzieht. Jedoch kann es in dieser Zeit bei der werdenden Mutter auch zu verschiedenen schwangerschaftsbedingten Beschwerden kommen. Am häufigsten leiden Frauen in der Frühschwangerschaft an Schwangerschaftserbrechen (Emesis gravidarum), das sich in morgendlicher Übelkeit, Brechreiz und Erbrechen zeigt. Darunter leiden etwa 5 bis 20 Prozent aller werdenden Mütter. Wenn sich das Erbrechen jedoch über den ganzen Tag erstreckt, sollten Sie unbedingt einen Arzt aufsuchen, denn in diesem Fall kann die klinisch bedeutsame Form Hyperemesis gravidarum vorliegen.

Für die Behandlung von morgendlichem Schwangerschaftserbrechen können Sie eines der folgenden Rezepte auswählen und anwenden.

Dieses Rezept bereitet den Organismus der Frau auf eine Schwangerschaft vor, hilft dem Schwangerschaftserbrechen vorzubeugen und auch, das Risiko einer Fehlgeburt in den ersten Wochen zu vermindern:

- Übergießen Sie 1 EL getrocknetes Wermutkraut (Artemisia absinthium) mit 300 ml kochendem Wasser, schließen das Geschirr dicht und lassen den Aufguss 4 Stunden ziehen. Danach kochen Sie ihn auf, lassen ihn abkühlen und sieben ihn durch (dabei die Pflanzenteile gut ausdrücken). Vom erwärmten Sud trinken Sie 2-mal täglich jeweils 1/2 Glas bis zum Eintreten der Schwangerschaft.

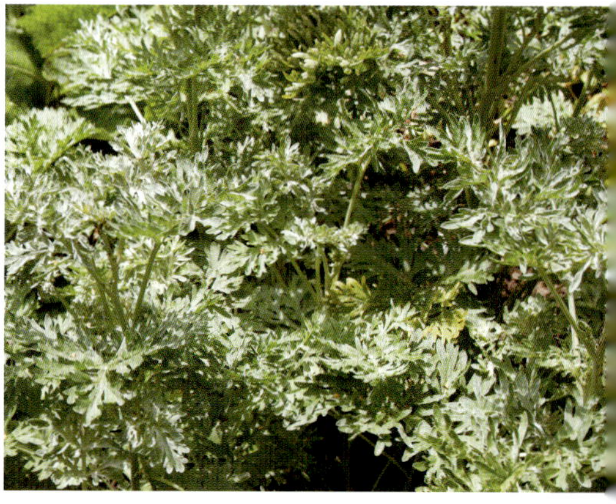

Wermutkraut (Artemisia absinthium)

Diese Rezepte helfen gegen Übelkeit, Brechreiz und Erbrechen:

- Übergießen Sie 1 TL frisch geriebene oder 1/2 TL getrocknete klein gehackte Ingwerwurzel (Zingiber officinale) mit 1 Glas kochendem Wasser, lassen den Aufguss 30 Minuten ziehen und ergänzen dann 2 TL frischen Zitronensaft (Citrus x limon). Davon trinken Sie über 15 bis 20 Tage 3-mal täglich jeweils 30 Minuten vor dem Essen 1/2 Glas.

- Nehmen Sie über 15 bis 20 Tage 3- bis 4-mal täglich jeweils 30 Minuten vor dem Essen 1/2 EL frischen Kartoffelsaft (Solanum tuberosum) ein.

- Trinken Sie über 1 Monat 3-mal täglich jeweils 1/2 Glas Saft aus frischen Früchten der Vogelbeere (Sorbus aucuparia, auch: Eberesche).

Unfruchtbarkeit

Etwa jedes sechste Paar hat Mühe, sich den Kinderwunsch zu erfüllen. Die Unfruchtbarkeit (Sterilität) von Frau und Mann ist gleichermaßen häufig: Zu je einem Drittel der Fälle stehen rein weibliche und rein männliche Ursachen sowie deren Kombination einer Schwangerschaft im Wege. Wenn bei einem Paar – trotz regelmäßigem ungeschütztem Geschlechtsverkehr und bestehendem Kinderwunsch – die Empfängnis länger als ein Jahr ausbleibt, gilt es als unfruchtbar. Dieser Umstand kann, besonders für Frauen, psychologisch sehr belastend sein, denn Kinder sind oft ein fester Bestandteil der Lebensplanung. Die Behandlungsmethoden für Unfruchtbarkeit waren im alten Russland sehr vielfältig. So rieten die Heilenden beispielsweise, bei dieser Problematik ein Hemd aus Leinen zu tragen sowie im Schlafzimmer einen Gummibaum zu pflegen und ihn wie ein Kind zu umsorgen. In den Weihnachtsnächten sollte unter ihm eine Kerze bis zum Morgen brennen. Gleichzeitig sollte das Paar die Jungfrau Maria anrufen und sie bitten, ihnen das ersehnte Kind zu schenken. Nach der Überlieferung führte dieses Ritual oft zur Erfüllung des Kinderwunschs. Tatsache ist, dass ein Gummibaum (Ficus elastica) das Raumklima verbessert, indem er verschiedene Raum- und Wohngifte absorbiert.

Für die Behandlung von weiblicher Unfruchtbarkeit können Sie jedoch auch eines der folgenden Rezepte, die den Eintritt einer Schwangerschaft fördern können, auswählen und an-

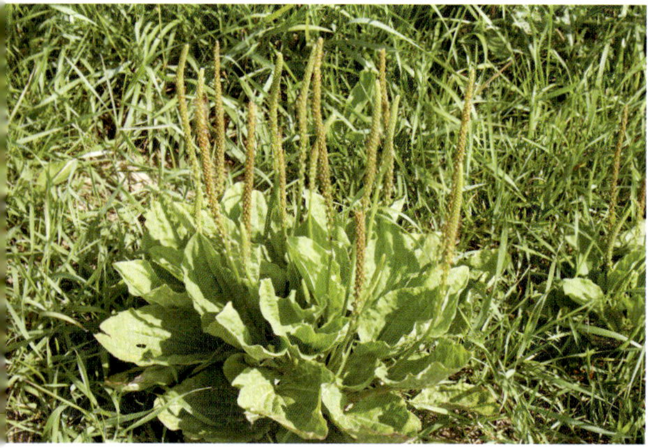

Breitwegerich (Plantago major)

wenden. Sie normalisieren die Arbeit des Hormonsystems, entfernen Entzündungen in den weiblichen Geschlechtsorganen, aktivieren die Arbeit der Eierstöcke und lösen Verklebungen auf:

- Übergießen Sie je 1 EL getrocknetes Kraut des Vogelknöterichs (Polygonum aviculare) und Samen des Breitwegerichs (Plantago major) mit 0,5 l kochendem Wasser und lassen den Aufguss 30 Minuten ziehen. Davon trinken Sie über 3 Monate 3-mal täglich jeweils 30 Minuten vor dem Essen 1/2 Glas.

- Drehen Sie frische Rinderleber durch den Fleischwolf, geben die Masse auf grüne Kopfsalatblätter (Lactuca sativa) und machen daraus eine Rolle. Die Behandlung beginnt am ersten Tag nach dem Ende der Monatsblutung und dauert 5 Tage. Dazu legen Sie täglich eine frische Rolle für die Nacht auf den Unterbauch in Höhe der Eierstöcke, decken sie mit Frischhaltefolie ab und umwickeln den Bauch mit einem Wollschal. Begleitend zur Behandlung essen Sie jeden Tag viel Fleisch, Nüsse, Honig, Obst und Gemüse. Geschlechtsverkehr ist in diesen Tagen nicht erwünscht. Sollte anschließend keine Schwangerschaft eintreten, wiederholen Sie die Anwendung im folgenden Monat.

- Essen Sie über 3 Monate 3-mal täglich nach dem Essen jeweils 1/4 TL getrocknete Blätter des Echten Salbeis (Salvia officinalis). Schlucken Sie die Blätter erst, wenn sie vom Speichel völlig durchfeuchtet sind, und trinken dann 1/4 Glas warmes Wasser nach.

Verminderte Milchsekretion in der Stillperiode

Eine verminderte Milchsekretion (Hypogalaktie) in der Stillperiode besteht, wenn die Brust der Mutter nicht ausreichend Milch für den Säugling produziert. In den meisten Fällen liegt

keine biologische Ursache vor – die verminderte Milchsekretion ist überwiegend auf unsachgemäßes Stillen zurückzuführen. Oft wird das Neugeborene zu selten angelegt und dadurch ein Rückgang der Milchproduktion verursacht. Ein Säugling sollte immer nach seinem Bedarf und zu jeder Zeit trinken dürfen. Damit sich die Brust immer auf den tatsächlichen Milchbedarf einstellen kann, sollte auch während eines Wachstumsschubes nicht zugefüttert werden.
Für die Behandlung von verminderter Milchsekretion in der Stillperiode können Sie eines der folgenden Rezepte auswählen und anwenden. Sie beruhigen das Nervensystem und regen die Milchproduktion an:

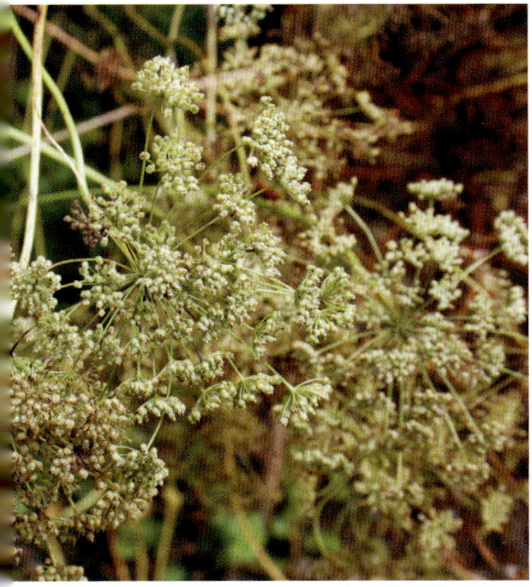

Anis (Pimpinella anisum)

- Vermischen Sie 1 EL getrocknete Früchte des Anis (Pimpinella anisum) sowie je 2 EL Kraut des Oregano (Origanum vulgare) und Dillsamen (Anethum graveolens). Von der Mischung übergießen Sie 1 EL mit 0,5 l heißem Wasser und lassen den Aufguss 2 Stunden ziehen. Davon trinken Sie über 1 bis 2 Wochen 4-mal täglich jeweils 30 Minuten vor dem Essen 1/2 Glas.

- Übergießen Sie 1 EL getrocknete Blüten der Gemeinen Schafgarbe (Achillea millefolium) mit 0,5 l kochendem Wasser und lassen den Aufguss 2 Stunden ziehen. Davon trinken Sie über 1 bis 2 Wochen 3-mal täglich jeweils 1 Stunde vor dem Essen 1/2 Glas.

- Vermischen Sie je 1 EL getrocknete Blüten der Sommerlinde (Tilia platyphyllos), Blätter der Zitronenmelisse (Melissa officinalis) und der Großen Brennnessel (Urtica dioica). Von der Mischung übergießen Sie 1 EL mit 1 l kochendem Wasser und lassen den Aufguss 2 Stunden ziehen. Davon trinken Sie über 1 bis 2 Wochen 4- bis 5-mal täglich jeweils 30 Minuten vor dem Essen 1/2 Glas.

Der Herbst – das Alter von 41 bis 60 Jahren

Beschwerden nach einer Gebärmutterentfernung

Eine Gebärmutterentfernung (Hysterektomie) beendet unwiderruflich die Gebärfähigkeit einer Frau. Daraus ergibt sich auch die Unterbrechung der hormonalen Funktion der Eierstöcke und es kommt dadurch zu Störungen im Hormonhaushalt, die sich im Laufe der Zeit in verschiedenen Symptomen äußern können. Erste Beschwerden treten häufig schon nach zwei bis drei Wochen auf und prägen sich nach zwei bis drei Monaten vollständig aus. Das können Hitzewallungen, vermehrtes Schwitzen, Kopfschmerzen, niedriger oder hoher Blutdruck, Herzklopfen und psychoemotionale Störungen sein. Auch zeigt sich eine Neigung zur Gewichtszunahme. Nach zwei bis drei Jahren kommen häufig Trockenheit und Jucken der Scheide, Schmerzen während des Geschlechtsakts, Ausfluss, wiederholte Scheidenentzündungen und weitere Beschwerden hinzu. Noch später, nach drei bis fünf Jahren, treten auch metabolische Störungen auf, die auf das Absinken der weiblichen Geschlechtshormone zurückzuführen sind und die sich in

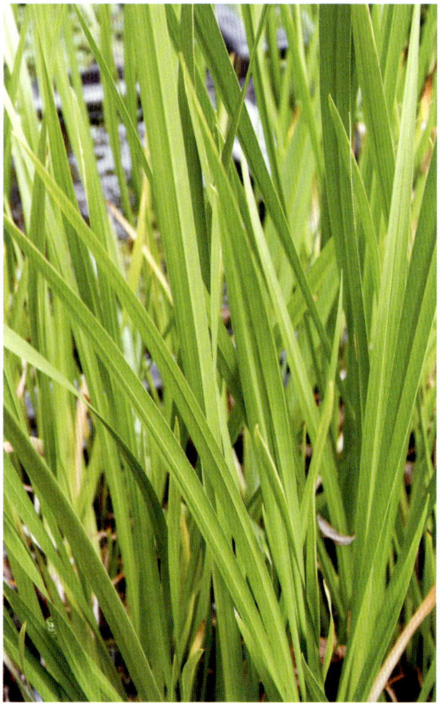

Kalmus (Acorus calamus)

Osteoporose und Erkrankungen des Herz-Kreislauf-Systems zeigen können. Diese Entwicklung ist durch Hormonpräparate nur schwer korrigierbar. Für die Behandlung von Beschwerden nach einer Gebärmutterentfernung können Sie eines der folgenden Rezepte auswählen und anwenden, die bei einigen Problemen für Abhilfe sorgen können. Sie normalisieren den Hormonhaushalt, stellen die reguläre Tätigkeit des Nervensystems wieder her, stabilisieren die Arbeit der Harnblase sowie des Herz-Kreislauf-Systems und lindern Hitzewallungen:

- Übergießen Sie je 1 EL klein gehackte getrocknete Früchte des Eingriffeligen Weißdorns (Crataegus monogyna), Kraut des Gelben Steinklees (Melilotus officinalis) und des Echten Ehrenpreises (Veronica officinalis) mit 1 l kaltem Wasser, lassen es aufkochen, bei geringer Hitze 10 Minuten köcheln und dann den Sud 1 Stunde ziehen. Davon trinken Sie über 3 Monate 4-mal täglich jeweils 15 Minuten vor dem Essen 1/2 Glas.

- Übergießen Sie 1 EL klein gehackte getrocknete Früchte oder 1 EL Blätter der Mittelmeer-Brombeere (Rubus ulmifolius) mit 1 l kochendem Wasser und lassen den Aufguss 1 Stunde ziehen. Davon trinken Sie über 3 Monate 4-mal täglich jeweils 30 Minuten nach dem Essen 1/2 Glas.

- Übergießen Sie je 1 TL getrocknete Blätter der Weinraute (Ruta graveolens), des Echten Salbeis (Salvia officinalis) und klein gehackte Wurzel des Kalmus (Acorus calamus) mit 0,5 l kochendem Wasser und lassen den Aufguss 4 Stunden ziehen. davon trinken Sie über 3 Monate 4-mal täglich jeweils 15 Minuten vor dem Essen 1/3 Glas.

Fettleibigkeit

Fettleibigkeit (Adipositas) ist ein starkes Übergewicht, das durch eine über das normale Maß hinausgehende Vermehrung von Körperfett charakterisiert ist. Sie kann zu schweren gesundheitlichen Schäden führen und gilt als chronische Erkrankung. Ihre wichtigsten Ursachen sind Überernährung und Bewegungsmangel. Die Krankheit ist in allen Altersgruppen anzutreffen und beginnt häufig bereits im Jugendalter. Oft tritt sie jedoch erst nach dem 40. Lebensjahr auf, vorzugsweise bei Frauen, da bei ihnen die hormonalen Veränderungen in den Wechseljahren und auch psychische

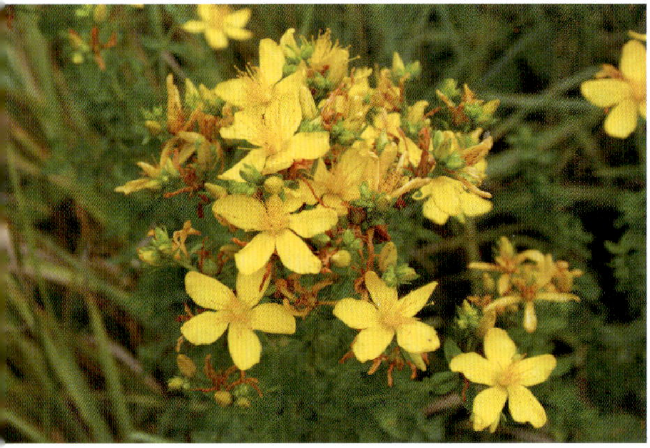

Echtes Johanniskraut (Hypericum perforatum)

Faktoren eine Gewichtszunahme begünstigen. Übergewicht ist besonders in den modernen Industriegesellschaften mit ihrem ständig verfügbaren Nahrungsüberfluss weit verbreitet. Dadurch führen viele Menschen ihrem Körper dauerhaft mehr Energie zu, als er tatsächlich benötigt und verbrauchen kann. Vorhandene genetische Veranlagungen und Stoffwechselstörungen fördern zusätzlich die Entstehung von Übergewicht. Ebenfalls spielen Art und Herkunft der Nahrungsbestandteile eine Rolle. Jedoch können bereits geringe Veränderungen in der Energiebilanz des Körpers zum Gewichtsverlust führen. Allgemein wird nach jüngeren Forschungen in der Ernährungsmedizin (Russland und USA) übergewichtigen Menschen empfohlen, nicht weniger als fünf Mal täglich zu essen, jedoch jeweils in kleinen Portionen.

Für die Behandlung von Fettleibigkeit können Sie eines der folgenden Rezepte auswählen und anwenden. In Verbindung mit einer energiereduzierten Ernährung und ausreichend körperlicher Bewegung helfen sie, längerfristig zu einem Normalgewicht zurückzukehren. Sie verringern den Appetit, normalisieren den Stoffwechsel und fördern die Fettverbrennung im Organismus:

- Vermischen Sie je 1 EL getrocknete klein gehackte Hagebutten der Hunds-Rose (Rosa canina) oder Hecken-Rose (Rosa corymbifera), Knospen der Birke (Betula), Blüten der Echten Kamille (Matricaria chamomilla), des Gelben Katzenpfötchens (Helichrysum arenarium) und Blätter des Echten Johanniskrauts (Hypericum perforatum). Von der Mischung übergießen Sie 1 EL mit 1 l kochendem Wasser und lassen den Aufguss 30 Minuten ziehen. Davon trinken Sie über 3 Monate 4-mal täglich jeweils 1 Stunde nach dem Essen 1/2 Glas.

Diese Rezepte normalisieren zusätzlich die Arbeit des Hormon- und Nervensystems:

- Vermischen Sie je 1 EL getrocknete klein gehackte Wurzel der Gemeinen Wegwarte (Cichorium intybus), Rinde des Faulbaums (Frangula alnus), Samen der Petersilie (Petroselinum crispum), Blätter des Gewöhnlichen Löwenzahns (Taraxacum sect. Ruderalia), Blätter des Sumpf-Ruhrkrauts (Gnaphalium uliginosum) und Maisbart (Maydis stigma). Von der Mischung übergießen Sie 1 EL mit 1 l kochendem Wasser, lassen es nochmals aufkochen, bei geringer Hitze 15 Minuten köcheln und dann den Sud 1 Stunde ziehen. Davon trinken Sie über 3 Monate 3-mal täglich jeweils 1 Stunde vor dem Essen 1 Glas.

- Übergießen Sie je 1 EL getrocknetes Kraut des Vogelknöterichs (Polygonum aviculare), der Gewöhnlichen Vogelmiere (Stellaria media) und klein gehackte Wurzel der Angelika (Angelica officinalis) mit 1 l kaltem Wasser, lassen es aufkochen, bei geringer Hitze 15 Minuten köcheln und dann den Sud abkühlen. Davon trinken Sie über 3 Monate 5-mal täglich jeweils 30 Minuten vor dem Essen 1/2 Glas.

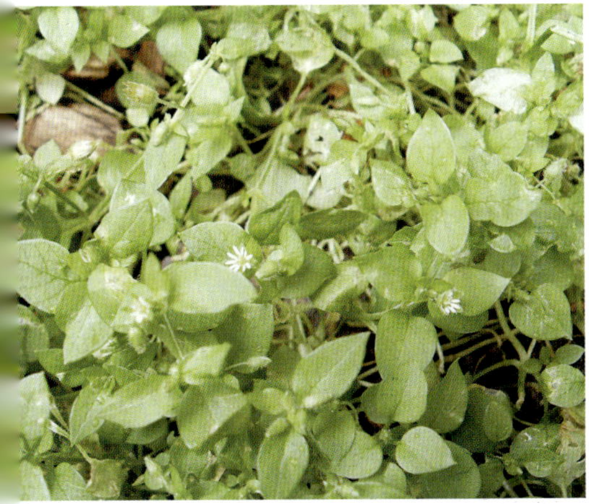

Gewöhnliche Vogelmiere (Stellaria media)

Gebärmuttergeschwulste (Myome)

Gebärmuttergeschwulste sind die häufigsten gutartigen Wucherungen, die sich in der Muskelschicht der Gebärmutter bilden. Von diesen ist fast jede dritte bis vierte Frau im gebärfähigen Alter betroffen. Meist entstehen sie im Alter von 35 bis 50 Jahren. Dabei bilden sich dicke, knotige Körper in der Gebärmutter, die in verschiedenen Richtungen wachsen – nach außen oder innen. Gewöhnlich gibt es mehrere Geschwulste mit unterschiedlicher Position und Größe.
Sie verursachen oft nur dann Beschwerden, wenn sie sehr groß sind oder sich an einer ungünstigen Stelle befinden. Am häufigsten treten dann verstärkte und lang andauernde Monatsblutungen oder Zwischenblutun-

gen auf. Seltener kommt es zu Schmerzen im Unterbauchbereich, Druck auf die Blase, häufigem Harndrang, Verstopfung, Kreuzschmerzen, Beschwerden beim Geschlechtsverkehr und vergrößertem Bauchumfang. Erkrankte Frauen sind in der Schwangerschaft auch häufiger von einer Früh- oder Fehlgeburt betroffen. Aufgrund ihrer Häufigkeit werden Gebärmuttergeschwulste in der Regel nur dann behandelt, wenn sie Probleme bereiten. Im ungünstigsten Fall kommt es zur Entfernung der gesamten Gebärmutter.
Für die Behandlung von Gebärmuttergeschwulsten können Sie eines der folgenden Rezepte auswählen und anwenden.

Dieses Rezept lässt die Gebärmuttergeschwulste zurückgehen und behindert deren Neubildung:

- Übergießen Sie die Schalen von 1 kg reifen Echten Walnüssen (Juglans regia) in einem Glas mit 0,5 l Wodka (40 %), verschließen es fest mit Frischhaltefolie und stellen es für 10 Tage an einen dunklen, kühlen Ort. Davon nehmen Sie über 6 Monate 3-mal täglich jeweils 30 Minuten vor dem Essen 1 EL ein.

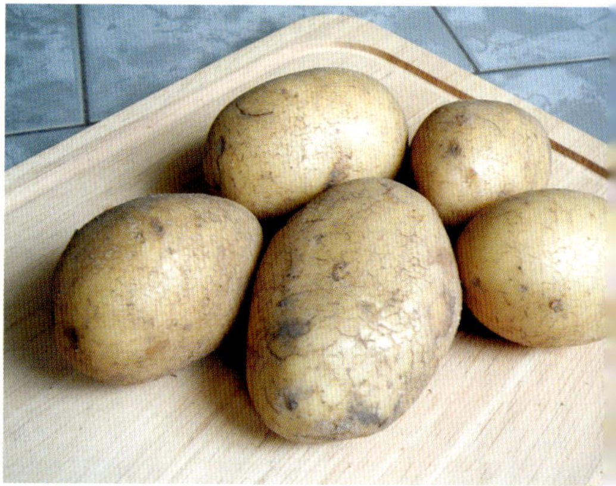

Kartoffel (Solanum tuberosum)

Diese Rezepte normalisieren die Arbeit des Hormonsystems, lösen die Gebärmuttergeschwulste auf und stärken das Immunsystem:

- Übergießen Sie je 1 EL getrocknete Blüten der Gemeinen Schafgarbe (Achillea millefolium) und Blätter des Echten Herzgespanns (Leonurus cardiaca) sowie 2 EL Blätter des Dreiteiligen Zweizahns (Bidens tripartita) mit 0,5 l kochendem Wasser und lassen den Aufguss 1 Stunde ziehen. Davon trinken Sie über 6 Monate 2-mal täglich (morgens und abends) 30 Minuten nach dem Essen 1 Glas.

Bitte beachten: Bei Bestehen einer Schwangerschaft und während der Monatsblutung darf dieser Sud nicht getrunken werden.

- Führen Sie täglich über 10 Tage für die Nacht 1 g Propolis in die Scheide ein. Danach machen Sie 5 Tage Pause und wiederholen dann die Anwendung in der gleichen Weise noch 3- bis 4-mal.

Begleitend zu dieser Anwendung trinken Sie täglich morgens 30 Minuten vor dem Frühstück (auf nüchternen Magen) 1/3 Glas frischen Kartoffelsaft. Dafür entsaften Sie 1 mittelgroße Kartoffel (Solanum tuberosum) mit ihrer Schale, geben den Saft in ein Glas, warten, bis sich die Stärke abgesetzt hat und gießen dann den Saft ab.

Das Rezept wirkt auch vorbeugend gegen Geschwulste.

Hinweis: Verwenden Sie eine von Schadstoffen unbelastete Kartoffel.

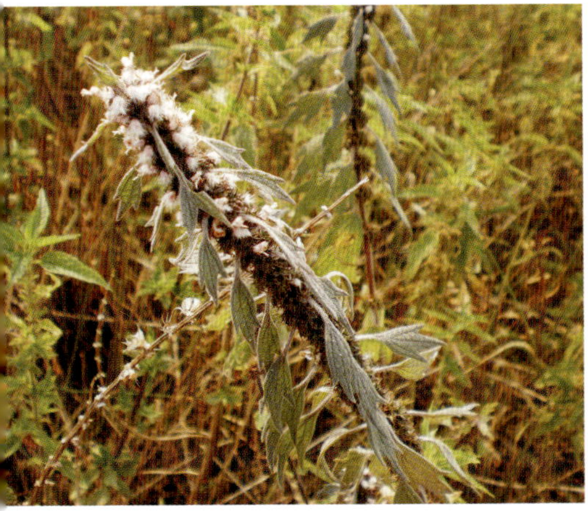

Echtes Herzgespann (Leonurus cardiaca)

Gebärmutter- und Scheidensenkung

Bei einer Gebärmutter- und Scheidensenkung senken sich deren Wände nach unten. Die Erkrankung tritt vorzugsweise bei Frauen nach dem 40. Lebensjahr auf. Sie schreitet langsam voran und verursacht vielfältige, andauernde Beschwerden – sie kann auch lebensbedrohlich werden. Ursache ist das Nachgeben von Bindegewebe und Sehnen, welche die Unterbauchorgane halten, und die nachlassende Spannkraft der Muskeln des Beckenbodens. Das Erkrankungsrisiko steigt mit der Anzahl der Geburten, Hormonreduktion in den Wechseljahren, starkem Übergewicht und mangelndem Muskeltraining des Beckenbodens, jedoch auch mit jahrelanger Überbelastung durch schwere körperliche Arbeit.

Typische Anzeichen sind ein Druck- und Senkungsgefühl, Kreuzschmerzen und Probleme beim Wasserlassen. Die Behandlung ist abhängig vom Fortschritt der Erkrankung. Im Anfangsstadium kann gezieltes Beckenbodentraining und sportliche Betätigung das tragende Gewebe wieder stärken, sodass sich die Beschwerden bessern oder ganz verschwinden. Große körperliche Belastung sollte

vermieden und Übergewicht reduziert werden. Führen diese Maßnahmen nicht zum Erfolg, können oft nur noch operative Therapieformen helfen.
Für die Behandlung einer Gebärmutter- und Scheidensenkung können Sie zusätzlich eines der folgenden Rezepte auswählen und anwenden. Sie helfen, die normale Muskelspannung der Scheide wiederherzustellen:

- Übergießen Sie in einer Flasche 1 EL gehackte getrocknete Wurzel des Tragant (Astragalus) mit 200 ml Wodka (40 %) und lassen sie fest verschlossen 2 Wochen an einem kühlen, dunklen Ort stehen (dabei gelegentlich aufschütteln). Davon nehmen Sie über 1 Monat 3-mal täglich jeweils 15 Minuten vor dem Essen 1 TL ein, gemischt in 1/3 Glas warmes Wasser. Danach machen Sie 2 Wochen Pause und wiederholen dann die Anwendung in der gleichen Weise.

- Übergießen Sie 2 EL klein gehackte getrocknete Rinde des Gewöhnlichen Schneeballs (Viburnum opulus) mit 0,5 l kochendem Wasser, lassen es nochmals aufkochen, bei geringer Hitze 15 Minuten köcheln und dann den Sud abkühlen. Davon trinken Sie über 2 Monate 2-mal täglich jeweils 1 Stunde nach dem Essen 1 Glas. Danach machen Sie 1 Monat Pause und wiederholen dann die Anwendung in der gleichen Weise.

- Übergießen Sie 1 EL getrocknete Blätter des Heil-Ziests (Stachys officinalis) mit 1 Glas kochendem Wasser und lassen den Aufguss 2 Stunden ziehen. Davon nehmen Sie über 3 Monate 3-mal täglich jeweils 1 Stunde nach dem Essen 1 EL ein.

Juckreiz im Genitalbereich

Ein Juckreiz im Genitalbereich (Pruritus genitalis) geht von der Haut im Bereich der Geschlechtsorgane aus. Bei der Frau sind Scheide und Schamlippen betroffen. Meist harmlos ist ein kurzfristiges Jucken, jedoch kann es lang anhaltend auch ein Warnzeichen für viele entzündliche Erkrankungen der Haut und Geschlechtsorgane sein. Der Juckreiz veranlasst die Betroffenen dazu, die Haut zu kratzen, zu scheuern oder zu reiben, wodurch es jedoch zu einem unerwünschten Kreislauf kommt, denn dadurch wird die Haut zusätzlich geschädigt. Entzündungsvorgänge werden so aufrechterhalten oder verstärkt, diese fördern wiederum den Juckreiz und der Hautzustand verschlimmert sich immer mehr.

Für die Behandlung von Juckreiz im Genitalbereich können Sie eines der folgenden Rezepte auswählen und anwenden. Sie entfernen die Entzündung und lindern das Jucken:

- Übergießen Sie in einer Flasche je 2 EL klein gehackte getrocknete junge Triebe der Weide (Salix) und Zweige des Gemeinen Flieders (Syringa vulgaris) sowie 13 Blätter des Echten Lorbeers (Laurus nobilis) mit 0,5 l Wodka (40 %) und lassen sie fest verschlossen für 30 Tage an einem dunklen Ort stehen (dabei gelegentlich aufschütteln). Davon geben Sie über 30 Tage 2-mal täglich (morgens und abends) 1 EL in 1 l warmes, abgekochtes Wasser und spülen damit den Genitalbereich.

- Vermischen und erwärmen Sie je 1 EL Butter und gemahlene Kerne der Echten Walnuss (Juglans regia) sowie 1 frisches Eigelb im Wasserbad bei geringer Hitze, bis sich eine gleichmäßige Masse ergibt, lassen dann die Salbe abkühlen und bewahren sie im Kühlschrank auf. Damit reiben Sie 3- bis 4-mal täglich die juckenden Bereiche ein, bis die Beschwerden vergehen.

Dieses Rezept beruhigt zusätzlich das Nervensystem der Haut:

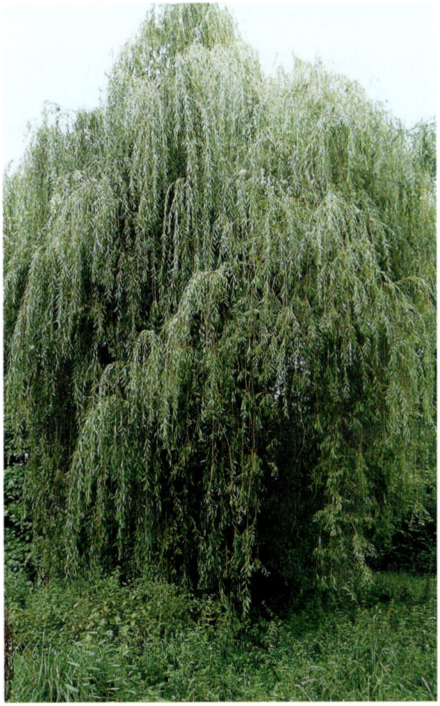

Weide (Salix)

- Vermischen und erwärmen Sie 10 bis 15 g Propolis und je 100 ml Glycerin (aus der Apotheke) und Olivenöl im Wasserbad für 20 Minuten (dabei nicht aufkochen lassen), geben dann die Mischung in ein Glas, lassen sie abkühlen und bewahren sie im Kühlschrank auf. Davon schneiden Sie über 15 bis 20 Tage 1-mal täglich ein kleines, längliches Stück ab und geben es für die Nacht in die Scheide.

Krampfadern

Krampfadern (Varizen) gehören zu den Venenerkrankungen und sind dauerhaft knotig erweiterte Venen. Die Erkrankung wird als Varikose oder Varikosis bezeichnet und betrifft die oberflächlichen Venen der Beine, gelegentlich auch den Beckenbereich. Es wird nach primärer und sekundärer Form unterschieden, wobei etwa 95 Prozent aller Erkrankungen in erster Linie auf einer erblichen Veranlagung für eine Venenwandschwäche beruhen, also primären Ursprungs sind. In Verbindung mit begünstigenden Faktoren wie beispielsweise Übergewicht, Schwangerschaft, plötzlicher körperlicher Belastung oder Arbeit im Stehen kommt es dann zur Erkrankung. In den Industrieländern sind etwa 20 bis 40 Prozent der Bevölkerung von Krampfadern betroffen, davon deutlich mehr Frauen als Männer.

Zu den ersten spürbaren Beschwerden gehören meist schwere, müde oder schmerzende Beine und Schwellungen, vor allem nach langem Stehen oder Sitzen. Erst später treten dann die sichtbaren Krampfadern hervor. Im fortgeschrittenen Krankheitsverlauf können eine Verdunklung der Haut im unteren Drittel des Unterschenkels, entzündliche Veränderungen, trophische Geschwüre und andere teilweise schwere Komplikationen hinzukommen.

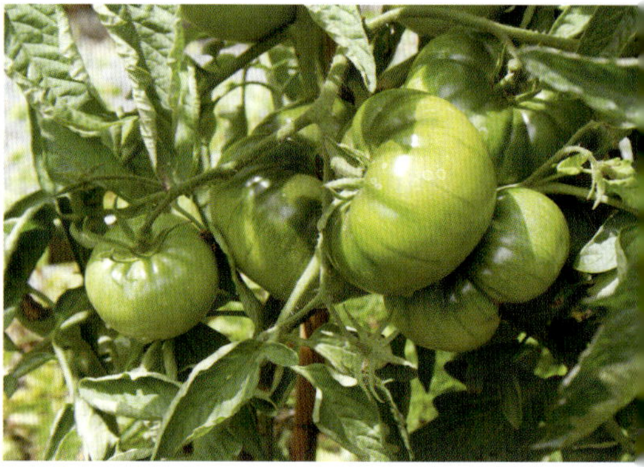

Tomate (Solanum lycopersicum)

Für die Behandlung von Krampfadern können Sie eines der folgenden Rezepte auswählen und anwenden. Sie verbessern die Arbeit der Venenklappen und stellen die Elastizität den Venenwände wieder her:

- Übergießen Sie 1 EL getrocknetes Kraut der Möhre (Daucus carota subsp. sativus) mit 1 Glas kochendem Wasser und lassen den Aufguss 30 Minuten ziehen. Davon trinken Sie über 3 Monate 2- bis 3-mal täglich jeweils 1 Stunde nach dem Essen 1 Glas.

- Übergießen Sie 1 Glas grüne, unreife Echte Walnüsse (Juglans regia) mit einem Umfang von 2 bis 3 cm mit 0,5 Liter Olivenöl, erwärmen die Mischung im Wasserbad auf bis zu 40 °C, lassen sie dann abkühlen und stellen das fest verschlossene Glas für 30 Tage an einen kühlen Ort. Mit dem Öl reiben Sie über 3 Monate 2-mal täglich (morgens und abends) die ausgedehnten Adern ein.

Dieses Rezept behindert auch das Erscheinen von trophischen Geschwüren:

- Schneiden Sie grüne, unreife Tomaten (Solanum lycopersicum) in feine Scheiben, befestigen sie mit Leukoplast über den Adern und fixieren sie dann mit einem übergezogenen elastischen Strumpf. Wenn die Haut leicht zu brennen beginnt, nehmen Sie die Tomatenscheiben ab und waschen die Haut mit kaltem Wasser. Machen Sie diese Anwendung über 3 Wochen 4-mal täglich. Gewöhnlich verblassen die Krampfadern bereits nach 2 Wochen und verschwinden später ganz.

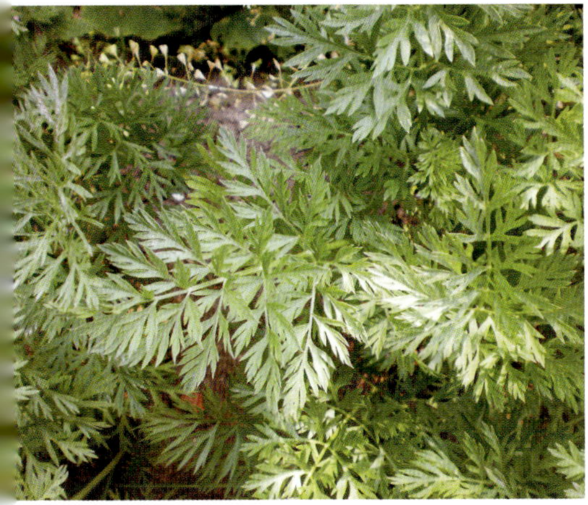

Möhre (Daucus carota subsp. sativus)

Osteochondrose

Die Osteochondrose zählt heute zu den Volkskrankheiten. Es handelt sich dabei um eine degenerative Veränderung der Bandscheiben der Wirbelsäule, verbunden mit einer begleitenden Reaktion der Wirbelgelenke. Häufigste Ursache der Erkrankung ist eine chronische Fehlbelastung der Wirbelsäule. Die Krankheit beginnt bereits im Jugendalter, entwickelt jedoch überwiegend erst nach dem 40. Lebensjahr bemerkbare Symptome.
Bedingt durch diese Veränderungen wird die Wirbelsäule unflexibel. Im Anfangsstadium der Erkrankung bemerken die Betroffenen meist Schwindel, Kopfschmerzen, Schlaflosigkeit, schmerzhafte Muskelspannungen und schlechte Stimmung. Später kommen Schmerzen in der Lende, im Rücken und beim Laufen hinzu. Nervenschmerzen, Hexenschuss, Radikulitis (Schädigung der Nervenwurzeln), Krämpfe

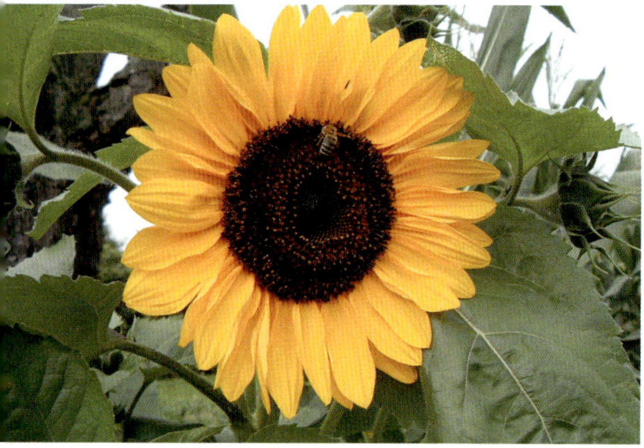

Sonnenblume (Helianthus)

und Schmerzen in den Schenkeln, Ischias, Herzrhythmusstörungen und andere Beschwerden können ebenfalls Merkmale einer Osteochondrose sein. Die in der Wirbelsäule ablaufenden Veränderungen wirken sich auf viele Organe negativ aus, die von den Nervenstämmen aus dem Rückenmark abhängig sind.
Für die Behandlung einer Osteochondrose können Sie eines der folgenden Rezepte auswählen und anwenden, die bei einzelnen Problemen für Abhilfe sorgen können. Sie reinigen die Wirbelgelenke von Salzablagerungen, verbessern die Beweglichkeit der Wirbelsäule und lindern die Schmerzen:

- Übergießen Sie 1 TL klein gehackte getrocknete Wurzel der Sonnenblume (Helianthus annuus) mit 1 l kochendem Wasser und lassen den Aufguss 1 Stunde ziehen. Davon trinken Sie über 2 Monate 3-mal täglich jeweils 1 Stunde vor dem Essen 1 Glas.

Dieses Rezept verbessert auch die Versorgung der Wirbelgelenke mit Nährstoffen:

- Essen Sie für bis zu 6 Monate 3-mal täglich (während der Mahlzeiten) je 100 g frisches Petersilienkraut (Petroselinum crispum). Die Schmerzen werden allmählich gelindert und vergehen im Laufe von 3 bis 4 Wochen vollständig. Jedoch ist für ein bleibendes Ergebnis die Anwendung über 6 Monate nötig.

Dieses Rezept lindert besonders gut starke Schmerzen in der Wirbelsäule. Die Beschwerden gehen bereits nach 5 bis 7 Tagen zurück:

- Sammeln Sie im Frühling (noch vor dem Mai) die jungen Triebe (1,5 bis 2 cm lang) der Waldkiefer (Pinus sylvestris). Davon drehen Sie 200 g durch den Fleischwolf, ergänzen 100 g Zucker, geben die Mischung in ein Glas und lassen es fest verschlossen für 2 Wochen an einem dunklen, kühlen Ort stehen (die Farbe der Mischung sollte sich von grün zu braun verändern). Davon nehmen Sie über 2 Monate 3-mal täglich jeweils 1 Stunde nach dem Essen 1 TL ein (dabei die Mischung im Mund völlig zergehen lassen und erst dann herunterschlucken).

Wechseljahrsbeschwerden

Die Wechseljahre (Klimakterium) bezeichnen die Zeit der hormonalen Umstellung am Ende der fruchtbaren Phase einer Frau und erstrecken sich meist über den Zeitraum vom 45. bis zum 70. Lebensjahr. Jede Frau dieses Alters durchlebt diese Entwicklung, die in drei Perioden eingeteilt wird – Prämenopause, Menopause und Postmenopause. Die Wechseljahre sind, wie die Pubertät, ein natürlicher Lebensabschnitt. Während dieser Umstellung werden von der Frau immer weniger weibliche Geschlechtshormone gebildet. Die Monatsblutung wird immer seltener und bleibt mit der Zeit ganz aus. Bei vielen Frauen treten infolge des zunehmenden Mangels an weiblichen Geschlechtshormonen zahlreiche Beschwerden auf. Am häufigsten sind Hitzewallungen, Schweißausbrüche und Schwindel. Des Weiteren kann es zu erhöhtem Blutdruck, Herzrasen, Herzschmerzen, Atemnot, Schüttelfrost, Schwäche, sexueller Lustlosigkeit, Schlaflosigkeit, Reizbarkeit, Nervosität und vielen anderen Beschwerden kommen. Auch wird das vegetative Nervensystem leichter erregbar.

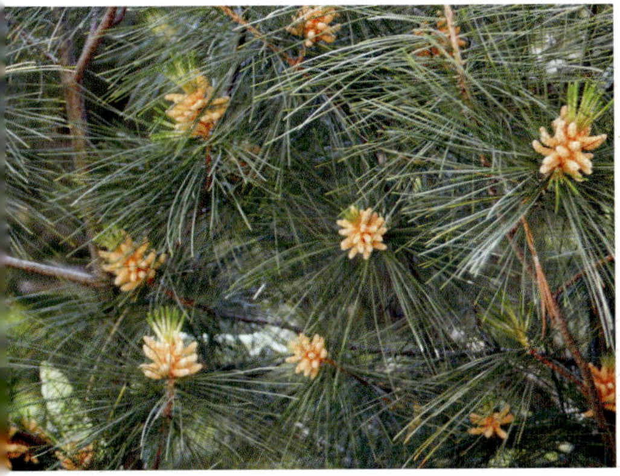

Waldkiefer (Pinus sylvestris)

Für die Behandlung von Beschwerden der Wechseljahre können Sie eines der folgenden Rezepte auswählen und anwenden, die bei einzelnen Problemen für Abhilfe sorgen können.

Dieses Rezept normalisiert den Blutdruck sowie den Schlaf und lindert Hitzewallungen:

- Nehmen Sie über 3 Monate 3-mal täglich jeweils 15 Minuten vor dem Essen 1/4 TL Pulver aus getrockneter Wurzel der Lakritze (Glycyrrhiza glabra) ein und trinken 1/4 Glas warmes

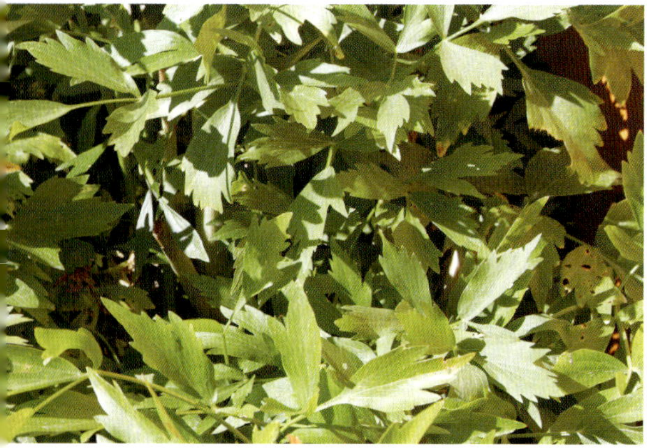

Liebstöckel (Levisticum officinale)

Wasser nach, gemischt mit 1/2 TL hellem Honig.

Diese Rezepte normalisieren den Blutdruck und den Schlaf, lindern Hitzewallungen, beruhigen das Nervensystem, vermindern die Reizbarkeit und beruhigen die Herzschmerzen:

- Übergießen Sie in einer Flasche 2 EL klein gehackte getrocknete Zapfen des Echten Hopfens (Humulus lupulus) sowie je 1 EL Blüten des Echten Lavendels (Lavandula angustifolia) und der Wilden Malve (Malva sylvestris) mit 0,5 l Wodka (40 %) und lassen sie fest verschlossen für 3 Wochen an einem dunklen, kühlen Ort stehen (dabei gelegentlich aufschütteln). Davon nehmen Sie über 3 Monate 3-mal täglich 10 Tropfen (gemischt in 1/3 Glas warmes, abgekochtes Wasser) jeweils 30 Minuten vor dem Essen ein.

- Übergießen Sie je 1 EL getrocknete Blätter oder Blüten der Echten Pfingstrose (Paeonia officinalis), Kraut des Gelben Steinklees (Melilotus officinalis) und Blüten der Passionsblume (Passiflora) mit 0,5 l kochendem Wasser und lassen dann den Aufguss 1 Stunde ziehen. Erwärmen Sie ihn vor dem Gebrauch und trinken davon über 3 Monate 3-mal täglich jeweils 1 Stunde nach dem Essen 1/2 Glas.

Mehr als die Hälfte aller Frauen leidet in den ersten zwei Jahren nach der letzten Monatsblutung und häufig darüber hinaus unter einem erhöhten Blutdruck. Viele Herz-Gefäß-Erkrankungen der Frau sind eine Folge der Wechseljahre, da sie im Zusammenhang mit der hormonellen Umstellung stehen. Eine besondere Bedeutung hat dabei der Mangel an Östrogen, denn er verursacht Störungen im Kalzium-Stoffwechsel, was wiederum zu verstärktem Blutfluss und in dessen Folge zu erhöhtem Blutdruck führt. Auch ist die Umstellung häufig mit einer progressiven Gewichtszunahme verbunden, die den Körper zusätzlich belastet. Gerade in dieser Zeit entwickeln sich oft Bluthochdruck, Durchblutungsstörungen und Herzprobleme. Die betroffenen Frauen klagen meist über mit erhöhtem Blutdruck in Verbindung stehende Beschwerden wie Kopfschmerzen, Schwindel und Sehstörungen sowie Herzschmerzen und Herzrasen.

Für die Behandlung einzelner hormonell bedingter Probleme des Herz-Kreislauf-Systems können Sie eines der folgenden Rezepte auswählen und anwenden.

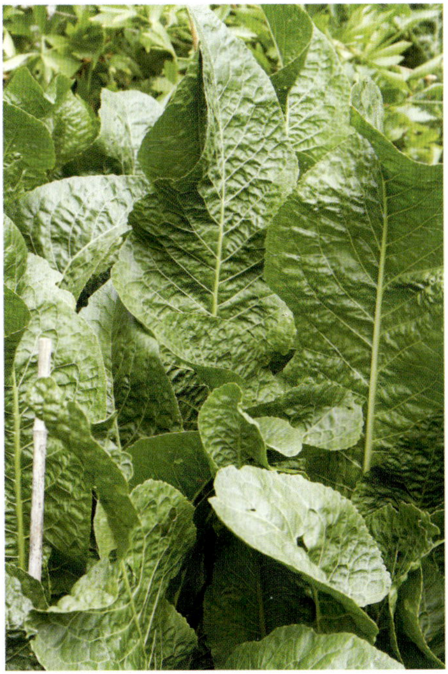

Meerrettich (Armoracia rusticana)

Dieses Rezept verbessert die Arbeit des Herz-Kreislauf-Systems, beruhigt die Herzschmerzen sowie das Nervensystem und reguliert den Blutdruck:

- Übergießen Sie 2 EL klein gehackte getrocknete Wurzel des Liebstöckels (Levisticum officinale) mit 1 l kochendem Wasser, lassen es nochmals aufkochen, bei geringer Hitze 8 Minuten köcheln und dann den Sud 20 Minuten ziehen. Davon trinken Sie über 3 Monate 3- bis 4-mal täglich jeweils 1 Stunde vor dem Essen 1 Glas.

Die folgenden Rezepte verbessern die Arbeit des Herz-Kreislauf-Systems, beruhigen die Herzschmerzen und das Nervensystem, regulieren den Blutdruck und beugen der Entwicklung von Arteriosklerose vor:

- Vermischen Sie unmittelbar vor dem Gebrauch 1 TL geriebene frische Meerrettichwurzel (Armoracia rusticana) und 1 TL hellen Honig. Die Mischung nehmen Sie über 2 Monate täglich morgens 30 Minuten vor dem Frühstück ein und trinken 1/2 Glas warmes, abgekochtes Wasser nach.

- Übergießen Sie 3 EL klein gehackte getrocknete Früchte des Eingriffeligen Weißdorns (Crataegus monogyna) sowie je 1 EL Blätter des Echten Herzgespanns (Leonurus cardiaca) und Blüten des Echten Lavendels (Lavandula angustifolia) mit 1 l kochendem Wasser und lassen den Aufguss 1 Stunde ziehen. Davon trinken Sie über 3 Monate 4- bis 5-mal täglich jeweils 30 Minuten vor dem Essen 1/2 Glas.

Weißschwielenkrankheit im Genitalbereich

Die Weißschwielenkrankheit (Leukoplakie) zeigt sich als weiße, nicht abwischbare Veränderung der Schleimhaut von Mund oder Genitalien. Sie gehört zu den Vorkrebserkrankungen der Haut und kann in einen bösartigen Tumor übergehen. Meist verläuft sie gutartig und ohne Beschwerden, jedoch neigen die Krankheitsherde im Genitalbereich zum Einreißen und Bluten. Die genitale Form der Erkrankung entsteht überwiegend infolge chronisch wiederkehrender Virusinfektionen. Bei Frauen erscheint sie meist in den Wechseljahren auf den Schleimhäuten der äußeren Geschlechtsorgane, wobei auch die Scheide selbst und der Gebärmutterhals betroffen sein können. Gewöhnlich entwickelt sich die Erkrankung allmählich und kaum bemerkbar. Das Anfangsmerkmal ist ein Jucken, das nachts häufiger und etwas stärker als tagsüber auftritt.

Für die Behandlung der Weißschwielenkrankheit im Genitalbereich können Sie eines der folgenden Rezepte auswählen und anwenden. Sie lindern das Jucken, wirken gegen die Entzündung und stellen die normale Struktur der Schleimhaut wieder her:

- Vermischen und erwärmen Sie 2 EL getrocknete Blätter des Eukalyptus (Eucalyptus) und 200 ml nicht raffiniertes Sonnenblumenöl im Wasserbad bei geringer Hitze für 30 Minuten, bis sich eine gleichmäßige Masse ergibt, lassen die Mischung abkühlen und stellen sie dann für 7 Tage an einen dunklen, kühlen Ort. Für die

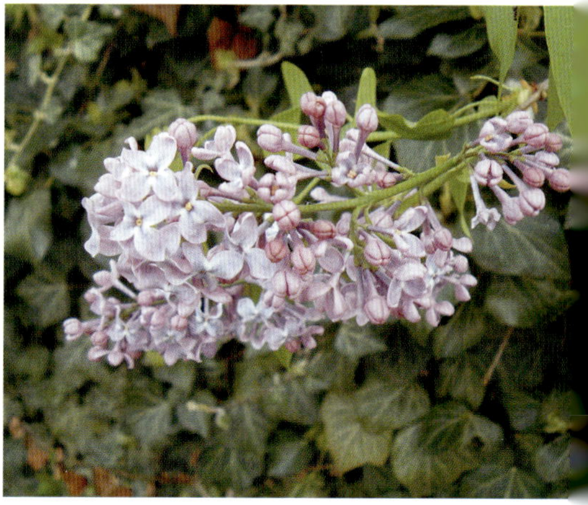

Gemeiner Flieder (Syringa vulgaris)

Nacht führen Sie über 30 Tage jeweils einen im Öl getränkten Tupfer oder Tampon in die Scheide ein.
Alternativ können Sie ebenso auch 0,5 l des Sonnenblumenöls mit 1 Glas gemahlenen getrockneten Samen des Gartenkürbisses (Cucurbita pepo) zubereiten.

■ Übergießen Sie je 1 EL frische Blüten des Gemeinen Flieders (Syringa vulgaris) und Blätter des getrockneten Schöllkrauts (Chelidonium majus) mit 1 l kochendem Wasser, lassen den Aufguss 1 Stunde ziehen und bewahren ihn dann im Kühlschrank auf. Führen Sie über 30 Tage 2-mal täglich (morgens und abends) einen darin getränkten Tupfer oder Tampon in die Scheide ein.
Bitte beachten: Das Schöllkraut ist giftig, deshalb nicht überdosieren.

Wucherung der Gebärmutterschleimhaut (Endometriose)

Die Wucherung der Gebärmutterschleimhaut ist eine häufige, chronisch und gutartig verlaufende gynäkologische Erkrankung der Frau, bei der Gebärmutterschleimhaut auch außerhalb der Gebärmutterhöhle vorkommt. Sie kann grundsätzlich jedes Organ betreffen. Die Erkrankung ist sehr unterschiedlich ausgeprägt. Zu den am häufigsten betroffenen Stellen gehören die äußere Gebärmutterwand, das Bindegewebe der Gebärmutter und die Eierstöcke.
Je nach Ausprägung und betroffenen Organen kommt es zu verschiedenen Beschwerden, die besonders während der Monatsblutung auftreten, da das verlagerte Gewebe an den hormonellen Zyklus der Frau gebunden ist. Das häufigste Symptom ist eine schmerzhafte Monatsblutung, die von schweren Krämpfen begleitet wird. Jedoch können auch Zyklusstörungen, Unfruchtbarkeit, Kreuzschmerzen, Schmerzen beim Geschlechtsverkehr, Blut im Urin und Stuhl, erschwertes Wasserlassen und Verstopfung auftreten. Manchmal verläuft die Erkrankung still und unbemerkt. Auch können die Beschwerden mit den Wechseljahren enden. Die Ursachen der Erkrankung sind noch nicht vollständig geklärt.
Für die Behandlung einer Wucherung der Gebärmutterschleimhaut können Sie eines der folgenden Rezepte auswählen und anwenden. Sie stellen die normale Funktion der weiblichen Geschlechtsorgane wieder her, normalisieren die Arbeit des Hormonsystems und verhindern die Entwicklung von krankhaften Hautzellen:

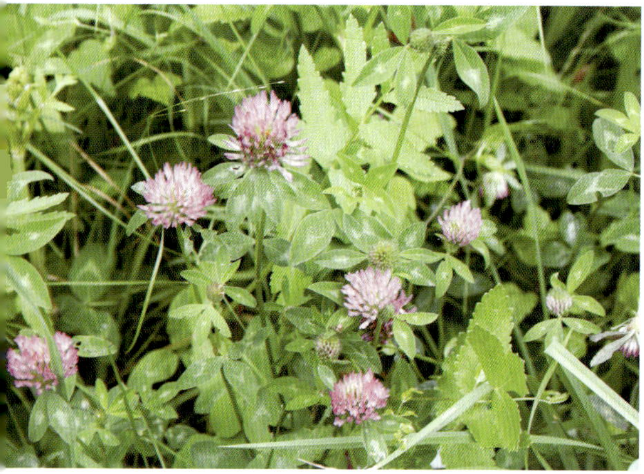

Wiesen-Klee (Trifolium pratense)

▪ Übergießen Sie täglich in der 1. und 3. Woche des Monats 1 EL getrocknete Blätter des Sumpf-Blutauges (Potentilla palustris) mit 0,75 l kochendem Wasser und lassen den Aufguss 1 Stunde ziehen. In der 2. und 4. Woche des Monats übergießen Sie täglich 1 EL getrocknete Blätter des Birngrüns (Orthilia secunda) mit 0,75 l kochendem Wasser und lassen den Aufguss 1 Stunde ziehen. Vom jeweiligen Sud trinken Sie über 3 Monate (der jeweiligen Woche entsprechend) 3-mal täglich jeweils 1 Stunde nach dem Essen 1 Glas.

▪ Vermischen Sie je 1 EL getrocknete Früchte des Anis (Pimpinella anisum), Blätter des Eukalyptus (Eucalyptus), des Echten Salbeis (Salvia officinalis), des Schmalblättrigen Weidenröschens (Epilobium angustifolium), klein gehackte Beeren der Schwarzen Johannisbeere (Ribes nigrum), Wurzel der Lakritze (Glycyrrhiza glabra) und Blüten des Wiesen-Klees (Trifolium pratense). Von der Mischung übergießen Sie 1 EL mit 1 Glas kochendem Wasser und lassen den Aufguss 1 Stunde ziehen. Davon trinken Sie über 3 Monate jeweils für 15 Tage 3-mal täglich 1 Glas, jeweils beginnend nach dem letzten Tag der Monatsblutung.

▪ Vermischen Sie je 1 EL getrocknetes Kraut des Vogelknöterichs (Polygonum aviculare), des Acker-Schachtelhalms (Equisetum arvense), des Echten Tausendgüldenkrauts (Centaurium erythraea), des Gänsefingerkrauts (Potentilla anserina) und des Gewöhnlichen Hirtentäschels (Capsella bursa-pastoris). Von der Mischung übergießen Sie 1 EL mit 0,5 l kochendem Wasser und lassen den Aufguss 1 Stunde ziehen. Davon trinken Sie über 3 Monate 3-mal täglich jeweils 1 Stunde nach dem Essen 1 Glas.

Der Winter – das Alter ab 61 Jahre

Arthritis (Entzündliche Gelenkerkrankungen)

Eine entzündliche Gelenkerkrankung (Arthritis) wird durch Gelenkschmerzen charakterisiert, die besonders bei Bewegung auftreten. Oft kommen Bewegungseinschränkung und Gelenkverformung hinzu. Sie grenzt sich von einer Arthrose dahingehend ab, dass es sich bei der Arthritis um eine Entzündung handelt, die grundsätzlich mit Überwärmung, Schwellung und Rötung verbunden ist, wogegen die Arthrose ein kaltes Geschehen ist. Nach ihrer Ursache werden verschiedene Formen der Arthritis unterschieden, wobei eine akute und bedrohliche Form die eitrige bakterielle Arthritis ist, bei der innerhalb von wenigen Tagen das Gelenk zerstört werden kann.

Eine Arthritis kann in einem oder auch gleichzeitig in mehreren Gelenken auftreten. Sie kann plötzlich (akut) beginnen und von starken Schmerzen in den Gelenken begleitet werden oder sich allmählich (chronisch) entwickeln. Ursache dafür können eine bakterielle, virale oder durch Pilze hervorgerufene Infektion, Verletzungen, Traumata, Allergien, Stoffwechselstörungen, Erkrankungen des Nervensystems und Vitaminmangel sein.

Für die Behandlung von entzündlichen Gelenkerkrankungen können Sie eines der folgenden Rezepte auswählen und anwenden, die bei nicht-bakteriellen Ursachen für Besserung sorgen können. Sie lindern die Schmerzen, wirken gegen die Entzündung und fördern die Stoffwechselvorgänge in den Gelenken:

- Vermischen Sie 1 frisches Eigelb, 1 TL Terpentin (Balsamöl, Kiefernöl) und 1 EL Apfelessig (6 %). Damit reiben Sie über 15 bis 20 Tage 1-mal täglich (vor dem Schlafengehen) das schmerzende Gelenk ein und decken es dann warm ab.

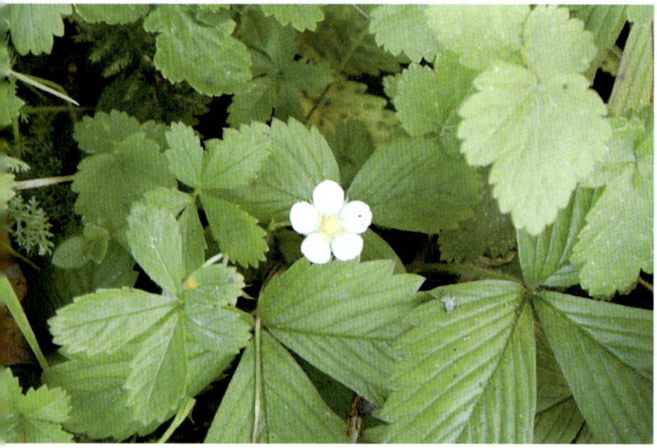

Walderdbeere (Fragaria vesca)

▮ Übergießen Sie in einer Flasche 5 EL getrocknete Knospen der Birke (Betula) mit 0,5 l Wodka (40 %) und lassen sie fest verschlossen für 3 Wochen an einem dunklen, kühlen Ort stehen (dabei gelegentlich aufschütteln). Davon nehmen Sie über 2 Monate 3-mal täglich 10 bis 15 Tropfen (gemischt in 1/3 Glas warmes, abgekochtes Wasser) jeweils 30 Minuten vor dem Essen ein.
Gleichzeitig reiben Sie die Tinktur 2- bis 3-mal täglich auf das schmerzende Gelenk.

▮ Übergießen Sie je 1 EL klein gehackte getrocknete Rinde der Weide (Salix), Blätter der Walderdbeere (Fragaria vesca) und Blüten des Schwarzen Holunders (Sambucus nigra) mit 1 l kochendem Wasser, lassen es nochmals aufkochen, bei geringer Hitze 15 Minuten köcheln und dann den Sud 30 Minuten ziehen. Davon trinken Sie über 2 Monate 3-mal täglich jeweils 30 Minuten nach dem Essen 1/2 Glas.

Bakterielle Scheidenentzündung der älteren Frau

Eine bakterielle Scheidenentzündung ist eine mikrobiologische Störung der Scheidenflora, die durch eine überhöhte Anzahl von dort befindlichen Entzündungserregern ausgelöst wird (genauere Erklärung siehe *Bakterielle Scheidenentzündung der jungen Frau*, Kapitel *Frühling*). Bei älteren Frauen wird die Schutzfunktion des Körpers vor allem durch die von den Wechseljahren bedingten Veränderungen im Hormonsystem geschwächt. Durch den Rückgang von Östrogen wird nicht mehr ausreichend Milchsäure aus Glykogen gebildet, die das optimale Umfeld für die Vermehrung von Milchsäurebakterien ist. Dadurch verringert sich die saure Umgebung der Scheidenflora und die Anfälligkeit für Infektionen steigt an.
Für die Behandlung einer bakteriellen Scheidenentzündung bei älteren

Frauen können Sie eines der folgenden Rezepte auswählen und anwenden. Sie entfernen die Entzündung sowie den unangenehmen Geruch und stellen die normale Mikroflora der Scheide wieder her:

- Vermischen Sie je 1 EL klein gehackte getrocknete Wurzel der Lakritze (Glycyrrhiza glabra), Beeren des Gewöhnlichen Schneeballs (Viburnum opulus), Blätter des Gänsefingerkrauts (Potentilla anserina), Blätter des Echten Tausendgüldenkrauts (Centaurium erythraea), des Acker-Schachtelhalms (Equisetum arvense), des Vogelknöterichs (Polygonum aviculare) und des Echten Johanniskrauts (Hypericum perforatum). Von der Mischung übergießen Sie 1 EL mit 1,5 l kochendem Wasser, lassen es nochmals aufkochen, bei geringer Hitze 10 Minuten köcheln und dann den Sud 30 Minuten ziehen. Davon trinken Sie über 20 Tage 3-mal täglich jeweils 30 Minuten vor dem Essen 1/2 Glas. Gleichzeitig spülen Sie mit dem erwärmten Sud 2-mal täglich (morgens und abends) die Scheide.

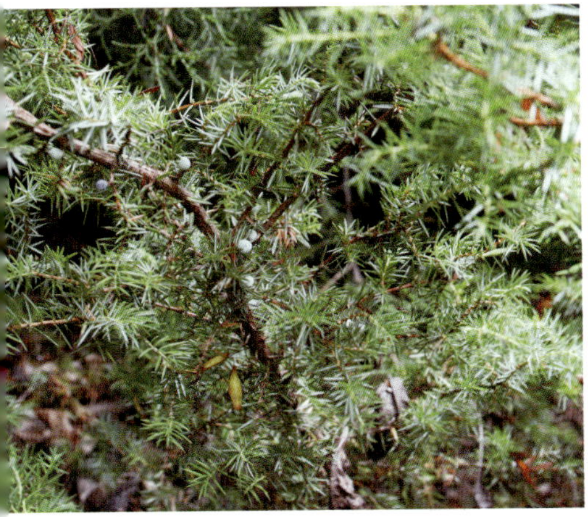

Gemeiner Wacholder (Juniperus communis)

- Übergießen Sie je 1 EL klein gehackte getrocknete Beeren des Gemeinen Wacholders (Juniperus communis) und Blätter des Echten Salbeis (Salvia officinalis) mit 1 Glas kochendem Wasser, lassen es nochmals aufkochen, bei geringer Hitze 5 Minuten köcheln und dann den Sud 30 Minuten ziehen. Anschließend ergänzen Sie 2 l warmes, abgekochtes Wasser und 1/2 Glas frischen Möhrensaft (Daucus carota subsp. sativus). Damit spülen Sie über 30 Tage 2-mal täglich (morgens und abends) die Scheide.

- Übergießen Sie 1 1/2 EL klein gehackte frische Beeren des Gewöhnlichen Schneeballs (Viburnum opulus) mit 1 Glas kochendem Wasser und lassen den Aufguss 30 Minuten ziehen. Davon trinken Sie über 30 Tage 3- bis 4-mal täglich jeweils 15 Minuten vor dem Essen 1/4 Glas. Mit einem zweiten, identischen Aufguss (ergänzt mit

1 l warmem, abgekochtem Wasser) spülen Sie gleichzeitig 2-mal täglich (morgens und abends) die Scheide.

Bluthochdruck

Unter Blutdruck (Gefäßdruck) versteht man den Druck, mit dem unser Herz das Blut durch die Gefäße pumpt. Er wird immer in zwei Werten dargestellt, dem systolischen (höchsten Wert) und dem diastolischen (niedrigsten Wert). Bei einem idealen Blutdruck liegt dieser beispielsweise bei 120 zu 80 (Messgröße mmHg).
Beim Bluthochdruck (Arterielle Hypertonie) ist der Blutdruck des arteriellen Gefäßsystems chronisch erhöht: die Blutdruckwerte von 140 zu 90 werden dauerhaft überschritten. Ursache können Störungen des Hormonsystems, des Herz-Kreislauf-Systems, Nierenschäden und andere, weitgehend unbekannte Faktoren sein. Mögliche Symptome sind morgendlicher Kopfschmerz, Schwindel, Übelkeit, Nasenbluten, Erschöpfung, Schlaflosigkeit, bei stark erhöhten Werten Atemnot bei Belastung, Angina pectoris und Sehstörungen. Der Bluthochdruck kann auch lange ohne Beschwerden verlaufen und sich erst durch die Folgeschäden bemerkbar machen.

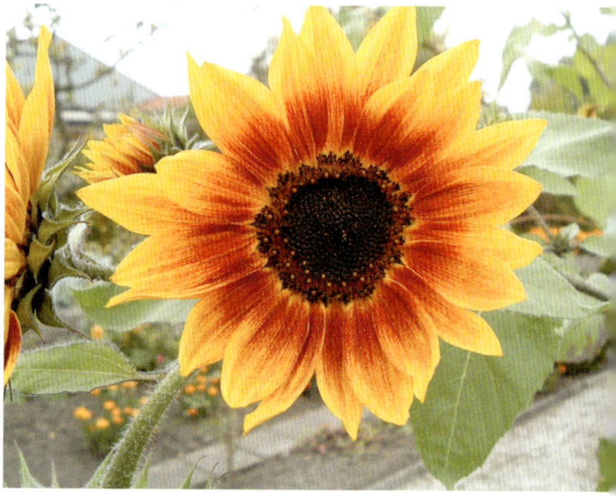

Sonnenblume (Helianthus)

Für die Behandlung von Bluthochdruck können Sie eines der folgenden Rezepte auswählen und anwenden, die für Abhilfe sorgen können. Sie normalisieren die Arbeit des Herz-Kreislauf-Systems, beruhigen das Nervensystem und normalisieren den Arteriendruck. Weitere Rezepte gegen Bluthochdruck befinden sich unter *Wechseljahrsbeschwerden* (Kapitel *Herbst*).

- Übergießen Sie 1 Glas frische geschälte Sonnenblumenkerne (Helianthus annuus) mit 1,5 l kaltem Wasser, lassen es aufkochen, bei geringer Hitze 2 Stunden köcheln und dann den Sud abkühlen. Davon trinken Sie über 1 Monat täglich 1 Glas im Laufe des Tages in langsamen Schlucken aus.

- Entsaften Sie frische Kaki-Früchte (Diospyros kaki) und trinken über 1 Monat von dem Saft 4-mal täglich jeweils 1 Stunde nach dem Essen 1/2 Glas.

- Entsaften Sie frische Früchte der Schwarzen Apfelbeere (Aronia melanocarpa) und trinken über 1 Monat von dem Saft 4-mal täglich jeweils 1 Stunde nach dem Essen 1/2 Glas.

Diabetes (Zuckerkrankheit)

Die Zuckerkrankheit (Diabetes mellitus) ist eine chronische Störung des Zuckerstoffwechsels, die den Blutzuckerspiegel dauerhaft erhöht. Daran erkranken heute weltweit immer mehr Menschen. Unterschieden werden hauptsächlich zwei Formen, Diabetes Typ 1 und Diabetes Typ 2, die jedoch verbindende Gemeinsamkeiten haben.

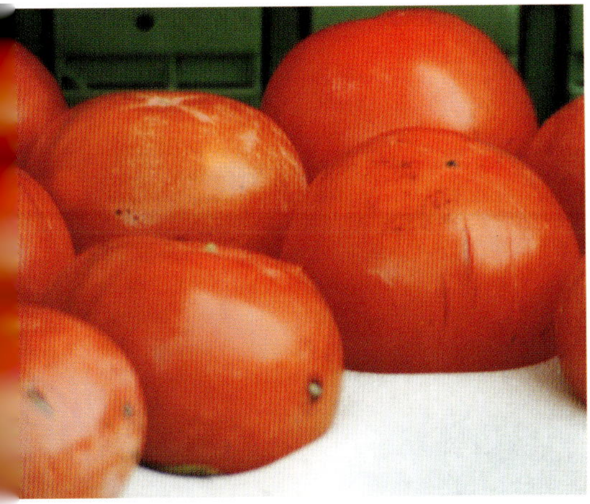
Kaki (Diospyros kaki)

Typische Beschwerden eines Diabetes sind häufiges Wasserlassen, vermehrter Durst, geringer Appetit und Gewichtsverlust, Abgeschlagenheit, Müdigkeit und Kraftlosigkeit, Heißhungerattacken, allgemeine Infektanfälligkeit, Juckreiz, Kopfschmerzen, Schwindel, Übelkeit, Erbrechen, Sehstörungen, Muskelkrämpfe und Bewusstseinsstörungen. Der Diabetes Typ 1 ist durch zu wenig Insulin im Blut gekennzeichnet. Ältere Menschen sind meist vom Diabetes Typ 2 betroffen, bei dem zwar genügend Insulin im Blut vorhanden ist, es jedoch vom Organismus nicht verwendet wird. Letzterer Typ kann lange Zeit ohne Beschwerden verlaufen und macht sich erst durch Spätschäden bemerkbar. Bei beiden Formen ist ein anhaltend erhöhter Blutzuckerspiegel vorhanden, der längerfristig die Blutgefäße schädigt und daher zu einer Vielzahl von Folgeerkrankungen führen kann.
Für die Behandlung von Zuckerkrankheit können Sie eines der folgenden Rezepte auswählen und anwenden. Sie normalisieren den Stoffwechsel, verbessern die Arbeit der Bauchspei-

cheldrüse und verringern bei beiden Formen des Diabetes den Anteil des Zuckers im Blut:

- Übergießen Sie 1 EL getrocknete Blütenknospen (unmittelbar vor dem Öffnen der Blüte gesammelt) des Gemeinen Flieders (Syringa vulgaris) mit 1 l kochendem Wasser und lassen den Aufguss abkühlen. Davon trinken Sie über 3 Monate 4-mal täglich jeweils 15 Minuten vor dem Essen 1/4 Glas.

- Übergießen Sie 2 EL getrocknete Blätter der Himbeere (Rubus idaeus) sowie je 1 EL Heidelbeerblätter (Vaccinium myrtillus) und Blüten des Wiesen-Klees (Trifolium pratense) mit 1 Glas kochendem Wasser und lassen den Aufguss 30 Minuten ziehen. Davon trinken Sie über 3 Monate 3- bis 4-mal täglich jeweils 20 Minuten vor dem Essen 1/3 Glas.

- Vermischen Sie je 1 EL getrocknete Blätter der Heidelbeere (Vaccinium myrtillus), klein gehackte Beeren des Gemeinen Wacholders (Juniperus communis) und Leinsamen (Linum usitatissimum) sowie 1/2 EL Kraut des Frauenmantels (Alchemilla xanthochlora). Von der Mischung übergießen Sie 1 EL mit 0,5 l kochendem Wasser und lassen den Aufguss 2 Stunden ziehen. Davon trinken Sie über 3 Monate 3-mal täglich jeweils 30 Minuten vor dem Essen 1/2 Glas.

Gallenblasenerkrankungen

Die häufigsten Gallenblasenerkrankungen sind die Gallenblasenentzündung (Cholezystitis), die Reizgallenblase (Gallenwegsdyskinesie) und das Gallensteinleiden (Cholelithiasis).
Eine *Gallenblasenentzündung* wird in den meisten Fällen durch Gallensteine verursacht, die den Gallenabfluss

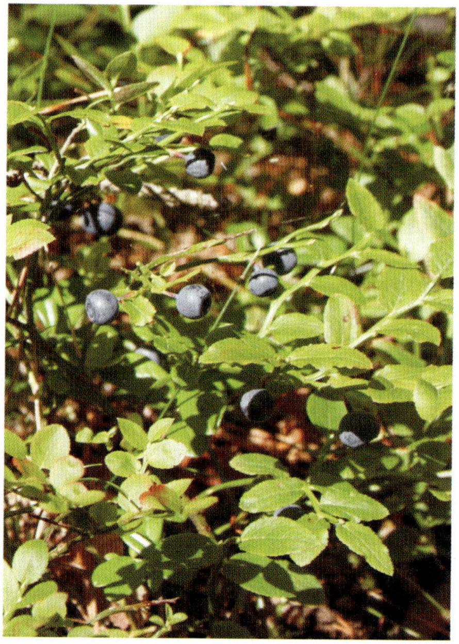

Heidelbeere (Vaccinium myrtillus)

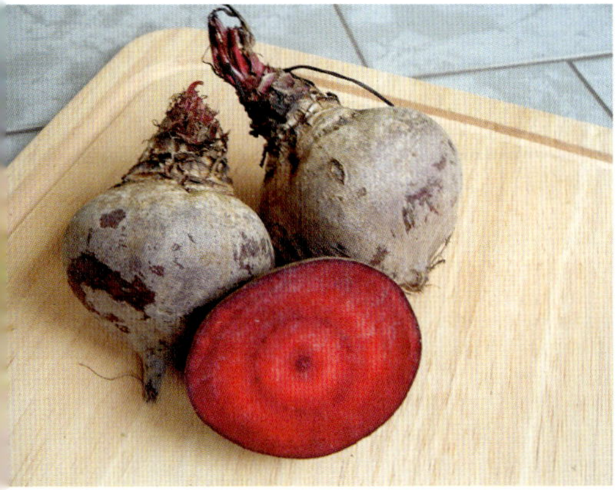

Rote Bete (Beta vulgaris)

stören und damit für eine Überfüllung der Gallenblase sorgen. Von einer ursprünglich abakteriellen kommt es im weiteren Verlauf der Erkrankung zu einer bakteriellen Entzündung.

Bei einer *Reizgallenblase* ist die Funktion der Gallenblase eingeschränkt. Es kommt dabei zu Beschwerden, die jedoch nicht von Gallensteinen oder einer Entzündung ausgehen. Meist ist die Ursache der Erkrankung Stress oder häufiger Ärger, der zum Verkrampfen der Gallenblase oder Gallengänge führen.

Gallensteine sind ein Ausfallprodukt von in der Gallenflüssigkeit enthaltenen löslichen Stoffen, die sich als feste Masse ablagern. Begünstigt wird dieser Prozess durch das längere Stehen von Gallenflüssigkeit in der Gallenblase, wenn beispielsweise nur ein- oder zweimal am Tag gegessen wird. Unterschieden wird nach Gallenblasen- und Gallengangsteinen, wobei Gallenblasensteine wesentlich häufiger vorkommen und meist keine Beschwerden verursachen, es sei denn, sie klemmen sich ein und behindern den Abfluss der Galle. Gewöhnlich werden Gallensteine nur behandelt, wenn sie Beschwerden verursachen.

All diese genannten Erkrankungen führen zu ähnlichen Beschwerden. So können beispielsweise anfallartige, unerträgliche, schneidende und weit ausstrahlende Schmerzen, damit verbundene Übelkeit, Erbrechen, Schweißausbrüche sowie Blässe und Gelbfärbung der Haut auftreten.

Für die Behandlung von Krankheiten der Gallenblase können Sie eines der folgenden Rezepte auswählen und anwenden.

Dieses Rezept löst Gallen- und Nierensteine auf und entfernt oder verringert die Beschwerden eines Schmerzanfalls während einer Gallenblasenentzündung:

- Schneiden Sie 2 mittelgroße Rote Beten (Beta vulgaris subsp. vulgaris) in ihrer Schale in feine Scheiben, übergießen sie mit 3 l kaltem Wasser, lassen es aufkochen, 5 Stunden bei sehr geringer Hitze köcheln (es sollte sich etwa 1 l Sirup ergeben) und sieben dann die Flüssigkeit durch. Danach zerkleinern Sie die gekochten Scheiben im Mixer, geben den Brei zum Sirup und bewahren die Mischung im Kühlschrank auf. Davon trinken Sie über 3 Monate 3-mal täglich jeweils 30 Minuten vor dem Essen 1/4 Glas. Gewöhnlich löst das Mittel in dieser Zeit auch sehr große Steine in der Gallenblase auf.

Diese Rezepte normalisieren die Arbeit der Gallenblase, stellen beschädigte Leberzellen wieder her, damit diese ausreichend Gallenflüssigkeit produzieren kann, und normalisieren den Stoffwechsel:

- Übergießen Sie 20 getrocknete Blätter des Echten Lorbeers (Laurus nobilis) mit 0,5 l Olivenöl, erwärmen die Mischung für 30 Minuten im Wasserbad, lassen sie dann abkühlen, füllen sie in ein Glas und stellen es fest verschlossen für 10 Tage an einen dunklen, kühlen Ort. Davon nehmen Sie über 2 Monate 3-mal täglich jeweils 10 Tropfen (gemischt in 1/4 Glas warmer Milch) 30 Minuten vor dem Essen ein.

Bitte beachten: Beim Vorhandensein von großen Gallensteinen sollten Sie zuvor mit Ihrem Arzt sprechen.

- Zerdrücken Sie 500 g frische Früchte der Vogelbeere (Sorbus aucuparia, auch: Eberesche) in einem Glas und bewahren es im Kühlschrank auf. Davon essen Sie über 2 Monate 4-mal täglich jeweils 30 Minuten nach dem Essen 1/2 Glas.

Grauer Star

Der Graue Star (Katarakt) ist eine Trübung der Augenlinse, die bei einer fortgeschrittenen Erkrankung an einer grauen Färbung hinter der Pupille erkennbar ist. Sie kann in beiden Augen oder auch nur in einem auftreten.

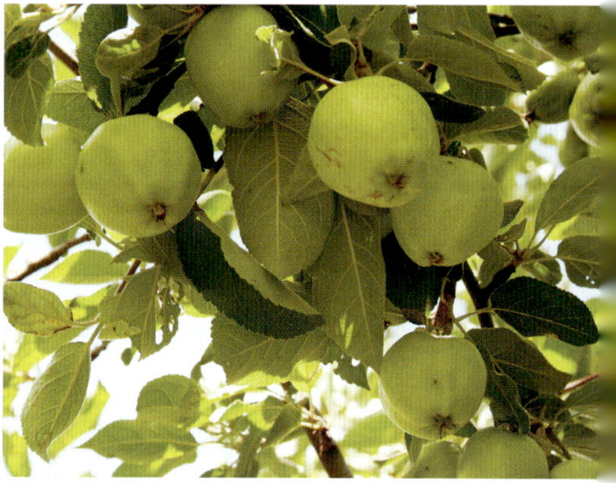

Apfel (Malus)

Das typische Merkmal ist ein langsamer und schmerzloser Sehverlust, der sich über alle Entfernungen mit abnehmender Sehschärfe und zunehmender Blendempfindlichkeit zeigt. Überwiegend ist ein Katarakt mit dem Altern des Organismus verbunden. Nach der Stelle der Trübung wird er allgemein in drei Arten unterschieden, die sich in Verlauf und Charakteristik der Trübung unterscheiden. Ein typischer Alterskatarakt entwickelt sich oft bereits nach dem 50. Lebensjahr, manchmal auch schon früher. Viele Betroffene benötigen schon mit dem 60. Lebensjahr eine operative Behandlung, bei der die getrübte Linse durch ein künstliches Linsenimplantat ersetzt wird. Nach dem 70. Lebensjahr ist fast jeder Mensch von einem Katarakt betroffen oder wurde bereits operiert. Jedoch kann man ihn bei frühzeitiger Erkennung noch rechtzeitig behandeln und eine Operation vermeiden.

Für die Behandlung eines Grauen Stars können Sie eines der folgenden Rezepte auswählen und anwenden. Sie entfernen die Trübung der Augenlinse und normalisieren die Sehkraft:

- Nehmen Sie 1 Apfel (Malus) einer grünen Sorte, waschen ihn gründlich, schneiden ihn im oberen Viertel quer durch, machen in den unteren Teil eine Vertiefung und geben dort 1 TL Honig hinein. Dann legen Sie das abgeschnittene Stück wieder auf und bewahren den Apfel für 2 Tage aufrecht im Kühlschrank auf. Danach ziehen Sie vorsichtig den sich in der Vertiefung des Apfels gebildeten Saft ab, geben ihn in ein steriles Flakon und ergänzen den Saft mit der gleichen Menge abgekochtem, warmem Wasser. Davon geben Sie über 3 Monate 2- bis 3-mal täglich jeweils 2 bis 3 Tropfen in die Augen. Alle 3 Tage müssen Sie das Präparat durch eine frische Mischung austauschen.

- Übergießen Sie in einer Flasche 1 EL frische Keimlinge aus den Augen der Kartoffel (Solanum tuberosum / sie entstehen während der Lagerung) mit 0,5 l Wodka (40 %) und lassen sie fest verschlossen für 10 Tage stehen (dabei gelegentlich aufschütteln). Davon nehmen Sie 3-mal täglich jeweils vor dem Essen 1 TL ein, bis die Tinktur aufgebraucht ist.
Hinweis: Verwenden Sie von Schadstoffen unbelastete Kartoffeln.

- Übergießen Sie 2 EL getrocknetes Kraut des Gemeinen Augentrosts (Euphrasia officinalis) mit 1 l kochendem Wasser und lassen den Aufguss

1 Stunde ziehen. Davon trinken Sie über 3 Monate 4-mal täglich jeweils 30 Minuten vor dem Essen 1/2 Glas. Zusätzlich geben Sie 3- bis 4-mal täglich jeweils 2 bis 3 Tropfen des Suds in die Augen.

Ödeme in den Beinen

Ödeme in den Beinen sind eine sehr weit verbreitete Erscheinung und treten vor allem bei Menschen mit Übergewicht, insbesondere bei Frauen auf. Es handelt sich dabei um Schwellungen im Gewebe, die durch eine Flüssigkeitsansammlung im Zwischengewebe (zwischen Organen, Geweben oder Zellen) entstehen. Ursächlich dafür ist ein gestörtes Gleichgewicht im Austausch der Gewebeflüssigkeit. Meist sind Ödeme ein Merkmal einer vorliegenden Organerkrankung und -störung. Sie selbst sind also keine Erkrankung, sondern nur deren Begleiterscheinung. Da auch eine schwerwiegende Krankheit deren Ursache sein kann, sollten Ödeme immer von einem Arzt untersucht und behandelt werden.

Beispielsweise können Ödeme an den Füßen oder Beinen infolge einer Herzschwäche, Thrombose oder Venenschwäche auftreten. Dabei staut sich das Blut und wird in das umgebende Gewebe gedrückt. Die Folge ist die Bildung von Wasseransammlungen im Gewebe, die sich in Schwellungen am Unterschenkel oder am Fuß zeigen, die nicht gerötet und in der Regel schmerzlos sind. Beim Eindrücken bleiben jedoch längere Zeit sichtbare Dellen zurück. Ebenfalls können sich die Beine schwer und müde anfühlen. Bei Ödemen aufgrund von Herzschwäche treten diese Beschwerden beidseitig auf, venenbeding entstehen die Schwellungen nur am betroffenen Bein. Jedoch können diese Probleme auch harmlose Ursachen haben, wie Durchblutungsstörungen durch das Tragen falsch gewählter Schuhe. Anfangs treten Ödeme nur abends auf und bilden sich über Nacht zurück, später bleiben sie jedoch dauerhaft bestehen.

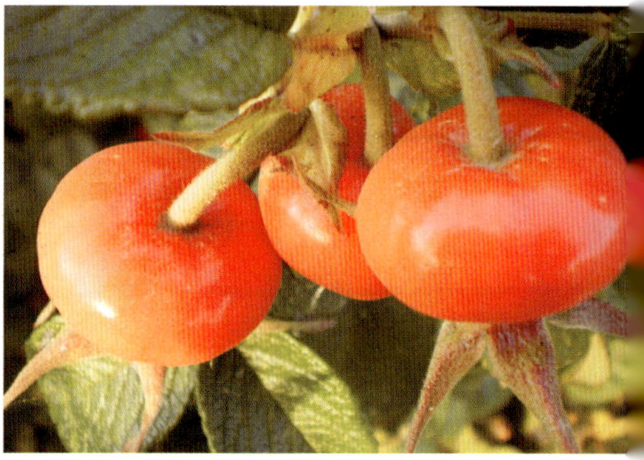

Hagebutten der Hecken-Rose (Rosa corymbifera)

Die folgenden Rezepte können bei harmlosen und venenbedingten Ödemen helfen sowie eine ärztliche Therapie unterstützen. Sie helfen, Flüssigkeit aus dem Organismus auszuführen, festigen die Wände der Blutgefäße und entfernen die Ödeme:

- Nähen Sie zwei Baumwollsäcke für die Beine, die Ihnen bis zum Knie reichen, füllen sie mit frischen Blättern der Birke (Betula) und ziehen dann die Säcke über die Beine (dabei die Blätter gleichmäßig in Fingerdicke um die Beine verteilen). Nach 3 bis 4 Stunden ersetzen Sie die Füllung durch frische Blätter. Diese Prozedur entfernt in kürzester Zeit die Schwellung der Beine. Bei kleinen Ödemen sind 1 bis 2 Anwendungen bereits ausreichend.

- Übergießen Sie je 1 EL klein gehackte getrocknete Blätter der Birke (Betula) und Hagebutten der Hunds-Rose (Rosa canina) oder Hecken-Rose (Rosa corymbifera) sowie 2 EL Speisesalz mit 1 l kochendem Wasser und lassen den Aufguss 1 Stunde ziehen. Erwärmen Sie ihn vor dem Gebrauch und feuchten darin über 12 bis 15 Tage 1-mal täglich ein Stück Baumwollstoff an, wickeln damit die Beine vom Fuß bis zum Knie ein und legen sich dann ins Bett, bis der Stoff vollständig trocken ist. Danach die Beine nicht waschen.

- Übergießen Sie 50 g klein gehackte getrocknete Früchte der Aprikose (Prunus armeniaca) mit 1 Glas kochendem Wasser und lassen den Aufguss 3 bis 4 Stunden ziehen. Davon trinken Sie über 1 Monat 2-mal täglich nach dem Essen jeweils 1/2 Glas. Diese Anwendung verbessert auch die Arbeit des Herz-Kreislauf-Systems.

Osteoporose (Knochenschwund)

Der Knochenschwund (Osteoporose) ist die häufigste Knochenerkrankung im höheren Lebensalter und betrifft überwiegend Frauen. Es handelt sich dabei um eine fortschreitende Stoffwechselerkrankung des Skeletts, bei der die Knochen ihre Festigkeit verlieren und porös werden. In der Folge steigt das Risiko von Knochenbrüchen, bereits unter unbedeutenden Belastungen, erheblich an. Unterschieden wird nach primärer (postmenopausale Osteoporose / Altersosteoporose) und sekundärer (Folgeerkrankung von anderen Krankheiten, langfristiger Medikamenteneinnahme, übermäßigem

Alkohol- oder Nikotinkonsum) Osteoporose, wobei erstere Form etwa 95 Prozent aller Erkrankungen umfasst. Bei Frauen ist die häufigste Ursache ein Östrogenmangel nach den Wechseljahren. Etwa 80 Prozent aller Erkrankungen treten in diesem Lebensabschnitt auf. Begünstigt wird die Erkrankung durch verschiedene Faktoren, überwiegend einen unzureichend stabilen Knochenaufbau im Jugendalter und in der Zeit bis zum 40. Lebensjahr, Bewegungsmangel und eine Mangelversorgung an Kalzium und Vitamin D.
Ständige Schmerzen im Rücken, in der Lende oder unter dem Schulterblatt können Anzeichen für Knochenschwund sein und sollten daher von einem Arzt abgeklärt werden.
Für die Behandlung von Osteoporose können Sie eines der folgenden Rezepte auswählen und anwenden. Sie normalisieren die Aufnahme von Kalzium durch den Organismus und stellen die Elastizität und Dichte der Knochen wieder her:

- Übergießen Sie 4 EL getrocknetes Kraut des Acker-Schachtelhalms (Equisetum arvense) mit 1 l warmer Milch, lassen sie aufkochen und dann den Sud 1 Stunde ziehen. Davon trinken Sie über 2 Monate 4-mal täglich jeweils 1 Stunde nach dem Essen 1 Glas.

- Übergießen Sie je 1 EL getrocknetes Kraut des Acker-Schachtelhalms (Equisetum arvense), des Vogelknöterichs (Polygonum aviculare) und Blätter des Sumpfporsts (Rhododendron tomentosum) mit 0,5 l kochender Milch und lassen den Aufguss 1 Stunde ziehen. Davon trinken Sie über 2 Monate 3-mal täglich jeweils 1 Stunde nach dem Essen 1/2 Glas.
Bitte beachten: Der Sumpfporst ist leicht giftig, deshalb nicht überdosieren.

Dieses Rezept verbessert den Mineralstoffwechsel im Organismus und beugt der Entwicklung von Knochenschwund vor:

- Übergießen Sie 2 EL getrocknete Blätter der Großen Kapuzinerkresse (Tropaeolum majus) mit 0,5 l kochendem Wasser, lassen den Aufguss 2 Stunden ziehen und ergänzen nach dem Durchsieben 2 EL hellen Honig. Davon trinken Sie über 2 Monate 4-mal täglich jeweils 30 Minuten nach dem Essen 1/2 Glas.

Schlafstörungen

Erholsamer und regelmäßiger Schlaf spielt eine entscheidende Rolle für das Wohlergehen und die Gesundheit einer Frau. Sie schläft meist mehr als ein Mann, jedoch ist der Schlaf einer Frau allgemein weniger tief und häufiger unterbrochen, sodass sie sich selbst nach einem langen Schlaf oft nicht ausgeruht fühlt. Kommen dann Probleme beim Einschlafen, unruhiger Schlaf, vorzeitiges Erwachen oder das Aufschrecken aus einem Traum hinzu, sind das typische Erscheinungen einer Schlafstörung. Wenn diese Probleme innerhalb eines Monats mindestens dreimal pro Woche auftreten und der ruhige Schlaf verwehrt bleibt, liegt eine Schlaflosigkeit (Insomnia) vor. Häufig sind Stress durch berufliche Belastung, familiäre oder gesundheitliche Probleme verantwortlich für den gestörten Schlaf.

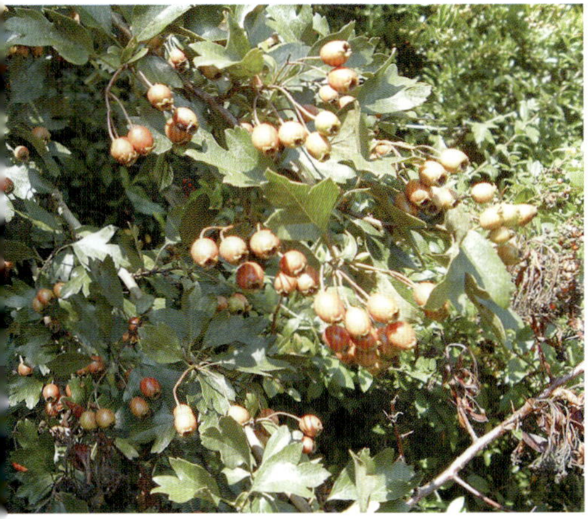

Eingriffeliger Weißdorn (Crataegus monogyna)

Ein anhaltender Schlafmangel beeinträchtigt das gesamte Nervensystem: Betroffene fühlen sich oft ausgelaugt und erschöpft, auch Folgeerkrankungen wie Blutdruckprobleme und Herzkrankheiten können daraus entstehen.

Für die Behandlung von nichtorganischen Schlafstörungen können Sie eines der folgenden Rezepte auswählen und anwenden. Sie beruhigen das Nervensystem und fördern den normalen Schlaf:

- Vermischen Sie 3 TL Apfelessig (6 %) und 100 g hellen Honig. Davon nehmen Sie über 30 Tage 2 Stunden vor dem Schlafengehen 1 TL ein, gemischt in 1/2 Glas warmes, abgekochtes Wasser.

Diese Rezepte helfen auch beim Einschlafen:

- Pulverisieren und vermischen Sie je 1 EL getrocknete Früchte des Eingriffeligen Weißdorns (Crataegus monogyna) und Anissamen (Pimpinella anisum). Davon nehmen Sie über 30 Tage 2 Stunden vor dem Schlafen-

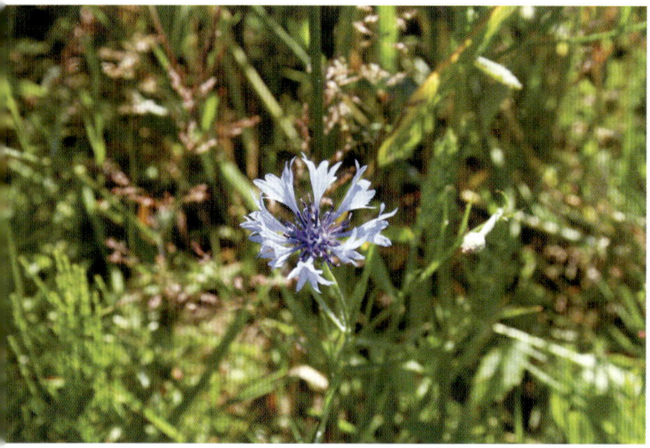

Kornblume (Centaurea cyanus)

gehen jeweils 1/2 TL ein, gemischt in 1/4 TL hellen Honig, und trinken 1/2 Glas warme Milch nach.

- Übergießen Sie je 1 TL getrocknete Blüten der Kornblume (Centaurea cyanus) und des Echten Lavendels (Lavandula angustifolia) sowie je 1 EL Blüten der Sommerlinde (Tilia platyphyllos) und Blätter der Zitronenmelisse (Melissa officinalis) mit 1 l kochendem Wasser, lassen es nochmals aufkochen, 3 Minuten bei geringer Hitze köcheln und dann den Sud 20 Minuten ziehen. Davon trinken Sie über 30 Tage 3-mal täglich jeweils 1/2 Glas. Zusätzlich können Sie 1-mal täglich 1 Stunde vor dem Schlafengehen für 15 Minuten ein warmes Bad (die Wassertemperatur sollte 38 °C nicht überschreiten) nehmen. Dazu geben Sie 1 l des Sudes in das Badewasser.

Schwere Beine

Schwere Beine erleben viele Menschen regelmäßig. An ihnen leidet fast jede vierte Frau und jeder sechste Mann. Die Beine fühlen sich vor allem abends müde, geschwollen und schwer an. Das kann harmlose Ursachen haben, wie übermäßig belastete gesunde Venen, jedoch auch auf eine ernsthafte Venenerkrankung hinweisen, wie eine beginnende Venenschwäche. Die wenigsten Betroffenen bringen schwere Beine jedoch mit der Möglichkeit einer Erkrankung der Beinvenen in Verbindung, was problematisch ist, da sich eine Venenerkrankung nicht wieder von selbst zurückbildet. Deshalb ist es wichtig, die Ursache für schwere Beine durch einen Arzt abklären zu lassen. Nur dieser kann durch eine geeignete Untersuchung herausfinden, ob eine harmlose Ursache oder eine ernsthafte Venenerkrankung vorliegt. Unbehandelt schreitet die Erkrankung fort und kann zu teilweise schweren Folgen führen, wie Krampfadern, offenen Beinen, Thrombosen und Embolien.

Die folgenden Rezepte können bei den harmlosen Ursachen für schwere Beine helfen und auch die Behandlung einer beginnenden Venenerkrankung unterstützen. Sie verbessern den Blutkreislauf, die Versorgung der Haut mit Nährstoffen und lindern die Schwere in den Beinen:

- Vermischen und erwärmen Sie für 5 Minuten im Wasserbad 1 Glas Olivenöl sowie je 1 EL getrocknete Blüten des Echten Lavendels (Lavandula angustifolia) und Kraut des Rosmarins (Rosmarinus officinalis), lassen die Mischung dann abkühlen und stellen sie in einem geschlossenen Glas für 1 Woche an einen dunklen Ort. Mit dem Öl reiben Sie über 15 bis 30 Tage 1-mal täglich die Beine 3 bis 5 Minuten lang (beginnend bei den Füßen, hin zu den Oberschenkeln) mit weichen, kreisenden Bewegungen ein, danach nicht abwaschen.

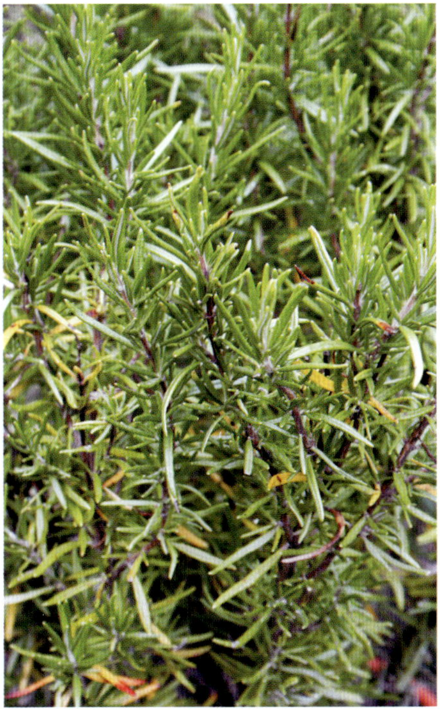

Rosmarin (Rosmarinus officinalis)

- Vermischen Sie 1 TL Honig mit je 1 EL zerlassener Butter und Brei von frischen Pflaumen (Prunus domestica). Tragen Sie die Mischung 1- bis 2-mal wöchentlich auf die Fußsohlen auf und wischen sie nach 20 bis 30 Minuten mit einer Papierserviette ab, danach nicht waschen. Diese Maske belebt auch die Haut der Fußsohlen. Machen Sie davon 10 Anwendungen.

Das folgende Rezept entfernt die Schwere in den Beinen, entspannt die Muskeln, verbessert den Blutkreislauf und entfernt auch Ödeme:

- Übergießen Sie je 3 EL getrocknetes Kraut des Echten Thymians (Thymus vulgaris) und Blätter des Eukalyptus (Eucalyptus) mit 4 l kaltem Wasser, lassen es aufkochen und dann 30 Mi-

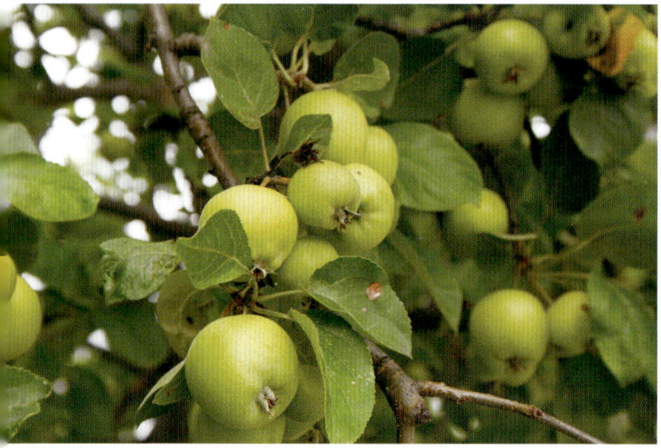

Apfel (Malus)

nuten ziehen. Den Sud geben Sie als Zusatz in ein 37 bis 38 °C warmes Bad und tauchen darin die Beine täglich vor dem Schlafengehen für 20 Minuten bis zu den Knien ein. Danach trocknen Sie die Beine mit weichen, kreisenden Bewegungen (beginnend bei den Füßen, hin zu den Schenkeln) ab. Machen Sie davon 20 Anwendungen. Hinweis: Gehen Sie danach sofort ins Bett und legen Sie die Beine nicht hoch.

Das folgende Rezept lindert die Müdigkeit und Schwellung der Füße:

- Übergießen Sie 500 g klein geschnittene frische Äpfel (Malus) einer grünen Sorte mit 3 l kaltem Wasser, lassen es aufkochen und bei geringer Hitze köcheln, bis sie weich sind. Danach nehmen Sie die Äpfel heraus, reiben sie durch ein Sieb und geben den Brei zurück in die Flüssigkeit. Im warmen Sud machen Sie über 30 Tage 1-mal täglich für 15 Minuten ein Fußbad. Das Bad macht zusätzlich die Haut zart.

Tinnitus (Ohrenklingeln)

Vom »Klingeln der Ohren« (Tinnitus aurium oder kurz: Tinnitus) sind Frauen und Männer gleichermaßen betroffen, insgesamt überwiegend ältere Menschen. Meist beginnen die Beschwerden zwischen dem 40. und 50. Lebensjahr und können dauerhaft sehr unangenehm sein. Betroffene hören Geräusche wie Summen, Klingeln, Zischen, Pfeifen oder Rascheln, die keine durch andere Personen wahrnehmbare äußere Schallquelle besitzen. Die Ursache dieser Wahrnehmung ist eine Störung der Hörfunktion: Der Mensch kann nur dann einwandfrei hören, wenn alle Nerven des Gehörs normal funktionieren. Eine Funktionsstörung der Gehörnerven bringt das Gehör durcheinander. Gewöhnlich ist das Tinnitusgeräusch gleichbleibend, es kann aber auch rhythmisch-pulsierend sein.

Die Entstehung der Erkrankung kann von Ausfluss aus einem oder beiden Ohren, Schwindel, Schmerzen oder Druckgefühl im Ohr, Fieber, Kopfschmerzen, Unwohlsein oder Lethargie, Übelkeit und Erbrechen sowie Rötung und Schwellung der Ohren und/ oder der Haut um sie herum begleitet sein. Auch kann Tinnitus in Verbindung mit Ohrenentzündungen, Fremdkörpern im Ohr, Allergien, Bluthochdruck, Anämie und weiteren Erkrankungen auftreten. Aber auch Alkohol, Koffein und einige Medikamente können zu dessen Entstehen führen.
Für die Behandlung von Tinnitus können Sie eines der folgenden Rezepte auswählen und anwenden. Sie verbessern die Arbeit der Gehörnerven und entfernen das Klingeln in den Ohren und im Kopf:

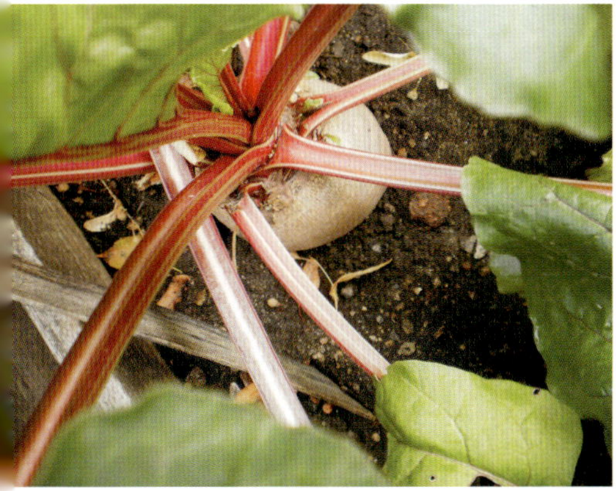

Rote Bete (Beta vulgaris)

- Kochen Sie 1 kleine Rote Bete (Beta vulgaris subsp. vulgaris) in ihrer Schale gar, lassen sie abkühlen und entsaften sie danach. Den erwärmten Saft geben Sie über 3 Monate 3- bis 4-mal täglich in das betroffene Ohr.

Dieses Rezept verbessert teilweise auch das Hörvermögen:

- Übergießen Sie 1 EL getrocknete Blätter der Walderdbeere (Fragaria vesca) mit 1 Glas kochendem Wasser und lassen den Aufguss 20 Minuten ziehen. Davon trinken Sie über 3 Monate 4- bis 5-mal täglich jeweils 1 Glas. In das erste Glas können Sie zusätzlich 1/2 TL Honig mischen.

Dieses Rezept entfernt auch vom Gehör ausgehenden Schwindel:

- Entsaften Sie 1 Kartoffel (Solanum tuberosum) mit ihrer Schale und vermischen dann 1 EL des frischen Safts mit 1/4 TL Honig. Von der erwärmten Mischung (Körpertemperatur) geben Sie über 3 Monate 2- bis 3-mal täglich jeweils 4 bis 5 Tropfen in das betroffene Ohr.

Hinweis: Verwenden Sie eine von Schadstoffen unbelastete Kartoffel.

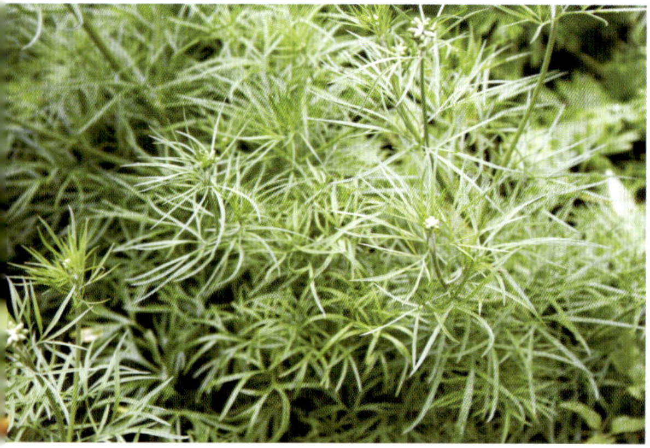

Acker-Rittersporn (Consolida regalis)

Wiederherstellung nach einem Schlaganfall

Ein Schlaganfall oder Gehirnschlag (zerebraler Insult) ist eine plötzlich auftretende Erkrankung des Gehirns, die durch eine kritische Störung in dessen Blutkreislauf verursacht wird und auf einen abrupten Sauerstoff- und Nährstoffmangel der Nervenzellen zurückgeht. Dafür ist die überwiegende Ursache eine Minderdurchblutung des Gehirns, seltener eine akute Hirnblutung. Der Hauptverursacher für einen Schlaganfall ist Bluthochdruck. Dieser sollte daher vorbeugend immer behandelt und abgesenkt werden. Infolge eines Hirnschlags kann es bei nicht rechtzeitiger ärztlicher Behandlung zum anhaltenden Ausfall von Funktionen des Zentralnervensystems kommen.

Für die Wiederherstellung nach einem Schlaganfall können Sie eines der folgenden Rezepte auswählen und anwenden. Sie verbessern die motorischen Funktionen, beugen seiner nochmaligen Entwicklung vor und verbessern die Funktionen des Gehirns:

- Übergießen Sie 1 EL getrocknetes Kraut des Acker-Rittersporns (Consolida regalis) mit 1 Glas kochendem Wasser, lassen es nochmals aufkochen, 3 Minuten bei geringer Hitze köcheln und dann den Sud 1 Stunde ziehen. Davon trinken Sie über 3 Monate 2-mal täglich jeweils 30 Minuten nach dem Essen 1/2 Glas.

Bitte beachten: Der Rittersporn ist giftig, deshalb nicht überdosieren.

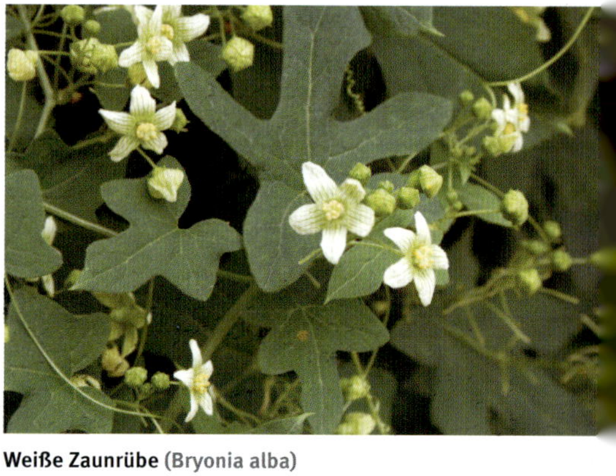

Weiße Zaunrübe (Bryonia alba)

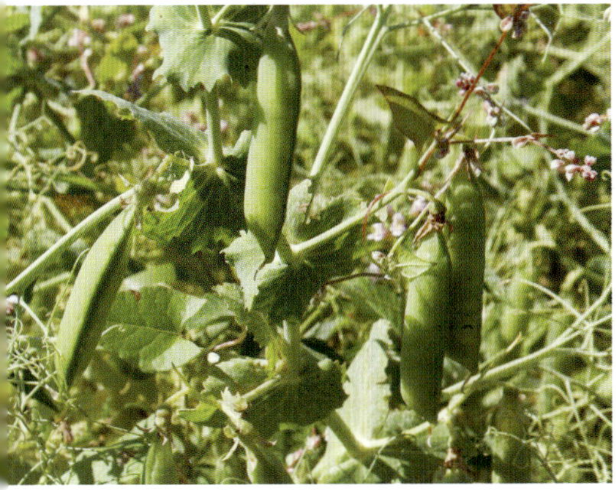

Erbsen (Pisum sativum)

▪ Übergießen Sie in einer Flasche 1 EL getrocknete Blätter der Weißen Zaunrübe (Bryonia alba) mit 0,5 l Wodka (40 %) und lassen sie fest verschlossen für 3 Wochen an einem kühlen, dunklen Ort stehen (dabei gelegentlich aufschütteln). Davon nehmen Sie über 3 Monate 3-mal täglich jeweils nach dem Essen 10 Tropfen gemischt in etwas warmes Wasser ein.

Bitte beachten: Die Weiße Zaunrübe ist giftig – in großen Dosen wirkt auch die Tinktur giftig. Daher dürfen Sie keinesfalls die Dosierung des Rezeptes erhöhen.

Dieses Rezept normalisiert zusätzlich die Arbeit des Nervensystems und vermindert Übererregbarkeit:

▪ Pulverisieren Sie 2 EL getrocknete Erbsen (Pisum sativum). Nehmen Sie über 3 Monate 3-mal täglich nach dem Essen 1 TL des Pulvers ein.

Die schöne Frau – Rezepte für Pflege und Wohlbefinden

Pflege für die Schönheit macht Freude: Entspannende Bäder, wohltuende Masken und angenehme Öle sind keine lästige Pflicht für ein perfektes Äußeres, sondern ein tägliches Wohlfühlprogramm, mit dem wir uns Zeit für uns selbst nehmen und schon allein dadurch strahlender und ausgeglichener werden. Die wirksamen traditionellen Pflegemittel erhalten und unterstützen nicht nur die natürliche Schönheit, sondern zeigen auch positive Wirkung gegen bestimmte Haut- und Haarprobleme, die oft durch verschiedene Umwelteinflüsse, Stress oder einfach das Altern entstehen.

Im alten Russland finden sich die Anfänge der Körper- und Schönheitspflege vor allem in der hohen und fortschrittlichen hygienischen Kultur, die bereits im neunten Jahrhundert Teil der sich weiter entwickelnden traditionellen Medizin war. Um nicht nur die Gesundheit zu fördern, sondern auch Jugend und Schönheit, riet diese zur Mäßigung beim Essen, zum Baden in Quellwasser, dem Einsatz von Wasser zur Heilung und Hygiene sowie auch zum Dampf- und Luftbad. Ebenso wird aus diesen alten Zeiten berichtet, dass sich die Frauen schon sehr intensiv Gedanken über die Schönheit von Gesicht und Körper machten und zu diesem Zweck erfolgreich Umweltfaktoren (wie Sonne, Wärme und Kälte) und Nahrungsmittel (wie Milch, Joghurt, Roggenbrot, saure Sahne, Brot-Kwass, Honig, Haferflocken, Pflanzenöl und Butter, Gurken, Eier) verwendeten. Auch die Heilwirkung vieler Pflanzen wurde dafür genutzt. Zu den am häufigsten in dieser traditionellen Körper- und Schönheitspflege verwendeten gehörten Kamille, Johanniskraut, Wegerich, Schöllkraut, Klette, Eichenrinde, Brennnessel und Pfefferminze.
Selbst wenn sich die Schönheitsideale im Verlauf der Jahrzehnte und Jahrhunderte regelmäßig verändern, bleibt eines stets gleich: das Streben nach einem gesunden und jugendlichen Äußeren.

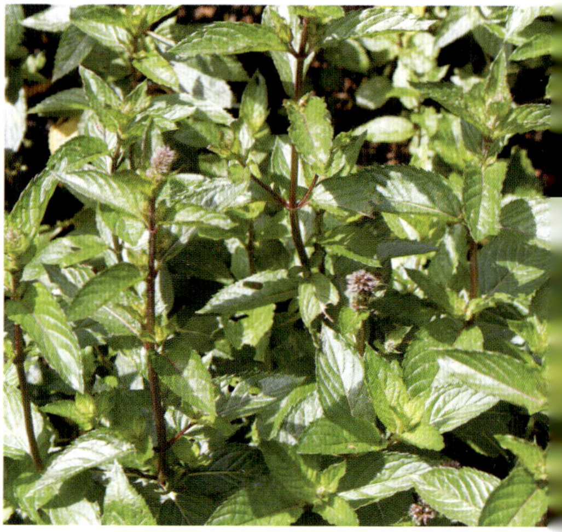

Pfefferminze (Mentha x piperita)

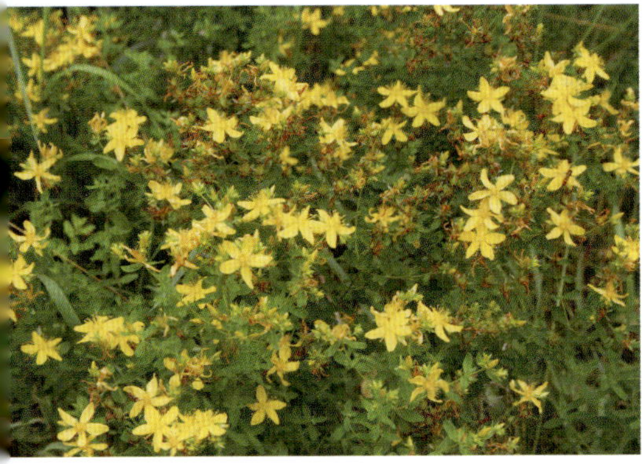

Echtes Johanniskraut (Hypericum perforatum)

Heute ist eine Vielzahl pflegender Produkte auf dem Markt, deren teils bedenkliche Inhaltsstoffe Haut und Haar jedoch häufig eher schaden als nützen. Ohne größeren Aufwand können Sie zu Hause eine Vielzahl von natürlichen Mitteln herstellen, die bis ins hohe Alter gesund und schön erhalten.

Die russische Volksmedizin hält für alle Haut- und Haartypen (die in den jeweiligen Kapiteln beschrieben werden) passende Pflegemittel bereit:

Für den Alltag: einfache Rezepte, die für eine grundlegende Pflege verwendet werden sollten und bei regelmäßiger Anwendung über einen längeren Zeitraum vorzeitiger Hautalterung und vielen Haut- und Haarstörungen vorbeugen und Sie schön, gesund und jung aussehend erhalten.

Besondere Pflege: aufwendigere, aber besonders angenehme Masken, Bäder und weitere Wohlfühlbehandlungen, mit denen Sie sich gelegentlich einen entspannenden und schön machenden Wellnesstag gönnen können (und die zusätzlich bei regelmäßiger Anwendung einen bleibenden positiven Effekt haben).

Bei Problemen von Haut und Haar: wirksame Mittel, mit denen Sie vorhandene Schädigungen und Makel einfach und natürlich behandeln können.

Gesichtspflege

Das Gesicht zählt zu den empfindlichsten Körperbereichen und seine Pflege ist daher besonders wichtig. Jedoch beginnt die Gesichtspflege bereits mit der täglichen Ernährung, denn für den Aufbau und Erhalt einer gesunden Haut benötigt unser Organismus die Vitamine C und E, die verschiedenen B-Vitamine sowie Magnesium, Eisen und Zink.
Die Gesichtspflege erfüllt mehrere Aufgaben, wie den Schutz der Gesichtshaut vor schädlichen Umwelteinflüssen und Austrocknung, die Stärkung der Abwehrkräfte der Haut und den Ausgleich von Fehlfunktionen. Viele Hautstörungen können bereits vorbeugend vermieden werden. Eine tägliche Gesichtspflege sollte daher für jede Frau ein Muss sein und zum gewohnten Alltag gehören. Dabei sollte die Pflege von Augenbrauen, Wimpern und Lippen nicht vergessen werden.

Die Gesichtspflege sollte auf den jeweiligen Hauttyp abgestimmt sein, denn je nach seinen individuellen Eigenschaften benötigt das Gesicht spezielle Pflege, beispielsweise durch Produkte, die die Hautfettproduktion fettiger Haut hemmen oder trockene Haut mit Feuchtigkeit versorgen. Den Typ seiner Haut selbst zu bestimmen ist relativ einfach, denn jeder Hauttyp hat bestimmte Merkmale und Besonderheiten. Grundsätzlich wird die Gesichtshaut unterschieden nach normaler, fettiger, trockener und Mischhaut.

Normale Haut sieht rein und frisch aus, ist feinporig und gut durchblutet (rosa Schattierung), schuppt nicht und fühlt sich glatt und elastisch an. Sie enthält genügend Feuchtigkeit und hat einen ausgewogenen Fettgehalt. Auf ihr erscheinen keine Unreinheiten oder Fettglanz. Frauen mit einer solchen Haut zählen zu den Glückspilzen, denn dieser Hauttyp ist äußerst selten. Mit zunehmendem Alter geht er meist in eine trockene Haut über.

Fettige Haut hat einen öligen und übermäßigen Glanz, auch wird sie ungenügend mit Blut versorgt. Die oberste Schicht ist verdickt und die Hautporen sind stark erweitert, dadurch wirkt sie ziemlich grob. Charakteristisch ist ihre Neigung zu Unreinheiten (Pickeln und Akne) und Entzündungen. Vor der Monatsblutung verstärken sich diese Eigenschaften. Jedoch hat fettige Haut einen großen Vorteil gegenüber anderen Hauttypen: Sie ist relativ unempfindlich und gut gegen den Verlust von Feuchtigkeit und das Durchdringen von Schadstoffen geschützt. Dadurch sieht sie lange jung aus, wobei sie mit zunehmendem Alter meist in eine Mischhaut übergeht.

Trockene Haut kann verschiedene Ursachen haben und sieht deshalb unterschiedlich aus. Im jungen und mittleren Alter findet das Trockenwerden »natürlich« statt, überwiegend durch meteorologische Einflüsse sowie die tägliche Pflege mit entfettender Kosmetik. In diesem Fall wirkt die Haut zart, feinporig und matt schattiert. Die Zeit verläuft auf ihr unmerklich, jedoch können schon im jungen Alter feine Falten erscheinen, die ihre Ursache allerdings nicht in der Hautalterung, sondern in der persönlichen Mimik haben. Später kann trockene Haut aber auch rau, leicht rissig und spröde sein. Manchmal treten Abschuppung, Spannung und Juckreiz auf. Eine solche Haut reagiert empfindlich auf Temperaturveränderungen der Luft, Seifen, Salben und sogar beruhigende Cremes. Einige Erkrankungen der Haut und anderer Organe können mitunter ursächlich für trockene Haut sein.

Mischhaut kommt sehr häufig vor. Sie wird durch eine ungleichmäßige Verteilung des Fettgehaltes der Haut charakterisiert. Im Gesicht können daher Nase, Stirn und Kinn (die sogenannte T-Zone) fettig sein, das heißt die Haut glänzt dort ständig und neigt zu Akne und Pickeln, wogegen sie in anderen Gesichtsbereichen trocken ist und sich daher um die Augen und auf den Wangen leicht schält. Auch entstehen auf Mischhaut oft schon früh Falten. Eigentlich wird für diesen Hauttyp eine unterschiedliche Pflege der einzelnen Hautbereiche benötigt. Mit zunehmendem Alter verändert sich Mischhaut meist allmählich hin zu einer normalen Haut.

Das biologische Altern der Haut fängt bei jedem Hauttyp bereits mit 14 bis 15 Jahren an. Im Alter von 28 bis 30

Jahren zeigen sich die ersten sichtbaren Merkmale des Welkens, es erscheinen die ersten Falten. Ab dem 50. Lebensjahr sind die Altersveränderungen gewöhnlich schon deutlich sichtbar, besonders in Falten um die Augen und auf der Nasenwurzel. Die Haut verliert zunehmend an Fett und Feuchtigkeit, sie wird trocken. Noch später kommt eine Altersschlaffheit hinzu.

Allgemein sollte vor der Anwendung von pflegenden Produkten die Haut immer mit warmem Wasser gewaschen werden. Dadurch öffnen sich die Poren und die Wirkstoffe können besser in die Haut eindringen.

Gesichtspflege für den Alltag

Das folgende Rezept reinigt, erfrischt und nährt die Haut, macht sie samtig, weich und elastisch, verengt die Poren großporiger Haut und ist für jeden Hauttyp geeignet:

- Geben Sie 1-mal wöchentlich eine dicke Schicht Sauerkraut (gesäuerter Weißkohl – Brassica oleracea convar. capitata var. alba) auf das Gesicht und

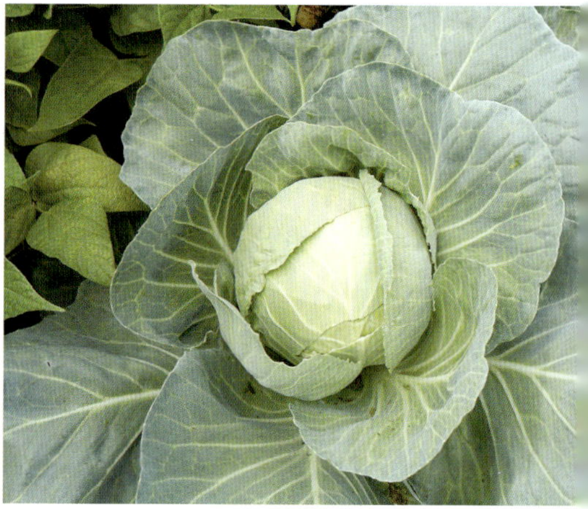

Weißkohl (Brassica oleracea convar. capitata var. alba)

waschen es nach 15 bis 20 Minuten (bei fettiger Haut bis zu 30 Minuten) mit kaltem Wasser ab.

Das folgende Rezept reinigt und strafft die Haut, lässt sie jünger aussehen, gibt ihr eine gesunde Farbe und ist für normale und trockene Haut geeignet:

- Übergießen Sie in einem Glas geriebene frische Gurke (Cucumis sativus) im Verhältnis 1:1 mit Wodka (40 %), lassen es fest verschlossen 2 Wochen stehen (dabei gelegentlich aufschütteln), sieben dann die Flüssigkeit durch und bewahren sie in einer dunklen Flasche auf. Vor der Anwendung vermischen Sie je 1 Teil der Tinktur mit

2 Teilen warmem, abgekochtem Wasser, ergänzen pro 100 ml der Mischung 1 TL Glycerin (aus der Apotheke) und bewahren die Lotion im Kühlschrank auf. Damit reiben Sie 2-mal täglich (morgens und abends) mit weichen, kreisenden Bewegungen das Gesicht sorgfältig ab.

Das folgende Rezept reinigt, strafft und verjüngt die Haut und ist für normale und trockene Haut geeignet:

- Übergießen Sie 1 EL getrocknete Blüten der Winter-Linde (Tilia cordata) mit 1 Glas kochendem Wasser, lassen den Aufguss 5 Minuten ziehen und mischen dann 1/2 Glas Sahne und 1 frisches Eigelb in den Sud. Die Mischung geben Sie 1-mal wöchentlich auf ein Mulltuch, legen sie auf das Gesicht und waschen es nach 15 bis 20 Minuten mit warmem Wasser ab.

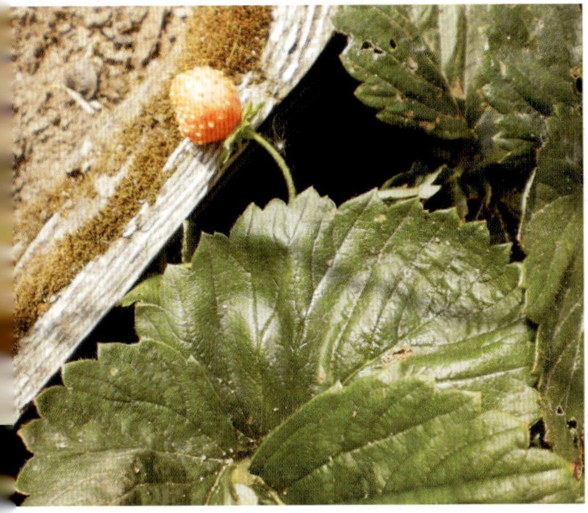

Erdbeere (Fragaria)

Die folgenden Rezepte sind auf den konkreten Hauttyp abgestimmt. Sie reinigen und straffen die Haut, lassen sie jünger wirken und geben ihr eine gesunde Farbe:

Normale Haut

- Vermischen Sie 1/2 Glas frisch gebrühten Kaffee von mittlerer Stärke und 3 EL flüssige Sahne. Darin feuchten Sie ein Wattepad an und reiben damit 2-mal täglich (morgens und abends) das Gesicht ab, anstelle der normalen Gesichtswäsche.

- Vermischen Sie 1 EL Zimtpulver (Cinnamomum verum) und 2 TL warmes, abgekochtes Wasser. Darin feuchten Sie ein Wattepad an und reiben damit 1-mal wöchentlich mit weichen, kreisenden Bewegungen das Gesicht sorgfältig ab. Danach waschen Sie es mit warmem Wasser und tragen eine beliebige Tagescreme auf.

- Vermischen Sie 4 bis 5 zerdrückte frische Erdbeeren (Fragaria) und 1 EL saure Sahne. Die Mischung tragen Sie

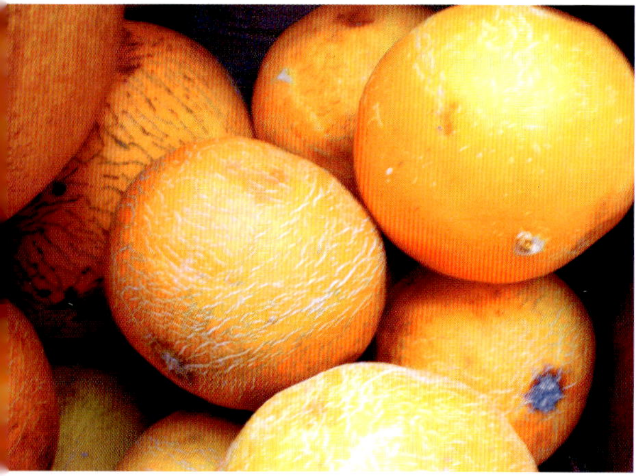

Zuckermelone (Cucumis melo)

2-mal wöchentlich auf das Gesicht auf und waschen sie nach 20 Minuten mit kaltem Wasser ab. Diese Maske entfernt auch gut Müdigkeitsspuren der Haut.

▮ Vermischen Sie den frischen, durch Mull gefilterten Saft von 1 Orange (Citrus sinensis) mit 1 EL Rizinus- oder Olivenöl. Darin feuchten Sie ein Wattepad an und reiben damit 1-mal wöchentlich mit weichen, kreisenden Bewegungen das Gesicht sorgfältig ab. Die Mischung kann auch für den Hals und das Dekolleté verwendet werden. Danach an der Luft trocknen lassen und nach 1 bis 2 Stunden mit kaltem Wasser abwaschen. Es ist auch möglich, für den gleichen Zweck eine Mischung aus 1 Teil Orangensaft und 1 Teil Wasser zu verwenden.

Fettige Haut

▮ Vermischen Sie je 1 EL getrocknete Blüten der Gemeinen Schafgarbe (Achillea millefolium), des Echten Lavendels (Lavandula angustifolia) und Kraut des Acker-Schachtelhalms (Equisetum arvense). Von der Mischung übergießen Sie 1 EL mit 1 Glas kochendem Wasser und lassen den Aufguss 2 Stunden ziehen. Darin feuchten Sie ein Wattepad an und reiben damit 3-mal täglich das Gesicht ab. Danach an der Luft trocknen lassen und nicht abwaschen.

▮ Tragen Sie 1-mal täglich frischen Brei aus dem Fruchtfleisch einer reifen Zuckermelone (Cucumis melo) in feiner Schicht auf das Gesicht auf und waschen es nach 15 Minuten mit warmem Wasser ab. Diese Maske entfernt auch gut Mitesser.

▮ Vermischen Sie den frischen Brei von einem reifen Pfirsich (Prunus persica) und 1 TL Kartoffelstärke. Tragen Sie die Mischung 1-mal wöchentlich auf das Gesicht auf und waschen sie nach 20 Minuten mit warmem Wasser ab. Die Maske kann auch für den Hals verwendet werden. Sie nährt und beruhigt die Haut und verringert deren Fettgehalt.

▪ Vermischen Sie den frischen Brei von einem reifen Apfel (Malus), 1 TL Olivenöl oder saure Sahne und 1 TL Kartoffelstärke. Tragen Sie die Mischung 1-mal wöchentlich auf das Gesicht auf und waschen sie nach 20 Minuten mit warmem Wasser ab. Die Maske kann auch für den Hals verwendet werden. Sie nährt und beruhigt die Haut, verringert deren Fettgehalt und verengt die Poren.

Trockene Haut

▪ Vermischen Sie 1 EL saure Sahne und 1 gestrichenen TL Speisesalz. Darin feuchten Sie ein Wattepad an und reiben damit alle 10 Tage (vor dem Schlafengehen) vorsichtig mit kreisenden Bewegungen das Gesicht ein und waschen es nach 3 bis 4 Minuten mit kaltem Wasser ab. Danach tragen Sie eine fettende und nährende Gesichtscreme auf.

▪ Übergießen Sie 1/2 Glas getrocknete Rosenblütenblätter (Rosa) mit 1 Glas kochendem Wasser, lassen den

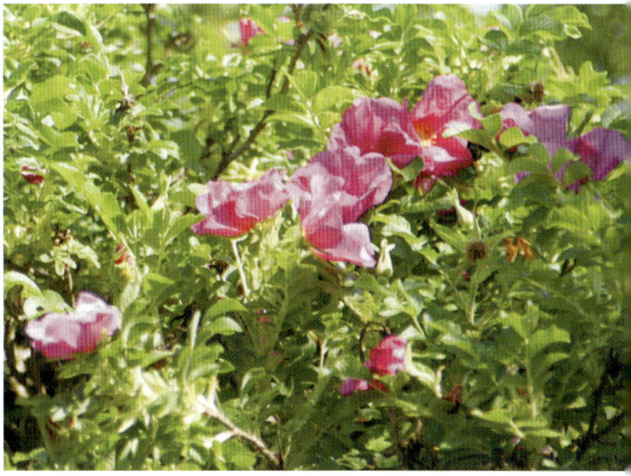

Hecken-Rose (Rosa corymbifera)

Aufguss 24 Stunden ziehen und geben dann 1 EL Glycerin (aus der Apotheke) hinein. Darin feuchten Sie ein Wattepad an und reiben damit 2-mal täglich (morgens und abends) mit weichen, kreisenden Bewegungen das Gesicht sorgfältig ab. Danach an der Luft trocknen lassen und nicht abwaschen.

Hinweis: Die Lotion kann bis zu 3 Tage im Kühlschrank aufbewahrt und anschließend verwendet werden.

▪ Übergießen Sie 1 EL getrocknete Blüten der Echten Kamille (Matricaria chamomilla) mit 1/2 Glas kochendem Wasser, lassen den Aufguss 5 Minuten ziehen und mischen dann 1/2 Glas Sahne und 1 frisches Eigelb hinein.

Die Mischung geben Sie auf ein Mull-Tuch, legen es 1-mal wöchentlich auf das Gesicht (mit der bestrichenen Seite nach unten) und waschen es nach 15 bis 20 Minuten mit warmem Wasser ab. Diese Maske belebt und erfrischt die Haut.

▮ Vermischen Sie 2 EL frischen Saft der Wassermelone (Citrullus lanatus), 1/2 Glas warmen, dicken Grießbrei (mit Milch gekocht), 1 frisches Eigelb, je 2 TL Honig und Pflanzenöl sowie 1/2 TL Speisesalz. Tragen Sie die Mischung 1-mal wöchentlich auf das Gesicht auf und waschen sie nach 30 Minuten mit warmem Wasser ab. Diese Maske belebt und erfrischt die Haut.

Mischhaut

▮ Übergießen Sie den Brei aus je 1 EL frischen Blättern der Großen Brennnessel (Urtica dioica), des Gewöhnlichen Löwenzahns (Taraxacum sect. Ruderalia) und der Pfefferminze (Mentha x piperita) mit kochendem Wasser (er soll gerade bedeckt sein) und lassen die Mischung 5 Minuten ziehen. Dann vermischen Sie je 1 EL des Breis, Quark und Honig. Tragen Sie die Mischung 1-mal wöchentlich auf das Gesicht auf und waschen sie nach 15 Minuten mit warmem Wasser ab. Sie kann auch für den Hals verwendet werden. Diese Maske nährt die trockene Haut, verringert den erhöhten Fettgehalt der Haut in der T-Zone und wirkt gegen eine frühe Faltenbildung.

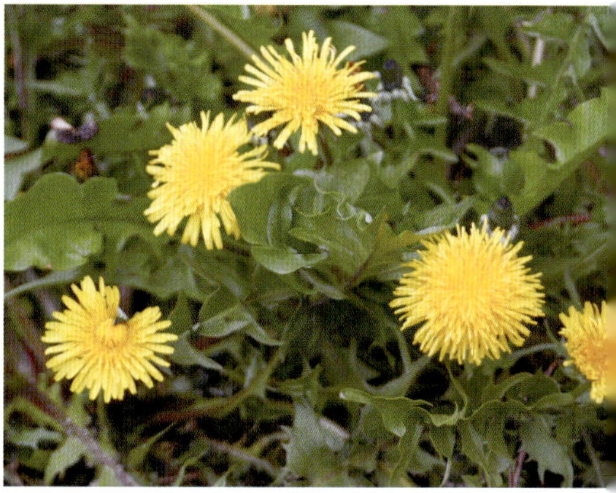

Gewöhnlicher Löwenzahn (Taraxacum sect. Ruderalia)

▮ Übergießen Sie 1 EL getrocknete Blätter des Echten Salbeis (Salvia officinalis) mit 0,5 l kochendem Wasser, decken das Geschirr dicht ab und lassen den Aufguss 40 Minuten ziehen. Sobald er abgekühlt ist, geben Sie 1 EL Apfelessig (6 %) hinein und frosten ihn dann zu Eiswürfeln. Das Abreiben damit nährt die Haut, verbessert ihren Stoffwechsel und normalisiert den Blutkreislauf. Machen Sie diese Anwendung 1-mal täglich.

- Übergießen Sie je 1 EL getrocknete Blätter des Echten Johanniskrauts (Hypericum perforatum) und Blüten der Echten Kamille (Matricaria chamomilla) mit 1 Glas kochendem Wasser und lassen den Aufguss 1 Stunde ziehen. Geben Sie anschließend pulverisierte Haferflocken dazu, bis ein dickflüssiger Brei entsteht. Tragen Sie die Mischung 1-mal wöchentlich auf das Gesicht auf und waschen sie nach 25 Minuten mit kaltem Wasser ab, das mit frischem Zitronensaft (Citrus x limon) angesäuert wurde. Diese Maske kann auch für den Hals verwendet werden. Im Gesicht verringert sie den erhöhten Fettgehalt der Haut in der T-Zone und entfernt flache Falten.

Besondere Gesichtspflege

Mandelmaske

- Schlagen Sie 1 frisches Eiweiß schaumig, ergänzen dann unter ständigem Rühren der Reihe nach 1 TL Milch, langsam 1 TL Honig, 1 TL frischen Zitronensaft (Citrus x limon) und zuletzt pulverisierte Mandeln (Prunus dulcis), bis sich eine dicke, streichfähige Masse ergibt. Tragen Sie die Mischung auf das Gesicht auf und lassen sie austrocknen. Danach weichen Sie die Maske mit warmem Wasser auf und nehmen sie dann ab (keinesfalls im trockenen Zustand!).

Als nächsten Schritt feuchten Sie in einem kalten Aufguss von Echter Kamille (Matricaria chamomilla) ein kleines Baumwollhandtuch an und legen es für 3 bis 5 Minuten als Kompresse auf das Gesicht. Dafür übergießen Sie 1 EL getrocknete Blüten der Kamille mit 1 Glas kochendem Wasser, lassen den Aufguss 30 Minuten ziehen und dann abkühlen.

Machen Sie diese kombinierte Anwendung nach Bedarf, wenn Sie sich besonders müde fühlen und sich aktiv entspannen möchten (nicht häufiger als 1- bis 2-mal wöchentlich). Maske und Kompresse muntern auf und erfrischen Ihre Haut.

Hefe- und Weizenmaske

- Vermischen Sie je 1 TL frische Hefe und pulverisierte getrocknete Weizenkörner (Triticum), 2 EL Olivenöl und 1 frisches Eigelb. Tragen Sie die Mischung auf das Gesicht und den Hals auf, lassen sie trocken werden und waschen sie dann mit warmem Wasser ab.

Machen Sie diese Maske nicht häufiger als 1- bis 2-mal wöchentlich nach Bedarf. Sie erfrischt sehr gut, nährt und belebt die Haut.

Kaffeemaske

▌Vermischen Sie 1 EL gemahlenen Kaffee und 2 EL abgekochtes Wasser. Tragen Sie die Mischung auf das Gesicht auf und waschen sie nach 10 Minuten mit warmem Wasser ab. Machen Sie diese Maske nicht häufiger als 1-mal täglich, jedoch sonst nach Ihrem Bedürfnis. Neben einem leichten Bräunungseffekt wird die Haut auch glatter und elastischer.

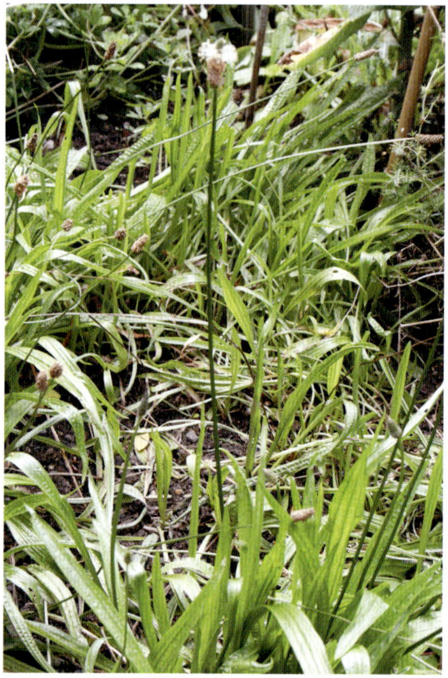

Spitzwegerich (Plantago lanceolata)

Eiswürfel

▌Reiben Sie morgens (nach Bedarf, anstelle der üblichen Wäsche) das Gesicht und den Hals mit einem Eiswürfel aus reinem Wasser ab. Diese Anwendung strafft die Haut und verhindert ihre Austrocknung. Auch verengen sich die Poren der Haut und kleine Falten werden geglättet. Hinzu kommt, dass die extreme Abkühlung die Durchblutung der Haut fördert, den Stoffwechsel verbessert und eine leichte natürliche Röte erscheint.

Auch können Sie Eiswürfel aus Pflanzensäften und -aufgüssen verwenden. Gefrosteter frischer Gurkensaft (Cucumis sativus) wird auch bei dunklen Augenringen helfen. Für trockene Haut ist beispielsweise ein gefrorener Aufguss der Pfefferminze (Mentha x piperita) oder des Breit- oder Spitzwegerichs (Plantago major oder Plantago lanceolata) angenehm, für normale Haut ein Eiswürfel aus einem Aufguss der Echten Kamille (Matricaria chamomilla).

Pflege für bestimmte Bereiche und Probleme der Gesichtshaut

Augenbrauen und Wimpern

Die Augenbrauen sind ein sehr auffälliges Merkmal unseres Gesichtes, sie fallen sofort ins Auge. Jedoch sind sie nicht nur eine Zierde, sondern haben auch eine wichtige Funktion: Sie schützen unsere Augen vor dem sich auf der Stirn bildenden Schweiß. Gleiches gilt auch für die Wimpern: Sie schützen unsere Augen vor Staub und starker Lichteinstrahlung. Kräftige, dichte Augenbrauen und Wimpern können daher nicht nur für die persönliche Ausstrahlung, sondern auch für den Erhalt der Gesundheit unserer Augen von Vorteil sein.

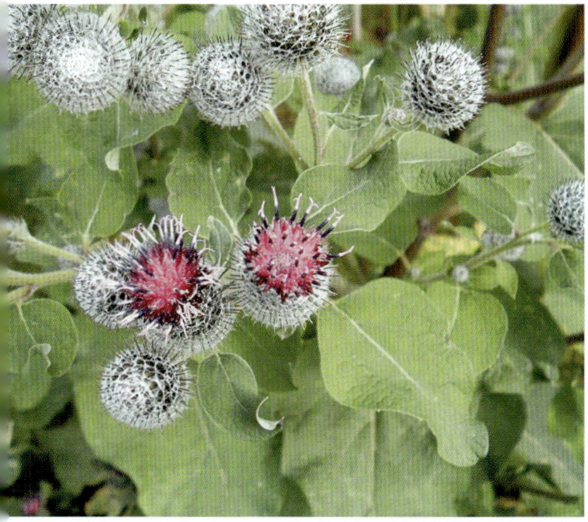

Große Klette (Arctium lappa)

Das folgende Rezept kräftigt die Augenbrauen und Wimpern und lässt sie dicht und gesund wachsen:

- Tragen Sie über 20 Tage 1-mal täglich auf die Augenbrauen und Wimpern Rizinusöl (Ricini oleum), Leinöl (Linum usitatissimum) oder Traubenkernöl auf und tupfen nach 10 Minuten die Reste mit einer Serviette ab.

Das folgende Rezept stärkt zusätzlich die Haarzwiebeln:

- Übergießen Sie in einem Glas 20 reife klein gehackte getrocknete oder frische Früchte der Großen Klette (Arctium lappa) mit 1/2 Glas Rizinusöl (Ricini oleum), stellen es für 2 Wochen an einen dunklen Ort, sieben dann das Öl durch und bewahren es in einem Glas im Kühlschrank auf. Damit reiben Sie über 20 Tage mithilfe eines kleinen Pinsels 3- bis 4-mal täglich die Augenbrauen und Wimpern ein.
Alternativ können Sie das Öl mit 10 Mandelkernen (Prunus dulcis) oder 1 EL getrockneten Blüten der Kornblume (Centaurea cyanus) zubereiten.

Augenfalten

Augenfalten, wie Krähenfüße oder Lachfalten um die Augen, haben verschiedene Ursachen, die meist auf mangelnde oder mangelhafte Pflege, einen ungesunden Lebensstil und Umwelteinflüsse zurückzuführen sind. Bis hin zu den Schläfen ist die Haut um die Augen wesentlich feiner und dünner als die restliche Gesichtshaut. Daher braucht sie früher eine spezielle und vor allem regelmäßige Pflege.

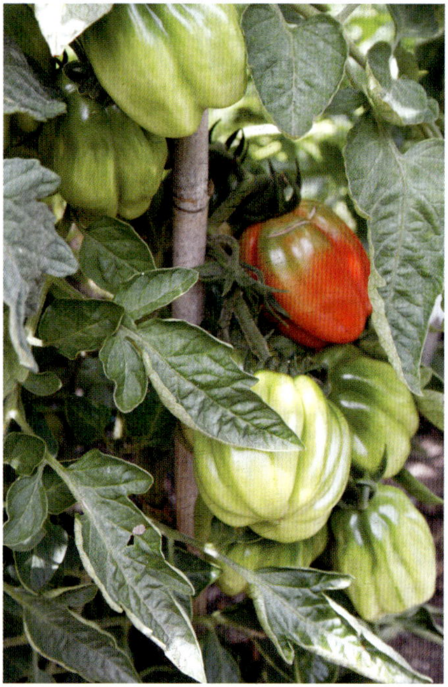

Tomate (Solanum lycopersicum)

Bei Augenfalten schaffen die folgenden Rezepte Abhilfe. Sie glätten die Falten, straffen die Haut, spenden ihr Nährstoffe und Feuchtigkeit, wirken verjüngend und können für alle Hauttypen verwendet werden:

- Vermischen Sie je 1 EL frischen Quark, Milch und Möhrensaft (Daucus carota subsp. sativus) zu einer gleichmäßigen Masse. Tragen Sie die Mischung über 15 bis 20 Tage 1-mal täglich (abends) in einer dicken Schicht auf die Haut um die Augen auf und waschen sie nach 15 bis 20 Minuten mit warmem Wasser ab.

Diese Rezepte entfernen zusätzlich Ödeme:

- Vermischen Sie je 1 EL frischen Möhrensaft (Daucus carota subsp. sativus), zerlassene Butter und helles Bier zu einer gleichmäßigen Masse. Tragen Sie die Mischung über 15 Tage 1-mal täglich (abends) auf die Haut um die Augen auf und entfernen nach 30 Minuten die Reste mit einer Serviette (danach nicht waschen).

- Vermischen Sie 2 EL geriebene frische Tomate (Solanum lycopersicum) mit etwas Kartoffelstärke, bis ein Brei entsteht, und ergänzen dann 5 bis

7 Tropfen Pflanzenöl. Tragen Sie die Mischung über 15 Tage 1-mal täglich (abends) auf die Haut um die Augen auf und waschen sie nach 20 Minuten mit schwach gebrühtem grünen Tee (1 TL Tee auf 1 Glas Wasser, 15 Minuten ziehen lassen) ab.

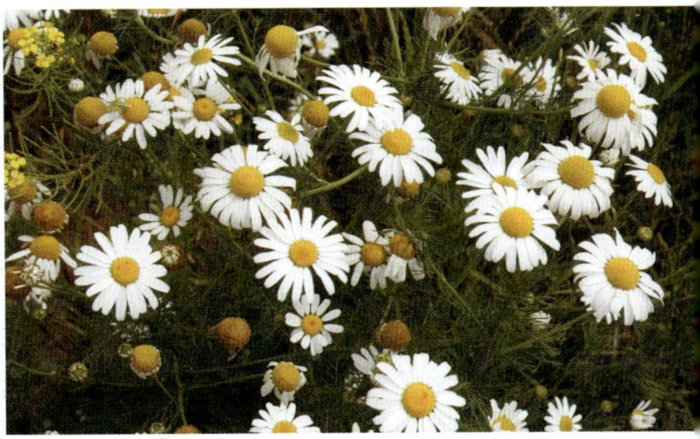

Echte Kamille (Matricaria chamomilla)

Augenringe

Dunkle Ringe und verfärbte Hautbereiche um die Augen können verschiedene Ursachen haben, wie Müdigkeit, Eisen- und Flüssigkeitsmangel, schneller Gewichtsverlust, Erkrankungen innerer Organe oder Störungen im Blutkreislauf.
Die folgenden Rezepte entfernen die dunklen Augenringe und verbessern den Blutkreislauf:

Normale, trockene und Mischhaut

Kochen Sie eine mittelgroße Kartoffel (Solanum tuberosum) gar, lassen sie etwas abkühlen und schneiden sie dann in zwei Teile. Die noch warmen Hälften legen Sie über 15 bis 20 Tage 1-mal täglich (abends) für 20 Minuten auf die geschlossenen Augen.

- Übergießen Sie je 1 TL getrocknete Blüten der Echten Kamille (Matricaria chamomilla) und Dillsamen (Anethum graveolens) mit 1 Glas kochendem Wasser und lassen den Aufguss 10 Minuten ziehen. Teilen Sie ihn anschließend in zwei Teile, lassen eine Hälfte erkalten und erwärmen die andere auf 40 °C. In beiden tränken Sie je zwei Wattepads und legen diese abwechselnd 3-mal hintereinander für jeweils 5 Minuten auf die geschlossenen Augen (zuerst vom heißen, danach vom kalten Aufguss). Die Kompressen normalisieren auch die Spannung der Blutgefäße und verringern ausgedehnte Kapillaren. Machen Sie diese Anwendung über 10 bis 12 Tage 1-mal täglich (abends).

- Vermischen Sie 1 EL Milch und 1 TL klein gehacktes frisches Petersilienkraut (Petroselinum crispum), gießen die Mischung in Formen und frosten sie zu Eiswürfeln. Damit reiben Sie über 15 bis 20 Tage 1-mal täglich (morgens nach der Gesichtswäsche) die Haut um die Augen ab. Diese Anwendung belebt auch die Haut und entfernt Ödeme.

Fettige Haut

Geben Sie über 3 bis 4 Wochen 1-mal täglich je 1 TL Magerquark in 2 saubere baumwollene Taschentücher, legen sie für 30 Minuten als Kompressen auf die Augen und waschen danach das Gesicht mit kaltem Wasser. Diese Anwendung verengt auch erweiterte Kapillaren.

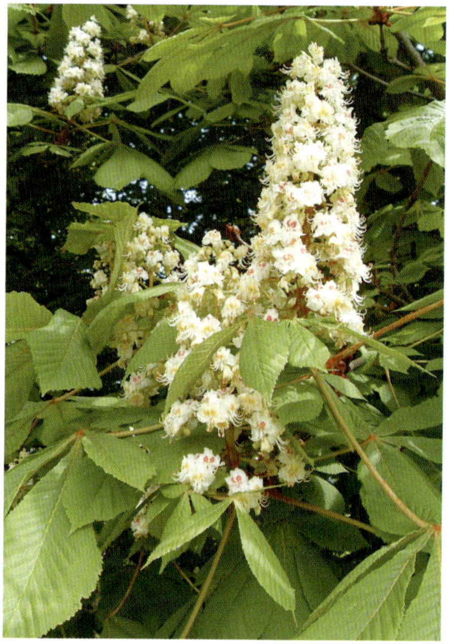

Gewöhnliche Rosskastanie (Aesculus hippocastanum)

Couperose (»Kupferfinnen«)

Couperose tritt bei vielen Frauen meist nach dem 30. Lebensjahr auf. Es ist eine Frühform der Rosazea, die sich gewöhnlich auf dem Rücken, den Nasenflügeln, den Wangen und dem Kinn zeigt, seltener auf der Stirn. Die Haut bekommt dort eine rote Färbung, die auf ein feines Netz ausgedehnter Kapillaren zurückzuführen ist.

Die folgenden Rezepte können Abhilfe schaffen. Sie verengen die Kapillaren und entfernen das Gefäßnetz:

- Übergießen Sie je 1 EL getrocknete Blüten der Ringelblume (Calendula officinalis), Echten Kamille (Matricaria chamomilla), Gemeinen Schafgarbe (Achillea millefolium), Gewöhnlichen Rosskastanie (Aesculus hippocastanum), Kraut des Acker-Schachtelhalms (Equisetum arvense) und Kartoffelstärke mit 1/2 Glas warmem Wasser, geben die Mischung auf ein Stück Mull in passender Größe, legen es 1-mal täglich auf den betroffenen Hautbereich (die bestrichene Seite nach unten) und waschen ihn nach

15 Minuten mit kaltem Wasser ab. Diese Maske ist sehr wirksam, verbessert auch den Blutkreislauf der Haut und festigt die Wände der Blutgefäße. Machen Sie davon mindestens 15 Anwendungen.

- Vermischen Sie je 1 EL getrocknete Blätter der Rose (Rosa), des Echten Salbeis (Salvia officinalis), Blüten der Echten Kamille (Matricaria chamomilla) und Petersilienkraut (Petroselinum crispum). Von der Mischung übergießen Sie 1 EL mit 1 Glas kochendem Wasser, lassen den Aufguss 1 Stunde ziehen und ergänzen dann 1 EL frischen Zitronensaft (Citrus x limon). Darin feuchten Sie ein Wattepad an und reiben damit über 6 Wochen 1-mal täglich (morgens) die Haut ab, anstelle der normalen Wäsche.

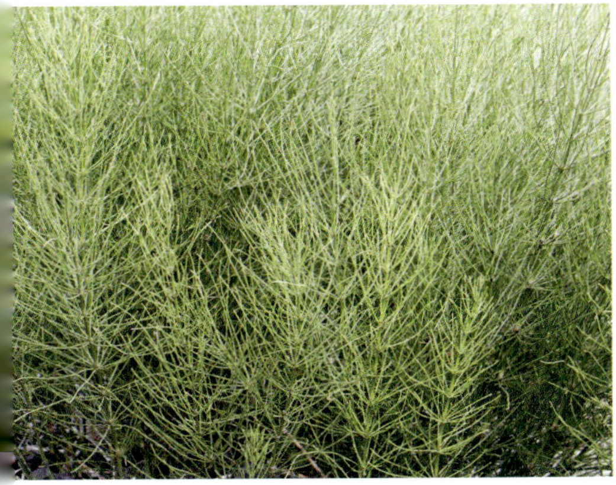

Acker-Schachtelhalm (Equisetum arvense)

Diese Anwendung macht die Haut zusätzlich matt und jünger aussehend:

- Reiben Sie täglich über 15 Tage vor dem Schlafengehen die betroffenen Hautbereiche für 5 Minuten mit Apfelessig (6 %) ab und lassen die Haut an der Luft trocknen, danach mit warmem Wasser abwaschen. Diese Anwendung festigt auch die Wände der Blutgefäße.

Falten

Früher oder später bekommt jeder Falten – dies ist ein normaler biologischer Prozess der Hautalterung. Er kann jedoch auch von anderen Faktoren begünstigt werden, wie schädlichen Umwelteinflüssen, Stress oder einem ungesunden Lebensstil.
Gegen Falten können die folgenden Rezepte helfen, sie reinigen die Haut, straffen sie und machen sie glatter:

Normale Haut

- Übergießen Sie 1 EL klein gehacktes frisches Dillkraut (Anethum graveolens) mit 1 Glas kochendem Wasser, lassen den Aufguss 2 Stunden ziehen und ergänzen dann je 1 EL Sahne und Glycerin (aus der Apotheke). Darin feuchten Sie ein Wattepad an und reiben damit über 2 Monate 3-mal täglich das Gesicht ab. Danach an der Luft trocknen lassen und nicht abwaschen.

▪ Übergießen Sie je 1 EL getrocknete Blüten der Gemeinen Schafgarbe (Achillea millefolium) und Sommerlinde (Tilia platyphyllos) mit 1 Glas kochendem Wasser, lassen den Aufguss 2 Stunden ziehen, sieben ihn durch und ergänzen dann 1 EL frischen Gurkensaft (Cucumis sativus). Darin feuchten Sie ein Wattepad an und reiben damit über 1 Monat 3-mal täglich das Gesicht ab. Danach an der Luft trocknen lassen und nicht abwaschen.

Trockene Haut

▪ Übergießen Sie 1/2 Glas getrocknete Rosenblütenblätter (Rosa) mit 1 Glas Pflanzenöl und erwärmen die Mischung bei geringer Hitze für 2 Stunden im Wasserbad. Im Öl feuchten Sie ein Wattepad an und reiben damit über 15 Tage 2-mal täglich (morgens und abends) nach dem Waschen das Gesicht ab. Danach an der Luft trocknen lassen und nicht abwaschen. Die Anwendung ist auch für normale Haut geeignet. Sie nährt und belebt die Haut zusätzlich und macht sie elastisch.

▪ Vermischen Sie 3 EL pulverisierten grünen Tee, 2 EL Kefir oder Sauermilch, 1/2 TL Olivenöl und 2 TL Kartoffelstärke. Tragen Sie die Mischung über 20 Tage 1-mal täglich auf das Gesicht auf und waschen sie nach 10 bis 15 Minuten mit warmem Wasser ab. Diese Maske festigt auch die Wände der Kapillaren und macht die Haut elastischer.

▪ Pürieren Sie 2 mittelgroße Pellkartoffeln (gar gekocht und anschließend geschält / Solanum tuberosum) und ergänzen zum heißen Püree je 1 TL Olivenöl und Glycerin (aus der Apotheke). Die Mischung geben Sie über 15 Tage 1-mal täglich auf eine Baumwollserviette, legen sie auf das Gesicht (die bestrichene Seite nach unten) und waschen es nach 15 bis 20 Minuten mit warmem Wasser ab. Danach tragen Sie für 10 Minuten eine dicke Schicht einer fettenden und nährenden Gesichtscreme auf und entfernen dann deren Reste mit einer angefeuchteten Papierserviette. Diese Maske nährt und verjüngt die Haut zusätzlich.

Fettige und Mischhaut

▪ Geben Sie in ein Glas zur Hälfte geschälte, geriebene frische Gurke (Cucumis sativus), füllen es mit Wodka

(40 %) auf, decken es mit einer Serviette ab, stellen das Glas für 12 Tage in die Sonne, sieben dann die Flüssigkeit durch und bewahren sie in einer fest geschlossenen Flasche im Kühlschrank auf. Zur Anwendung vermischen Sie 2 EL der Tinktur mit je 1 EL Kartoffelstärke und Sud aus Echtem Salbei (Salvia officinalis). Hierfür übergießen Sie 1 EL getrocknete Salbeiblätter mit 1 Glas kochendem Wasser, lassen es nochmals aufkochen, 3 Minuten bei geringer Hitze köcheln und dann den Sud 30 Minuten ziehen. Tragen Sie die Mischung 1- bis 2-mal wöchentlich auf das Gesicht auf und waschen sie nach 25 Minuten mit kaltem Wasser ab. Diese Maske kann auch für den Hals verwendet werden. Sie entfettet die Haut zusätzlich und wirkt verjüngend. Machen Sie davon 15 Anwendungen.

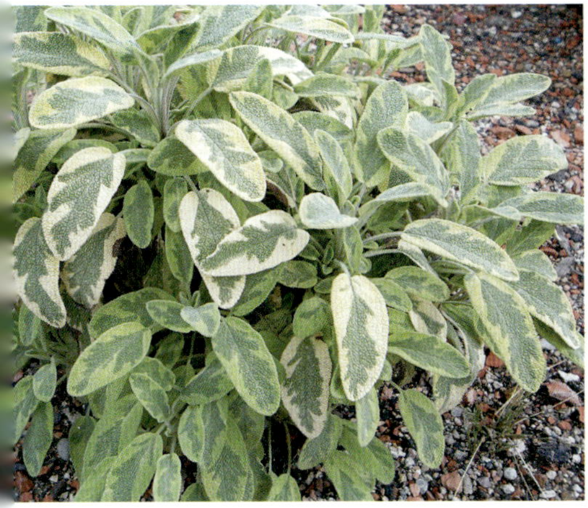

Echter Salbei (Salvia officinalis)

- Übergießen Sie 1 EL getrocknete Blüten des Gemeinen Flieders (Syringa vulgaris) und 2 TL getrocknete Blüten der Gemeinen Schafgarbe (Achillea millefolium) mit 1/2 Glas kochendem Wasser, lassen den Aufguss 35 bis 40 Minuten ziehen und sieben ihn nicht durch. Dann rühren Sie die noch warme Mischung zu einer gleichmäßigen Masse, tragen sie 1- bis 2-mal wöchentlich auf das Gesicht auf und waschen sie nach 30 Minuten mit kaltem Wasser ab, das mit frischem Zitronensaft (Citrus x limon) angesäuert wurde. Diese Maske kann auch für den Hals verwendet werden. Sie verringert zusätzlich die Fettigkeit der Haut, wirkt verjüngend und glättet sogar tiefe Falten. Machen Sie davon 15 Anwendungen.

Fettiger Glanz

Fettige Haut bleibt zwar lange glatt und faltenfrei, jedoch stört viele Frauen der ölige Glanz in der Gesichtsmitte. Dagegen hilft alles, was eine trockene Haut provoziert. Die folgenden Rezepte reinigen die Haut und entfernen den fettigen Glanz:

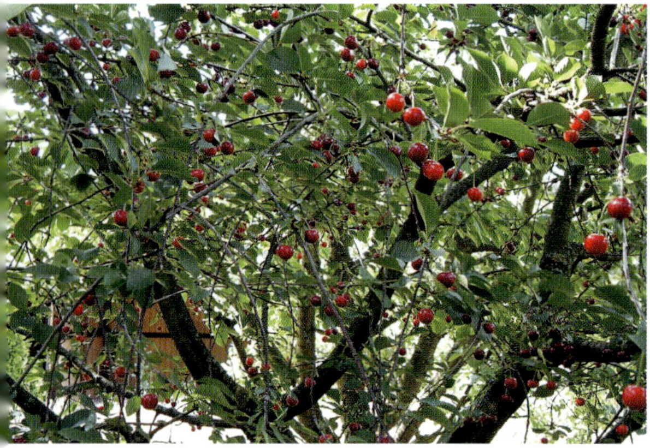

Kirsche (Prunus)

▮ Übergießen Sie 1 EL getrocknete Blüten der Echten Kamille (Matricaria chamomilla) mit 1 Glas kochendem Wasser, lassen den Aufguss 2 Stunden ziehen und ergänzen dann 1 EL frischen Kartoffelsaft (Solanum tuberosum). Darin feuchten Sie ein Wattepad an und reiben damit über 6 Wochen 3-mal täglich das Gesicht ab. Danach an der Luft trocknen lassen und nicht abwaschen. Diese Anwendung verengt auch die Poren der Haut.

Die folgenden Rezepte nähren die Haut zusätzlich und können auch für Mischhaut verwendet werden:

▮ Vermischen Sie 2 EL Weizenmehl, 3 EL Milch, 1 TL Honig und 2 EL geriebenen frischen Apfel (Malus), bis ein dicker Brei entsteht. Tragen Sie diesen 1-mal wöchentlich auf das Gesicht auf und waschen ihn nach 15 bis 20 Minuten mit kaltem Wasser ab. Machen Sie davon 8 bis 10 Anwendungen.

▮ Übergießen Sie je 1 TL getrocknete Blüten der Echten Kamille (Matricaria chamomilla), Blätter der Pfefferminze (Mentha x piperita) und des Breitwegerichs (Plantago major) mit 1 Glas kochendem Wasser, lassen den Aufguss 30 Minuten ziehen und ergänzen dann 1 TL Kartoffelstärke. Tragen Sie die Mischung 1- bis 2-mal wöchentlich auf das Gesicht auf und waschen sie nach 30 Minuten mit kaltem Wasser ab. Diese Maske kann ebenfalls für den Hals verwendet werden. Sie gibt dem Gesicht nebenbei einen frischen, natürlichen Rosaton. Machen Sie davon 10 Anwendungen.

▮ Entsaften Sie frische Kirschen (Prunus), bis Sie 1 Glas gefüllt haben. Im Kirschsaft tränken Sie eine Lage Watte oder eine Baumwollserviette, legen sie 1- bis 2-mal wöchentlich auf das Gesicht und waschen es nach 15 bis 20 Minuten mit kaltem Wasser ab. Diese Maske kann ebenfalls für den Hals verwendet werden. Sie entfernt auch abgestorbene Hautzellen, wirkt verjüngend und gibt dem Gesicht eine frische Farbe. Machen Sie davon 10 Anwendungen.

Großporige Haut

Großporige Haut ist ein rein kosmetisches Problem. Gewöhnlich erscheint sie erstmals in der Pubertät und wird oft von Entzündungen begleitet. Dabei weist die Haut nicht nur im Gesicht, in der T-Zone, vergrößerte Poren auf, sondern am ganzen Körper. Mit zunehmendem Alter werden die erweiterten Hautporen immer auffälliger.
Die folgenden Rezepte schaffen Abhilfe. Sie können für fettige und Mischhaut verwendet werden, reinigen und nähren die Haut und verengen die Poren:

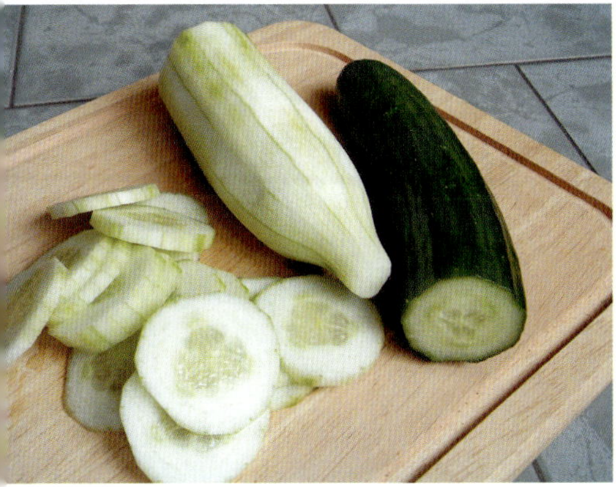

Gurke (Cucumis sativus)

- Vermischen Sie 1 EL pulverisierte Haferflocken und 3 EL heiße Milch, lassen die Mischung abkühlen und ergänzen dann 1 EL frischen Möhrensaft (Daucus carota subsp. sativus). Tragen Sie die Maske 1-mal wöchentlich auf die betroffenen Hautbereiche auf und waschen sie nach 15 bis 20 Minuten mit warmem Wasser ab. Machen Sie davon 8 bis 10 Anwendungen.

- Vermischen Sie 4 EL warme Milch, 50 g Roggenbrot, 1 EL Honig und 1 TL zerlassene Butter zu einer gleichmäßigen Masse. Tragen Sie die Mischung 1-mal wöchentlich auf die betroffenen Hautbereiche auf und waschen sie nach 15 bis 20 Minuten mit warmem Wasser ab. Machen Sie davon 8 bis 10 Anwendungen.
Hinweis: Diese Maske bleicht die Haut.

- Vermischen Sie 1 EL frische Hefe und 1 TL 3 %ige Wasserstoffperoxid-Lösung (aus der Apotheke). Tragen Sie die Mischung 1-mal wöchentlich auf die betroffenen Hautbereiche auf und waschen sie nach 10 Minuten mit warmem Wasser ab. Machen Sie davon 10 Anwendungen.

- Vermischen Sie je 1 EL Apfelessig (6 %), frischen Gurkensaft (Cucumis sativus) und Wodka (40 %). Darin feuchten Sie ein Wattepad an und reiben damit über 2 Wochen 2-mal täglich die betroffenen Hautbereiche ab. Danach an der Luft trocknen lassen und dann mit warmem Wasser abwaschen.

Lippen

Die Lippen sind ein starkes Charakteristikum unseres Gesichtes und dienen uns mit verschiedensten Funktionen. So helfen sie uns bei der Nahrungsaufnahme, sind ein Tastorgan, ein Mittel zur Lautbildung beim Sprechen, ein wichtiger Teil der Mimik und auch eine erogene Zone. Daher sollten die Lippen bei der täglichen Pflege nicht vergessen werden. Dafür können Sie Creme oder Balsam selbst herstellen. Diesen tragen Sie 2- bis 3-mal täglich in einer dünnen Schicht auf die sauberen und trockenen Lippen auf.

Lippencreme

▪ Erwärmen Sie 1 TL Bienenwachs im Wasserbad, nehmen es mit der Schüssel heraus, ergänzen 1 TL dicken Honig, 5 TL Mandelöl und 8 Tropfen süßes Orangenöl, vermischen alles zu einer gleichmäßigen Masse und gießen sie dann in die gewünschten Formen, beispielsweise kleine Schraubgläser.
Die Creme kann im Kühlschrank bis zu 12 Monate aufbewahrt werden.

Vitamin-Creme für die Lippen

▪ Erwärmen Sie 2 TL Bienenwachs im Wasserbad, nehmen es mit der Schüssel heraus, ergänzen 1 TL dicken Honig, 2 TL Mandelöl und 1 TL Olivenöl, vermischen alles zu einer gleichmäßigen Masse und gießen sie dann in die gewünschten Formen.
Die Creme kann im Kühlschrank bis zu 12 Monate aufbewahrt werden.

Lippenbalsam

▪ Vermischen Sie in einem sterilen Flakon 1 1/2 TL Kakaoöl, 1/3 TL Avocadoöl und 6 Tropfen Zimtöl.

Schuppende Haut

Das Schuppen betrifft nur trockene Hautpartien und ist ein Zeichen für ein gestörtes Feuchtigkeits- und Fettgleichgewicht. Dabei lösen sich trockene abgestorbene Hautzellen und fallen als Schuppen ab, wobei die Haut juckt und gerötet ist.
Bei schuppender Haut schaffen die folgenden Rezepte Abhilfe. Sie norma-

lisieren das Gleichgewicht der Haut, verhindern das Schuppen und machen sie weich und zart:

- Übergießen Sie 1 EL getrocknete Blüten der Echten Kamille (Matricaria chamomilla) mit 1 Glas kochendem Wasser und lassen den Aufguss 20 Minuten ziehen. Danach vermischen Sie 1 EL davon mit 1 frischen Eigelb und 1 EL Olivenöl. Tragen Sie die Mischung 1-mal wöchentlich auf das Gesicht auf und waschen sie nach 20 Minuten mit kaltem Wasser ab. Machen Sie davon 8 bis 10 Anwendungen.

- Verrühren Sie je 1/2 Glas Olivenöl und warmes, abgekochtes Wasser mit dem Mixer bis zum Erhalt einer gleichmäßigen Emulsion und bewahren sie dann im Kühlschrank auf (vor dem Gebrauch gut durchschütteln). Darin feuchten Sie ein Wattepad an und reiben damit 2-mal täglich das Gesicht ab, danach nicht abwaschen und die Haut an der Luft trocknen lassen. Machen Sie diese Anwendung über 2 Monate.

- Übergießen Sie 4 getrocknete Früchte der Echten Feige (Ficus carica) mit 1 Glas kochendem Wasser, lassen den Aufguss 2 Stunden ziehen, nehmen dann die Früchte heraus, zerreiben sie sorgfältig, geben 2 EL des Aufgusses dazu und vermischen alles gründlich. Die Mischung tragen Sie 1-mal wöchentlich auf das Gesicht auf und waschen sie nach 20 Minuten mit warmem Wasser ab. Danach tragen Sie eine fettende und nährende Gesichtscreme auf. Diese Maske gibt dem Gesicht nebenbei einen frischen, natürlichen Rosaton. Machen Sie davon 8 bis 10 Anwendungen.

Tränensäcke

Tränensäcke sind gewöhnlich Einlagerungen von Flüssigkeit oder Fett in das Gewebe unterhalb der Augen und haben unterschiedliche Ursachen. Sie zeigen sich als herunterhängende, schlaffe, fahle und häufig gelb-braun verfärbte Haut. Dabei kann es sich um eine kurzfristige Schwellung oder eine dauerhafte Erschlaffung der Haut handeln. Aufgrund genetischer Veranlagung können sie sehr früh auftreten, bilden sich jedoch meist erst in höherem Alter unterschiedlich stark aus.
Bei Tränensäcken schaffen die folgenden Rezepte Abhilfe. Sie verbessern den Blutkreislauf, festigen die Wände der Kapillaren der Haut, entfernen die

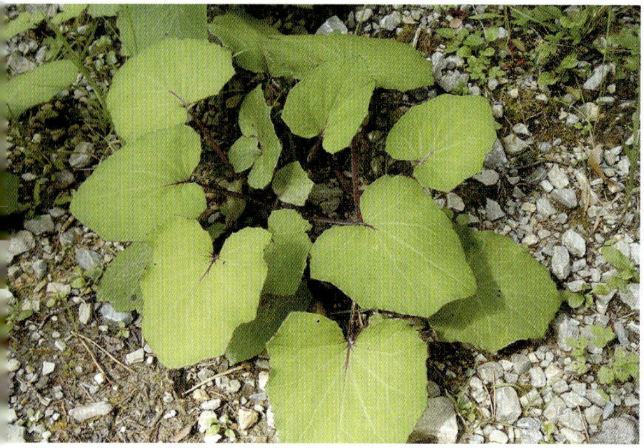

Huflattich (Tussilago farfara)

Schwellung und können für jeden Hauttyp verwendet werden:

- Übergießen Sie 1 TL getrocknete Blätter des Echten Salbeis (Salvia officinalis) mit 1/2 Glas kochendem Wasser, lassen den Aufguss 2 bis 3 Minuten abgedeckt ziehen und ergänzen dann 1 EL Milch. Die Mischung teilen Sie in zwei Hälften, lassen einen Teil erkalten und erwärmen den anderen auf 40 °C. In beiden tränken Sie je zwei Wattepads und legen diese für jeweils 10 Minuten auf die geschlossenen Augen (zuerst vom heißen, anschließend vom kalten Aufguss). Machen Sie diese Anwendung 1-mal täglich (abends). Gewöhnlich tritt eine Verbesserung des Zustandes nach 1 Monat ein.

- Übergießen Sie 2 EL klein gehackte getrocknete Blüten der Linde (Tilia) sowie je 1 EL Blätter des Echten Johanniskrauts (Hypericum perforatum), des Huflattichs (Tussilago farfara) und Honig mit 0,5 l heißem hellen Bier und lassen den Aufguss 1 Stunde ziehen. Dann kochen Sie ihn auf, lassen ihn für 2 bis 3 Minuten bei geringer Hitze köcheln und teilen dann den Sud in zwei Hälften. Einen Teil lassen Sie erkalten und den anderen erwärmen Sie auf 40 °C. In beiden tränken Sie je zwei Wattepads und legen diese für jeweils 10 Minuten auf die geschlossenen Augen (zuerst vom heißen, anschließend vom kalten Sud). Danach tragen Sie eine beliebige nährende Creme auf. Machen Sie diese Anwendung über 20 Tage 1-mal täglich (abends).

- Übergießen Sie je 1 EL klein gehacktes frisches Petersilienkraut (Petroselinum crispum) und getrocknete Blüten der Sommerlinde (Tilia platyphyllos) mit 1 Glas kochendem Wasser und lassen den Aufguss 2 Stunden ziehen. Darin tränken Sie über 2 Monate 2-mal täglich (morgens und abends) zwei Wattepads, legen sie für 15 Minuten auf die geschlossenen Augen und waschen die Hautpartie danach nicht ab.

Trockene und rissige Lippen

Trockene und rissige Lippen entstehen meist durch ungünstige Klimafaktoren (Wind, Kälte und Hitze), Mangel an Vitaminen und Flüssigkeit im Organismus und schädigende Angewohnheiten (Rauchen, Lecken der Lippen, Mundatmung), jedoch beispielsweise auch aufgrund von Krankheiten mit hohem Fieber. Auf trockenen Lippen zeigen sich kleine Hautschuppen. Hält dieser Zustand längere Zeit an, werden die Lippen rissig und springen auf. Es entstehen Schmerzen, Blutungen und Juckreiz.

Bei *trockenen Lippen* schaffen die folgenden Rezepte Abhilfe. Sie verbessern die Nährstoffversorgung der Lippenhaut, stellen ihre normale Feuchtigkeit wieder her und erhöhen ihre Elastizität:

- Vermischen Sie je 1 TL Honig, Natron (Natriumhydrogencarbonat) und Olivenöl. Mit der etwas erwärmten Mischung reiben Sie über 7 bis 10 Tage 1-mal täglich die Lippen ein, waschen sie nach 5 Minuten mit warmem Wasser ab, trocknen sie mit einer Papierserviette und tragen dann einen farblosen Lippenbalsam auf.

- Reiben Sie über 7 bis 10 Tage 1-mal täglich die Lippen mit frischer Butter ein, wischen sie nach 5 Minuten mit einer Papierserviette ab und tragen dann einen farblosen Lippenbalsam auf.

- Vermischen Sie 1 EL Olivenöl und 1 TL frischen Möhrensaft (Daucus carota subsp. sativus). Reiben Sie damit über 7 bis 10 Tage 1-mal täglich die Lippen ein, wischen sie nach 7 Minuten mit einer Papierserviette ab und tragen dann einen farblosen Lippenbalsam auf.

Gegen *rissige Lippen* helfen die folgenden Rezepte. Sie heilen die Risse, stellen die normale Feuchtigkeit der Lippenhaut wieder her, erhöhen ihre

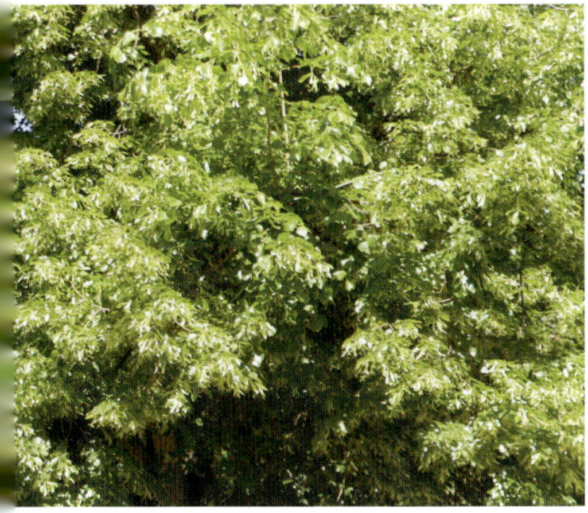

Linde (Tilia)

Elastizität und verbessern ihre Nährstoffversorgung:

- Zerlassen Sie 200 g Butter bei geringer Hitze, ergänzen dann 1 TL pulverisierte getrocknete Blätter des Gänsefingerkrauts (Potentilla anserina) und belassen die Mischung noch 5 Minuten auf dem Herd. Danach lassen Sie sie abkühlen, geben sie in ein Glas und bewahren es im Kühlschrank auf. Mit der Salbe reiben Sie über 7 Tage 3- bis 4-mal täglich dick die Lippen ein und wischen sie nach 10 Minuten mit einer Papierserviette ab.

- Vermischen Sie 1 EL frischen Apfelsaft (Malus) und 1 TL Pflanzenöl. Reiben Sie damit über 10 Tage 1-mal täglich großzügig die Lippen ein und wischen sie nach 5 bis 7 Minuten mit einer Papierserviette ab.

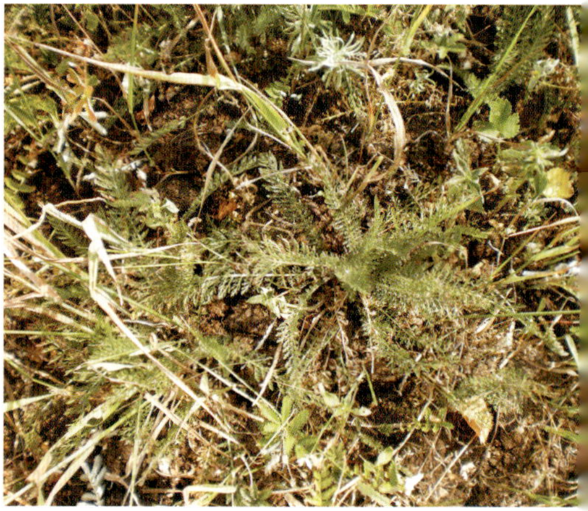

Gänsefingerkraut (Potentilla anserina)

- Reiben Sie über 10 Tage 3- bis 4-mal täglich die Lippen mit saurer Sahne (mehr als 15 % Fettgehalt) ein und lassen sie eintrocknen. Anschließend mit warmem Wasser abwaschen, sanft trockentupfen und mit einem farblosen Lippenbalsam eincremen.

Haarpflege

Gesunde und schöne Haare brauchen ständige Pflege, die bereits mit der täglichen Ernährung beginnt. Für den Aufbau und Erhalt einer gesunden Haarstruktur benötigt unser Organismus die Vitamine A, C und D, B-Vitamine, Zink, Eisen und natürliche Fettsäuren. Jedoch sollte auch auf andere Dinge geachtet werden, denn schlechte Gewohnheiten (wie das Haar zu zwirbeln, auf Haarsträhnen zu kauen oder graue Haare auszureißen) und fehlerhafte Pflegemaßnahmen (wie übermäßiges Waschen und Föhnen der Haare, häufiges Umfärben oder die Verwendung ungeeigneter Pflegeprodukte) können zu einer Schwächung des Haares durch Trockenheit führen, die Folgen wie Haarbruch, Haarausfall und Kopfschuppen hat. Schönes Haar ist den meisten Menschen sehr wichtig – besonders natürliche Pflegemittel helfen, es zu stärken und zum Glänzen zu bringen.

Ähnlich wie die Haut, hat auch jeder Haartyp bestimmte Merkmale und Besonderheiten, an denen er relativ leicht erkannt werden kann und die ebenfalls jeweils spezielle Pflegemaßnahmen benötigen. Grundsätzlich wird unterschieden nach normalem, fettigem und trockenem Haar:

Normales Haar wird innerhalb von zwei bis drei Tagen fettig. Es neigt weder zu Stumpfheit noch fettet es stark. Die Haarspitzen sind normal oder trocken und nur selten entsteht Spliss. Nach dem Föhnen mit einem Haartrockner hat es eine natürliche Fülle und ist glänzend. Die Haarwäsche führt nur selten zur Empfindung einer gespannten Kopfhaut.

Fettiges Haar wird extrem schnell, innerhalb eines Tages, fettig. An den Haarspitzen entsteht kein Spliss. Der Zustand des Haares ändert sich durch Föhnen mit einem Haartrockner nicht. Die Kopfhaut fühlt sich auch nach dem Waschen der Haare nicht gespannt an.

Trockenes Haar wird lange nicht fettig. Meist entsteht erst nach sieben Tagen ein fettiger Film, es ist daher ausreichend, wenn es alle drei bis vier Tage gewaschen wird. Das Haar wirkt meist stumpf, lässt sich schlecht frisieren und neigt oft zu Brüchigkeit und Spliss. Das Föhnen mit einem Haartrockner macht es noch spröder. Nach dem Waschen der Haare entsteht die Empfindung einer gespannten Kopfhaut.

Haarpflege für den Alltag

Normales Haar

- Vermischen Sie 1 EL frischen Zwiebelsaft (Allium cepa) und 4 EL hellen Honig. Die Mischung reiben Sie 1- bis 2-mal wöchentlich in die Kopfhaut ein und waschen sie nach 20 Minuten mit einem Shampoo aus. Bei der Anwendung brauchen Sie keine Angst vor einem unangenehmen Zwiebelgeruch zu haben, denn der Honig neutralisiert ihn fast vollständig.

- Mischen Sie 1 EL Senfpulver in 2 l heißes Wasser. Nach der Haarwäsche mit einem Shampoo spülen Sie 1-mal wöchentlich das Haar mit der warmen Mischung und waschen sie nach 15 Minuten mit warmem Wasser aus.

- Übergießen Sie je 1 EL getrocknete Blätter der Brennnessel (Urtica dioica) und des Huflattichs (Tussilago farfara) mit 2 l kochendem Wasser und lassen den Aufguss 2 Stunden ziehen. Nach der Haarwäsche mit einem Shampoo spülen Sie 1-mal wöchentlich das Haar mit dem erwärmten Aufguss, danach nicht auswaschen.

- Vermischen Sie 1 frisches Eigelb und 2 EL Kognak. Die Mischung reiben Sie 1-mal wöchentlich in die Kopfhaut ein, bedecken dann das Haar mit einer Kunststoffhaube (darüber ein

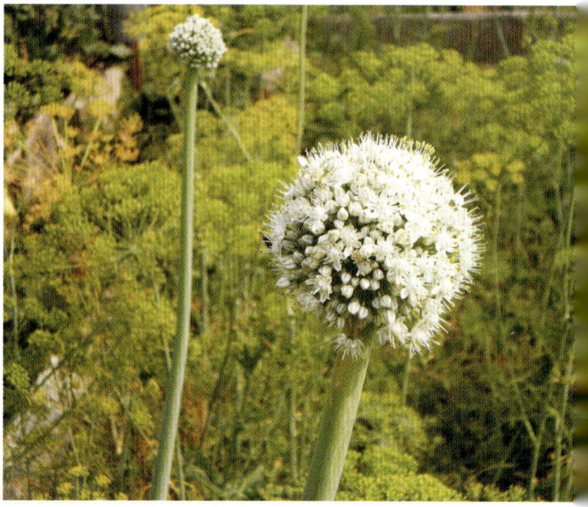

Zwiebel (Allium cepa)

Handtuch) und waschen es nach 20 Minuten gut mit einem Shampoo aus.

- Übergießen Sie abends die Schalen von 3 frischen Orangen (Citrus sinensis) mit 1 1/2 Gläsern kaltem Wasser und lassen sie über Nacht stehen. Am Morgen lassen Sie die Mischung aufkochen und noch 10 Minuten ziehen. Mit dem warmen Sud reiben Sie 1-mal wöchentlich nach der Haarwäsche die Kopfhaut ein, danach nicht ausspülen.
Hinweis: Verwenden Sie unbehandelte Orangen.

Fettiges Haar

- Übergießen Sie 3 EL getrocknete Schale von grünen, unreifen Früchten der Echten Walnuss (Juglans regia) mit 2 l kochendem Wasser, lassen es nochmals aufkochen, bei geringer Hitze 20 Minuten köcheln und dann abkühlen. Mit dem erwärmten Sud spülen Sie nach der Haarwäsche 1-mal wöchentlich das Haar und waschen es danach mit warmem Wasser aus. Er bringt die natürliche Farbe von dunklem Haar zum Strahlen und hilft gegen Kopfschuppen.

- Vermischen Sie 1 schaumig gerührtes frisches Eigelb, 1/2 Glas warmes Wasser und 1/2 TL Zimtpulver (Cinnamomum verum). Damit reiben Sie 1-mal wöchentlich 2 Stunden vor der Haarwäsche die Kopfhaut ein. Die Maske verringert die Bildung von Hautfett und hilft gegen Kopfschuppen.

- Übergießen Sie 1 EL kleingehackte getrocknete Kalmuswurzel (Acorus calamus) mit 0,5 l kochendem Wasser, lassen es nochmals aufkochen, bei geringer Hitze 15 Minuten köcheln, dann abkühlen und ergänzen anschließend 1 EL Apfelessig (6 %). Mit dem erwärmten Sud reiben Sie 1-mal wöchentlich nach der Haarwäsche die Kopfhaut ein, danach nicht ausspülen. Die Anwendung verringert die Bildung von Hautfett und hilft gegen Kopfschuppen.

- Übergießen Sie 3 EL klein gehackte getrocknete Rinde der Eiche (Quercus) mit 1 l kaltem Wasser, lassen es aufkochen und bei geringer Hitze 15 Minuten köcheln. Mit dem warmen Sud waschen Sie 2-mal wöchentlich das Haar oder nutzen ihn nach jeder normalen Haarwäsche vorbeugend gegen eine übermäßige Fettbildung als Spülung (danach nicht ausspü-

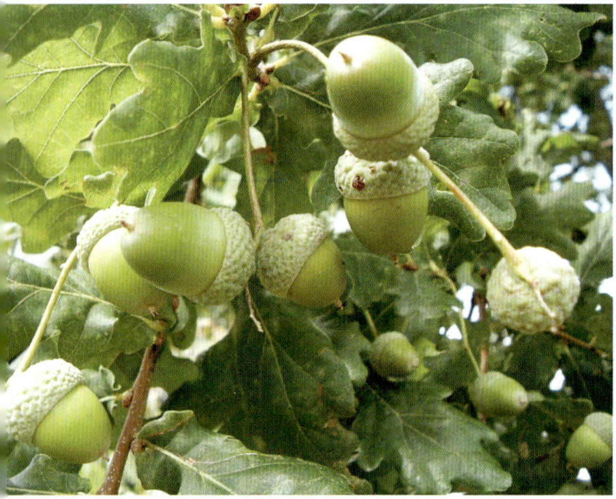

Eiche (Quercus)

len). Die Anwendung hilft auch gegen Kopfschuppen.

Hinweis: Blondes Haar wird durch diesen Sud etwas dunkler.

- Feuchten Sie das Haar mit warmem Wasser an, scheiteln es mit einem Kamm, reiben die Kopfhaut mit normalem Speisesalz ein und waschen das Haar nach 3 bis 4 Minuten gründlich mit warmem Wasser aus. Machen Sie dies mit einem Abstand von je 2 Wochen. Nach der erstmaligen Anwendung können einzelne tote und schwache Haare ausfallen, jedoch wird neues und gesundes Haar sehr schnell nachwachsen.

Trockenes Haar

- Vermischen Sie 2 EL abgekühlten, festen Teesatz des schwarzen Tees, 1 EL Senfpulver, 1 frisches Eigelb und 2 TL Olivenöl. Die Mischung tragen Sie 1-mal wöchentlich auf das Haar auf, bedecken es dann mit einer Kunststoffhaube (darüber ein Handtuch) und waschen es nach 20 Minuten mit warmem Wasser aus.

- Übergießen Sie 2 EL Rosinen mit 1 Glas kochendem Wasser, lassen die Mischung nochmals aufkochen, 10 Minuten bei geringer Hitze köcheln und dann den Sud 2 Stunden ziehen. Danach trennen Sie die Flüssigkeit ab, sammeln sie, pürieren die Rosinen, ergänzen in das Püree 1 frisches Eigelb, je 1 TL hellen Honig und Olivenöl sowie 1/2 TL Meersalz und vermischen alles zu einer gleichmäßigen Masse. Wird diese zu dick, geben Sie etwas von dem Rosinen-Sud hinzu und vermischen nochmals alles gründlich. Mit der Mischung reiben Sie 1-mal wöchentlich die Kopfhaut ein, bedecken das Haar mit einer Kunststoffhaube (darüber ein Handtuch) und waschen es nach 20 Minuten mit einem Shampoo aus. Die Maske hilft auch bei brüchigem Haar.

- Übergießen Sie 1 EL Petersiliensamen (Petroselium crispum) mit 1/2 Glas nicht raffiniertem Sonnenblumenöl, erwärmen die Mischung für 30 Minuten im Wasserbad und sieben sie dann durch. Mit dem Öl reiben Sie über 15 Tage 1-mal täglich vor dem Schlafengehen die Kopfhaut ein und waschen es am nächsten Morgen mit einem Shampoo aus. Nach einer Pause von 15 Tagen können Sie die Anwendung wiederholen. Sie hilft auch bei brüchigem Haar.

- Übergießen Sie 2 EL getrocknete Blüten der Ringelblume (Calendula officinalis) in einem Schraubglas mit 1 Glas Wodka (40 %) und lassen es fest verschlossen für 2 Wochen an einem kühlen, dunklen Ort stehen (dabei gelegentlich aufschütteln).
Für die Anwendung vermischen Sie gründlich 2 EL der Tinktur mit 2 frischen Eigelben und reiben damit 2-mal wöchentlich 2 Stunden vor der Haarwäsche die Kopfhaut ein. Die Maske hilft auch gegen Kopfschuppen.

Graues Haar

Graue Haare sind ein Zeichen für fortgeschrittenes Lebensalter. Dabei werden einzelne Haare aufgrund der nachlassenden Produktion des Pigments Melanin weiß. Der Körper macht auf diese Weise innerliche Veränderungen äußerlich sichtbar – die Frau ist aus der Fruchtbarkeit ausgeschieden. Dagegen ist vorzeitiges Ergrauen immer ein Körpersignal, dessen Ursache nachgegangen werden sollte. Der eigenen Schönheit müssen graue Haare nicht zwangsläufig schaden, denn je nach ursprünglicher Haarfarbe können sie einer Frau sehr gut stehen. Es muss daher nicht immer gleich gefärbt werden, wichtiger ist die richtige Pflege des Haares. Dabei können die folgenden Rezepte helfen. Sie können für jeden Haartyp verwendet werden, verbessern die Haarstruktur, kräftigen das Haar, machen es glänzend und beugen Haarausfall vor:

- Übergießen Sie 1 EL getrocknete Blätter der Großen Brennnessel (Urtica dioica) mit 1 Glas kochendem Wasser, lassen den Aufguss 1 Stunde ziehen und geben dann 1 Glas Apfelessig (6 %) hinein. Die erwärmte Mischung reiben Sie 1-mal wöchentlich 30 Minuten vor der Haarwäsche in das Haar ein.

- Vermischen Sie den frischen Saft einer kleinen Zwiebel (Allium cepa) und je 1 TL Shampoo, Honig und Olivenöl. Tragen Sie die Mischung 1-mal wöchentlich auf das Haar auf und spülen es nach 20 Minuten mit warmem Wasser aus. Dabei brauchen Sie keine Angst vor einem unangenehmen Zwiebelgeruch zu haben, denn der Honig neutralisiert ihn fast vollständig.

Besondere Haarpflege

Haare aufhellen

Die eigenen Haare aufzuhellen ist der Wunsch vieler Frauen. Das lässt sich prinzipiell mit jedem Haar machen – der Handel bietet dafür eine Vielzahl von Produkten an. Jedoch können diesen Effekt auch einfache Hausmittel wie die folgenden leisten:

- Vermischen Sie 1 Teil frischen Zitronensaft (Citrus x limon) und 1 Teil Wodka (40 %). Damit reiben Sie nach der Haarwäsche das feuchte Haar ein, lassen es an der Sonne trocknen und waschen es danach mit warmem Wasser aus. Die Mischung kann für jede Haarfarbe und jeden Haartyp, außer für sehr trockenes Haar, verwendet werden.

- Übergießen Sie 5 EL getrocknete Blüten der Echten Kamille (Matricaria chamomilla) in einer Flasche mit 0,5 l Wodka (40 %), lassen diese fest verschlossen 2 Wochen an einem dunklen Ort stehen (dabei gelegentlich aufschütteln), sieben die Flüssigkeit durch und ergänzen dann 2 EL 3 %ige Wasserstoffperoxid-Lösung (aus der Apotheke). Damit reiben Sie nach der Haarwäsche das feuchte Haar ein, bedecken es mit einem Handtuch und waschen es nach 1 Stunde mit warmem Wasser aus.

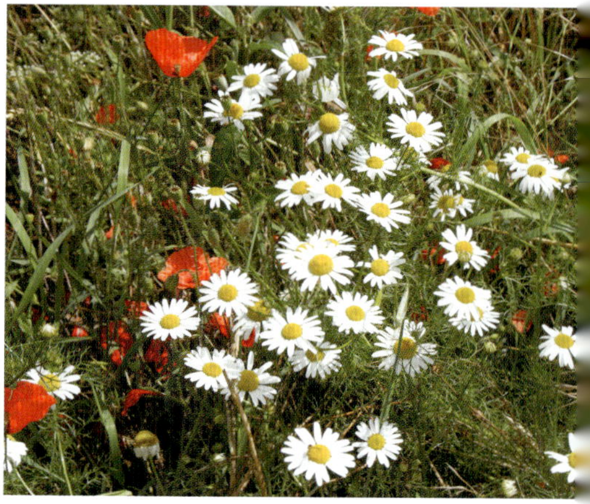

Echte Kamille (Matricaria chamomilla)

Die Tinktur kann für jede Haarfarbe und jeden Haartyp verwendet werden.

▌ Übergießen Sie 5 EL getrocknete Blüten der Echten Kamille (Matricaria chamomilla) mit 0,5 l kochendem Wasser und lassen den Aufguss 30 bis 40 Minuten ziehen. Damit spülen Sie nach der Haarwäsche das feuchte Haar, bedecken es mit einem Handtuch und waschen es nach 1 Stunde mit warmem Wasser aus. Die Anwendung hellt blondes und graues Haar auf und gibt ihm eine goldfarbene Schattierung.

Es ist kaum bekannt, dass Honig die Haare nicht nur festigt und nährt, sondern auch aufhellt. Dafür muss er jedoch sehr lange auf dem Haar belassen werden und seine Effizienz entspricht nicht dem Niveau anderer, speziellerer Mittel. Obwohl die Anwendung von Honig etwas Geduld erfordert und er nicht der beste »Aufheller« ist, wird dafür das Haar reichlich entschädigt, denn er sättigt es während der Anwendung mit Vitaminen und Spurenelementen. Auch kann er für jeden Haartyp und jede Haarfarbe verwendet werden. Dunkles Haar wird durch Honig eine leichte Honig- oder Kastanienschattierung bekommen. Man kann auch mit Honig experimentieren, indem man einzelne Haarsträhnen mit Honig bestreicht – besonders bei hellem und dunkelblondem Haar können damit interessante Farbnuancen erzielt werden. Die Anwendung des Honigs ist einfach:

▌ Waschen Sie das Haar am Abend mit einem Shampoo, dem Sie eine Prise Speisesalz zugesetzt haben, spülen es dann mit warmem Wasser gründlich aus und reiben es mit einem Handtuch ab. Danach streichen Sie das noch feuchte Haar mit Honig ein, decken es für die Nacht mit einer Kunststoffhaube ab (eingestrichene Strähnen zuvor mit Frischhaltefolie umwickeln) und waschen es am Morgen aus. Diese Anwendung kann so lange wiederholt werden, bis die gewünschte Schattierung der Haare erreicht ist.

Haare färben

Menschen färben ihre Haare bereits seit Urzeiten: Schon die Neandertaler hatten dafür ihre »Mittelchen«. Die alten Ägypter, Griechen und Römer nutzten überwiegend pflanzliche und tierische Stoffe, mit denen sie regelmäßig ihre Haare färbten. Zu den ältesten überlieferten pflanzlichen Haarfärbemitteln gehören Henna und Indigo. Später wurde auch Rastik hergestellt, ein Gemisch aus Pyrogallol sowie Eisen- und Kupfersalzen, mit dem eine tiefschwarze Haarfarbe erzeugt wurde.

Gefärbte Haare verändern das Aussehen einer Person vollkommen – sie erzeugen einen neuen Typ. Jedoch ist manches dafür angebotene industrielle Produkt gesundheitlich nicht unbedenklich. Allerdings können auch einfache Hausmittel zum Färben verwendet werden. Die folgenden Rezepte sind für jeden Haartyp geeignet:

Goldene Schattierung

▮ Blondes Haar kann durch einen Sud aus Zwiebelschalen (Allium cepa) eine goldbraune Schattierung bekommen. Dazu übergießen Sie 2 EL getrocknete Schalen mit 1 Glas heißem Wasser, lassen es nochmals aufkochen, für 10 bis 20 Minuten köcheln, sieben dann den dunklen, graubraunen Sud durch und ergänzen 1 bis 2 TL Glycerin (aus der Apotheke). Damit spülen Sie über 2 bis 3 Wochen 1-mal täglich das Haar und waschen es danach mit warmem Wasser aus. Machen Sie diese Anwendung, bis die gewünschte Schattierung erreicht ist.

Dunkelblonde Schattierung

▮ Eine dunkelblonde Schattierung kann bei blondem Haar auch mithilfe des Rhabarbers (Rheum) erzeugt werden. Dazu vermischen Sie 0,5 l Weißwein und 200 g klein gehackte getrocknete Stiele oder 150 g Wurzeln des Rhabarbers, lassen ihn aufkochen, noch so lange köcheln, bis die Hälfte der Flüssigkeit verdampft ist, und lassen ihn dann abkühlen. Mit dem Sud spülen Sie 1-mal täglich das Haar, bis die gewünschte Schattierung erreicht ist. Wenn Sie 1/2 TL Soda ergänzen, wird das Haar strohblond mit rötlicher Schattierung.

▮ Um die Frische von dunkelblondem Haar zu erhalten, vermischen Sie 2 EL getrocknete Blütenblätter der Sonnenblume (Helianthus annuus) mit 0,5 l kochendem Wasser und lassen den Aufguss 2 Stunden ziehen. Damit spülen Sie über 2 Wochen 1-mal täglich das Haar (danach nicht ausspülen).

Rotbraune Schattierung

▮ Eine rotbraune Schattierung bekommt blondes und dunkelblondes Haar durch einen Sud aus schwarzem Tee. Dazu übergießen Sie 2 bis 3 EL des Tees mit 1 Glas kochendem Wasser, lassen den Aufguss nochmals

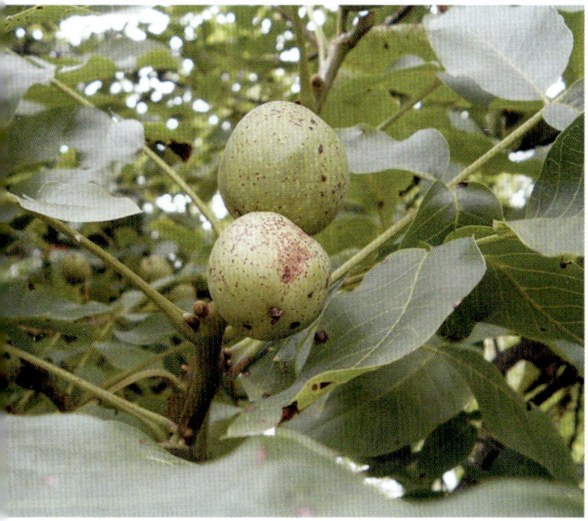

Echte Walnuss (Juglans regia)

aufkochen und 15 bis 20 Minuten bei geringer Hitze köcheln. Vor dem Gebrauch lassen Sie ihn abkühlen und spülen damit 2- bis 3-mal wöchentlich das Haar bis zum Erhalt der erwünschten Schattierung und waschen ihn nach 30 Minuten mit warmem Wasser aus.

- Für eine rotbraune Schattierung von blondem und dunkelblondem Haar können auch getrocknete Blüten der Linde (Tilia) verwendet werden. Dazu übergießen Sie 5 EL Lindenblüten mit 1 1/2 Gläsern kochendem Wasser, lassen den Aufguss nochmals aufkochen und bei geringer Hitze unter ständigem Rühren so lange einkochen, bis nur noch 1 Glas Flüssigkeit vorhanden ist. Mit dem abgekühlten Sud spülen Sie das Haar, lassen ihn bis zum Erreichen der erwünschten (sofort sichtbaren) Schattierung einwirken und waschen ihn dann mit warmem Wasser aus.

Kastanienbraun

- Eine Kastanienfarbe gibt blondem und dunkelblondem Haar der Saft aus frischen grünen Schalen der Echten Walnuss (Juglans regia). Dazu geben Sie diese in einen Mixer und ergänzen etwas Wasser, bis ein gleichmäßiger Brei entsteht. Diesen tragen Sie auf das Haar auf und waschen ihn nach 15 bis 20 Minuten mit warmem Wasser aus. Die Färbung kann durch das Verhältnis von Wasser und Schalen verstärkt oder verringert werden. Je mehr Schalen verwendet werden, desto intensiver wird die dunkle Färbung.

Hinweis: Alternativ können Sie auch Blätter oder Rinde der Walnuss verwenden.

Schwarz

- Die Fichte (Picea) färbt die Haare schwarz. Dazu übergießen Sie 3 EL pulverisierte getrocknete Fichtenrinde mit 0,5 l kochendem Wasser, reiben den abgekühlten Aufguss in das Haar ein, lassen ihn wenigstens

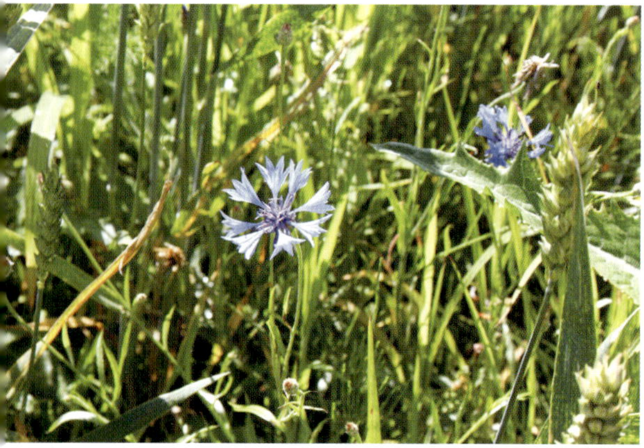

Kornblume (Centaurea cyanus)

1 Stunde einwirken und waschen ihn dann mit warmem Wasser aus.

▌ Der Echte Salbei (Salvia officinalis) bewirkt eine angenehme und satte dunkle Färbung, sogar bei grauem Haar. Dazu übergießen Sie 4 EL getrocknete Salbeiblätter mit 1 Glas kochendem Wasser und lassen den Aufguss abkühlen. Damit reiben Sie 1-mal täglich das Haar ein, danach nicht ausspülen.

Graue Haare braun färben

▌ Um graue Haare braun zu färben, übergießen Sie 4 TL schwarzen Tee mit 1/4 Glas kochendem Wasser, lassen den Aufguss nochmals aufkochen, 40 Minuten bei geringer Hitze köcheln und dann abkühlen. In den Sud geben Sie 4 TL ungesüßtes Kakaopulver oder Instantkaffee, verrühren alles zu einer gleichmäßigen Masse und tragen sie mit einem kleinen Pinsel auf das Haar auf. Dann decken Sie den Kopf mit einer Kunststoffhaube ab und waschen das Haar nach 1 Stunde mit warmem Wasser aus.

Graue Haare rotbraun färben

▌ Für eine rotbraune Färbung von grauem Haar tragen Sie den frischen Saft der Kratzbeere (Rubus caesius) auf das gewaschene und trockene Haar auf und spülen es nach nicht weniger als 1 Stunde mit warmem Wasser aus.

Graue Haare leicht bläulich färben

▌ Übergießen Sie 5 EL getrocknete Blütenblätter der Kornblume (Centaurea cyanus) mit 1 l kochendem Wasser, kochen den Aufguss auf und lassen ihn bei geringer Hitze und häufigem Rühren so lange einkochen, bis nur noch 1 Glas Flüssigkeit vorhanden ist. Mit dem abgekühlten Sud spülen Sie nach jeder Haarwäsche das feuchte Haar und waschen ihn nach 1 Stunde mit warmem Wasser aus. Diese Farbgebung ist bei vielen älteren Frauen sehr beliebt, da damit graues Haar edler wirkt.

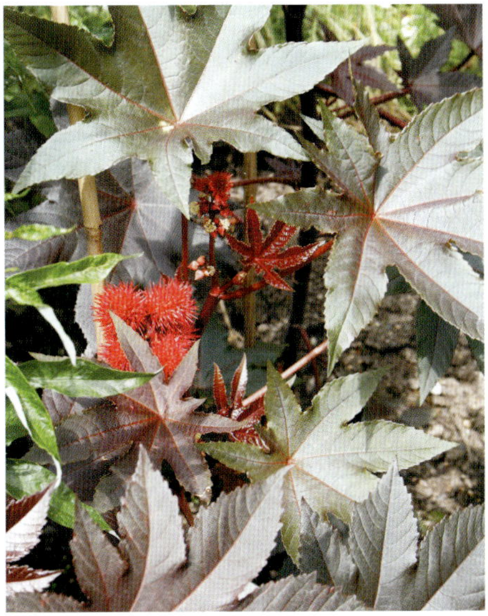

Rizinus (Ricinus communis)

Kräftigungs-Haarwasser

▌ Mischen Sie je 1 EL Rizinusöl (Ricini oleum) und Senfpulver in 1/4 Glas Wodka (40 %). Die Mischung reiben Sie in die Kopfhaut ein, decken dann den Kopf mit einem Handtuch ab und waschen das Haarwasser nach 30 Minuten mit warmem Wasser aus.
Diese einfache Anwendung ist ein sehr wirksames Mittel für die Kräftigung der Haarwurzeln. Regelmäßig angewendet (nicht häufiger als 1-mal pro Woche) wird nach einiger Zeit das Haar dick und glänzend nachwachsen und nicht mehr ausfallen.

Nährende Honig-Ei-Haarmaske

▌ Vermischen Sie 1 EL Leinöl, 2 EL Honig und 3 bis 4 Eigelbe von Wachteleiern. Tragen Sie die Mischung wenn Ihnen danach ist (nicht häufiger als 2-mal wöchentlich) auf das Haar auf, decken den Kopf mit einem Handtuch ab und waschen die Maske nach 40 Minuten mit einem Shampoo aus. Das Haar wird dadurch kräftig, dick und glänzend.

Pflege für Problemhaar

Brüchiges Haar

Die Neigung zu Brüchigkeit und Spliss ist eine typische Erscheinung bei trockenem Haar. Für diesen Fall können die folgenden Rezepte Abhilfe schaffen, denn sie verringern die Brüchigkeit und verbessern den Haarwuchs:

▌ Massieren Sie 1-mal wöchentlich über 10 Minuten vor der Haarwäsche etwas Leinöl (Linum usitatissimum) in die Kopfhaut und das gesamte Haar ein. Danach decken Sie den Kopf mit einer Kunststoffhaube ab und lassen das Öl vollständig einziehen. Diese

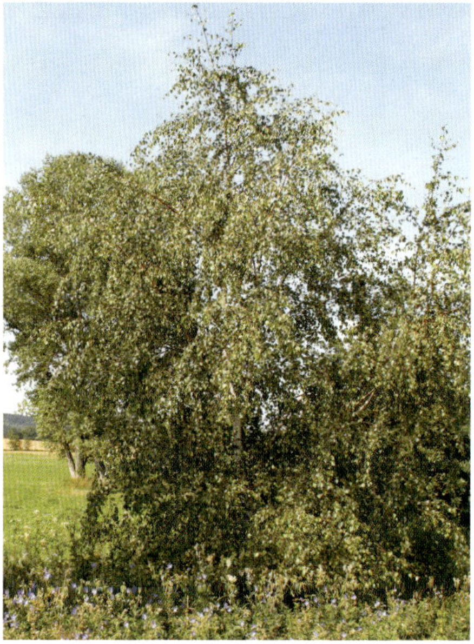

Birke (Betula)

Anwendung ist besonders für häufig gefärbtes und extrem trockenes Haar zu empfehlen. Wiederholen Sie dies 20 Mal.

- Übergießen Sie 1 EL getrocknete Birkenblätter (Betula) mit 1 l kochendem Wasser, lassen den Aufguss nochmals aufkochen, 15 Minuten bei geringer Hitze köcheln und dann abkühlen. Mit dem Sud reiben Sie nach der Haarwäsche 1-mal wöchentlich die Kopfhaut ein, danach nicht ausspülen. Machen Sie davon 20 Anwendungen.

- Vermischen Sie je 1 EL frisch gepressten oder in der Apotheke gekauften Saft der Aloe (Aloe vera), hellen Honig und Rizinusöl. Die Mischung reiben Sie 1-mal wöchentlich 2 Stunden vor der Haarwäsche in die Kopfhaut ein. Diese Anwendung hilft auch bei vergilbten grauen Haaren, den normalen Silberton wiederherzustellen. Wiederholen Sie dies 20 Mal.

- Übergießen Sie 1/2 Glas getrocknete Zwiebelschalen (Allium cepa) mit 1 l kochendem Wasser, lassen den Aufguss nochmals aufkochen, 5 Minuten bei geringer Hitze köcheln und dann abkühlen. In den durchgesiebten Sud geben Sie 1 EL Glycerin (aus der Apotheke) und reiben damit 1-mal wöchentlich 1 Stunde vor der Haarwäsche die Kopfhaut ein. Diese Anwendung entfernt auch Kopfschuppen. Wiederholen Sie dies 20 Mal.

Haarausfall

Beim gesunden Menschen fallen täglich zwischen 70 bis 100 Haare aus, die normalerweise fortlaufend ersetzt werden. Darüber hinaus wird von einem übermäßigen Haarausfall gesprochen, der verschiedenste Ursachen haben kann, wie erbliche Veranlagung, hormonelle Störungen, Stress oder falsche Ernährung. Jedoch wird Haarausfall erst dann problematisch, wenn mehr Haare ausfallen als nachwachsen, wenn das nachwachsende Haar nur wenige Zentimeter kurz wieder ausfällt oder der Haarneuwuchs völlig ausbleibt. Die folgenden Rezepte können Abhilfe schaffen, denn sie kräftigen die Haarwurzeln, beschleunigen den Wuchs und stoppen den übermäßigen Haarausfall:

- Vermischen Sie 1 EL pulverisierte getrocknete Blätter der Zitronenmelisse (Melissa officinalis), den frischen Saft von 2 Mandarinen (Citrus reticulata) und 1 EL Senfpulver. Die Mischung massieren Sie 1- bis 2-mal wöchentlich in die Kopfhaut und das gesamte Haar ein und waschen sie nach 20 Minuten mit einem Shampoo aus. Machen Sie davon 20 Anwendungen.

- Vermischen Sie je 1 EL Senfpulver und Olivenöl sowie 3 EL Milch. Die Mischung tragen Sie 1- bis 2-mal wöchentlich auf das Haar auf, bedecken den Kopf mit einer Plastikhaube, legen ein Handtuch darüber und waschen die Maske nach 30 Minuten mit einem Shampoo aus. Machen Sie davon 20 Anwendungen.

- Massieren Sie nach jeder Haarwäsche in die Kopfhaut warmes Bier ein und waschen es nach 15 Minuten mit warmem Wasser aus.

Kopfschuppen

Jeden Tag lösen sich von der menschlichen Haut winzige Schuppen, da sich diese ständig erneuert und dabei abgestorbene Hautzellen abgestoßen werden. Verläuft diese Erneuerung jedoch zu schnell, verklumpen die Schüppchen und größere Schuppen werden sichtbar und rieseln als helle Flocken vor allem von der Kopfhaut auf Nacken und Schultern. Die Schuppenbildung können unterschiedliche Faktoren begünstigen, wie erbliche Veranlagung, Neigung zu vermehrter Talgproduktion, Hormonschwankungen, Stress, Umwelteinflüsse, falsche Haarpflege oder auch der Hefepilz Pityrosporum ovale. Kopfschuppen bilden sich sowohl auf trockener als auch auf fettiger Haut. Die folgenden Rezepte kräftigen das Haar, verbessern den Haarwuchs und entfernen die Kopfschuppen:

Trockenes Haar

- Vermischen Sie 2 frische Eigelbe mit 1/4 Glas Wasser, 1/2 Glas Wodka (40 %) und 1 TL Salmiakgeist (10 %).

Die Mischung massieren Sie 1-mal wöchentlich in die Kopfhaut ein und waschen sie nach 5 Minuten mit heißem Wasser sorgfältig aus. Machen Sie davon 20 Anwendungen.

▮ Vermischen Sie je 2 EL Olivenöl, Rizinusöl (Ricini oleum) und Wasser. Die Mischung massieren Sie 1-mal wöchentlich 1 Stunde vor der Haarwäsche in die Kopfhaut ein. Machen Sie davon 20 Anwendungen.

▮ Übergießen Sie 200 g trockenes Schwarzbrot mit 1 Glas kochendem Wasser und pürieren es mit einer Gabel zu einer gleichmäßigen Masse. Die Mischung tragen Sie 1-mal wöchentlich auf das Haar auf, decken den Kopf mit einer Kunststoffhaube ab und waschen die Maske nach 30 bis 40 Minuten mit warmem Wasser aus. Beim Ausspülen ist es günstig, wenn Sie das Wasser mit frischem Zitronensaft (Citrus x limon) ansäuern (auf 1 l Wasser 1 EL Zitronensaft). Machen Sie davon 10 bis 15 Anwendungen.

Fettiges Haar

▮ Vermischen Sie 1/2 Glas frische Milch und 1 EL 96%igen Spiritus (aus der Apotheke). Die Mischung massieren Sie 1-mal wöchentlich 1 Stunde vor der Haarwäsche in die Kopfhaut ein. Die Maske entfernt auch den fettigen Glanz des Haares. Machen Sie davon 10 Anwendungen.

▮ Übergießen Sie 3 EL frische Nadeln der Waldkiefer (Pinus sylvestris) mit 2 l kochendem Wasser und lassen den Aufguss 2 Stunden ziehen. Erwärmen Sie ihn vor dem Gebrauch, spülen damit 1-mal wöchentlich nach der Haarwäsche das Haar und waschen es danach aus. Die Spülung entfernt auch den fettigen Glanz des Haares, es wird seidig und glänzend. Machen Sie davon 15 Anwendungen.

▮ Übergießen Sie 3 EL getrocknete Schalen des Granatapfels (Punica granatum) mit 2 l kochendem Wasser, lassen den Aufguss nochmals aufko-

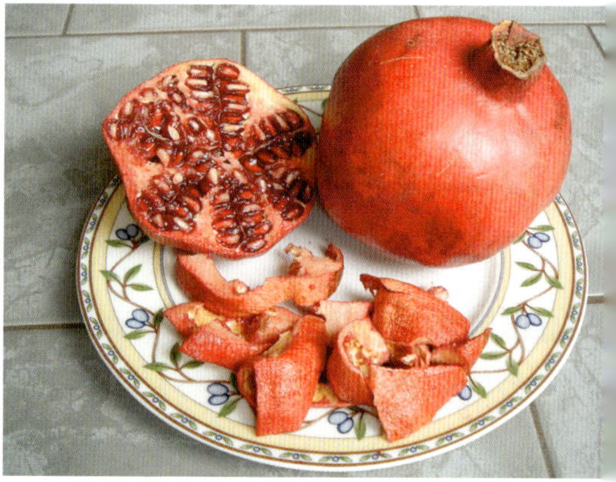

Granatapfel (Punica granatum)

chen und 15 Minuten bei geringer Hitze köcheln. Mit dem warmen Sud spülen Sie 1-mal wöchentlich nach der Haarwäsche das Haar (nicht auswaschen). Die Spülung entfernt auch den fettigen Glanz und macht das Haar seidig und glänzend. Machen Sie davon 15 Anwendungen.

Strapaziertes Haar

Stark geschädigtes, überbehandeltes und trockenes Haar kommt heute häufig vor. Dafür verantwortlich sind beispielsweise häufiges Haarefärben, die übermäßige Verwendung von Haarlack oder Hitzeeinwirkung durch die Verwendung von Fön und Lockenstab. Strapaziertes Haar benötigt eine besondere Pflege, um es sanft zu reinigen und zu reparieren. Dabei können die folgenden Rezepte helfen, die die Haarstruktur verbessern, die Kopfhaut nähren und die Haarwurzeln stärken:

- Übergießen Sie 2 EL Gelatine mit 1/3 Glas kaltem Wasser (alternativ kann dafür auch ein kalter Pflanzensud verwendet werden) und ergänzen dann 1/3 Glas gewöhnliches Shampoo. Die Mischung erwärmen Sie unter ständigem Rühren im Wasserbad, bis sich die Gelatine vollständig aufgelöst hat und eine gleichmäßige Masse entstanden ist, und lassen sie dann abkühlen. Das entstandene Gelee ist gleichzeitig Gelatine-Maske und Shampoo. Dieses massieren Sie 1-mal wöchentlich in die Kopfhaut und das gesamte Haar ein und waschen es nach 5 Minuten mit warmem Wasser aus. Nicht verbrauchtes Gelee kann über längere Zeit im Kühlschrank aufbewahrt werden. Machen Sie davon 15 bis 20 Anwendungen.

- Übergießen Sie 1 TL Gelatine mit 1/2 Glas warmem Wasser, lassen die Mischung 30 Minuten stehen, sieben sie durch, ergänzen 1 TL Senfpulver und 1 frisches Eigelb und verrühren alles zu einer gleichmäßigen Masse. Die Mischung massieren Sie 1-mal wöchentlich in die Kopfhaut und das gesamte Haar ein und waschen sie nach 20 Minuten mit warmem Wasser aus. Machen Sie davon 10 Anwendungen.

- Vermischen Sie 1 Glas dunkles Bier und 1 TL Meersalz und erwärmen die Mischung auf Körpertemperatur. Massieren Sie diese 2-mal wöchentlich in die Kopfhaut und das gesamte Haar ein. Sie kräftigt das Haar und macht es glänzend. Machen Sie davon 15 Anwendungen.

Hand- und Nagelpflege

Die Hände sind neben dem Gesicht am häufigsten den Blicken anderer Menschen ausgesetzt und ein besonders empfindlicher Teil unseres Körpers. Nichts zeigt besser das Alter einer Frau als ihre beiden Hände. Das ist auch kein Wunder, denn deren Haut ist fast immer ungeschützt negativen Umwelteinflüssen wie Kälte, Wind, Frost, Sonneneinstrahlung und Schadstoffen ausgesetzt. Bereits dadurch altert sie schneller als die Haut an den geschützten Teilen des Körpers. Hinzu kommt die Tatsache, dass die Haut der Hände fast keine Talgdrüsen besitzt und die Fettschicht der Unterhaut sehr dünn ist. Daher trocknet die Haut schneller aus. Trockene, brüchige oder eingerissene Nägel entstehen meist durch vernachlässigte Pflege und sind seltener Ausdruck einer Erkrankung. Daher ist es wichtig, auch Hände und Nägel täglich zu pflegen.

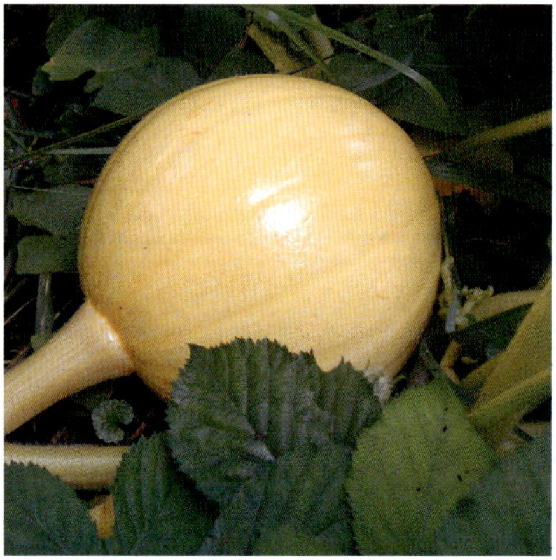

Gartenkürbis (Cucurbita pepo)

Handpflege für den Alltag

Normale und trockene Haut

▌ Vermischen Sie 1/2 Glas geriebenes frisches Fruchtfleisch des Gartenkürbisses (Cucurbita pepo) und 1 EL zerlassene Butter. Die Mischung geben Sie alle 3 Tage auf die Hände und waschen sie nach 15 Minuten mit warmem Wasser ab. Danach reiben Sie die Hände mit einer fettenden Handcreme ein.

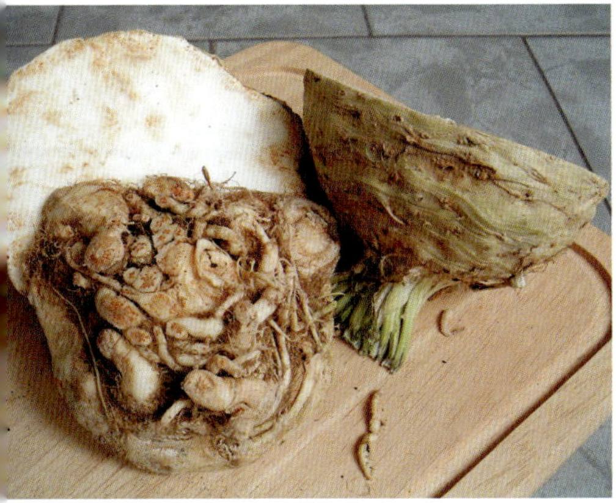

Echter Sellerie (Apium graveolens)

▮ Vermischen Sie 2 l warmes Wasser, 1 TL Spiritus (10 %ige Lösung) und 1 EL Glycerin (aus der Apotheke). In der warmen Mischung machen Sie 1-mal täglich ein Handbad für 10 bis 15 Minuten und waschen danach die Hände mit kaltem Wasser. Das Bad macht die Haut zart und entfernt Entzündungen.

Normale Haut

▮ Übergießen Sie eine geriebene, mittelgroße frische Wurzel des Echten Selleries (Apium graveolens) und 1 geriebenen frischen Apfel (Malus) mit 1 l kochendem Wasser, lassen den Aufguss abkühlen und ergänzen dann 1 EL Lebertran (aus der Apotheke). Darin machen Sie 1-mal täglich für 15 Minuten ein Handbad.

▮ Lösen Sie 1 TL Kartoffelstärke in 1 l heißem Wasser auf und lassen die Mischung 10 Minuten stehen. In der noch heißen Flüssigkeit machen Sie 1-mal täglich für 10 bis 15 Minuten ein Handbad. Das Bad heilt auch kleinere Verletzungen der Haut und macht sie zart.

▮ Übergießen Sie 3 EL geriebene frische Wurzel des Echten Selleries (Apium graveolens) mit 1 l kaltem Wasser, lassen es aufkochen, 10 Minuten bei geringer Hitze köcheln und dann den Sud abkühlen. Darin machen Sie 1-mal täglich (vor dem Schlafengehen) für 10 bis 15 Minuten ein Handbad und waschen danach die Hände mit kaltem Wasser. Das Bad heilt auch kleinere Verletzungen der Haut und macht sie zart.

Trockene Haut

▮ Vermischen Sie je 1 EL Glycerin (aus der Apotheke), Zitronensaft (Citrus x limon) und Wodka (40 %). Damit reiben Sie täglich nach jedem Händewaschen die Hände ein.

▮ Übergießen Sie 3 EL Dillsamen (Anethum graveolens) mit 1 l kochendem Wasser, lassen den Aufguss 15 Minuten ziehen und ergänzen dann 1 EL Glycerin (aus der Apotheke). Darin machen Sie

1-mal täglich (vor dem Schlafengehen) für 15 Minuten ein Handbad.

- Übergießen Sie 1 Glas Saat-Hafer (Avena sativa) mit 0,5 l kochendem Wasser, lassen es nochmals aufkochen, 30 Minuten bei sehr geringer Hitze köcheln, bis der Hafer die gesamte Flüssigkeit aufgesogen hat, und dann leicht abkühlen. Im noch heißen Haferbrei machen Sie 1-mal täglich für 20 Minuten ein Handbad und waschen danach die Hände mit warmem Wasser. Das Bad heilt auch kleinere Verletzungen und ist besonders nützlich bei grober und rissiger Haut.

Nagelpflege für den Alltag

- Reiben Sie morgens die Nägel mit einem Scheibchen frischer Zitrone (Citrus x limon) ab. Für die Nacht reiben Sie sie mit etwas Olivenöl ein.

- Reiben Sie 1-mal täglich die Nägel mit frischem Saft der Moosbeere (Vaccinium oxycoccos oder Vaccinium macrocarpon) ein.

Hinweis: Die Großfrüchtige Moosbeere ist im Handel als Cranberry erhältlich.

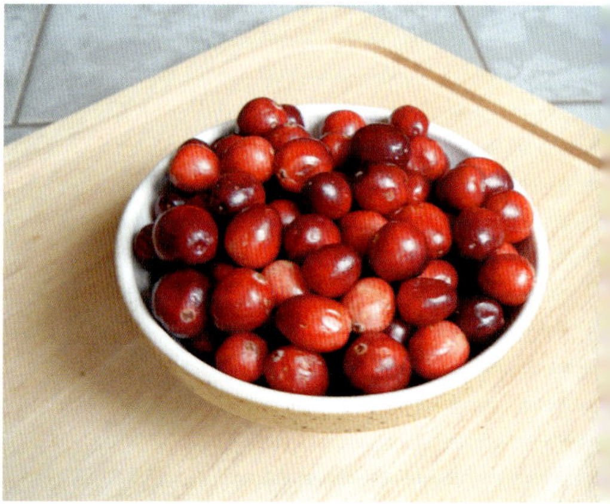

Großfrüchtige Moosbeere (Vaccinium macrocarpon)

- Vermischen Sie 2 EL getrocknete Blüten der Sommerlinde (Tilia platyphyllos) und 50 ml Olivenöl, erwärmen die Mischung für 20 Minuten im Wasserbad und lassen sie dann 4 Stunden ziehen. Danach sieben Sie das Öl durch, geben es in ein Flakon und bewahren es im Kühlschrank auf. Damit reiben Sie 2-mal wöchentlich (vor dem Schlafengehen) die Nägel ein.

Hinweis: Das Öl können Sie auch für die Handpflege verwenden. Reiben Sie damit 1-mal wöchentlich die Hände ein, anstelle einer Handcreme.

- Vermischen Sie 1 EL frischen Orangensaft (Citrus sinensis) und 10 EL Olivenöl, geben die Mischung in ein Flakon und bewahren es im Kühlschrank auf. Damit reiben Sie 2-mal täglich (morgens und abends) die Nägel ein.

- Reiben Sie 1-mal täglich die Nägel mit Sauerkrautsaft (vom gesäuerten Weißkohl / Brassica oleracea convar. capitata var. alba) ab.

- Übergießen Sie 2 EL getrocknete Blüten der Echten Arnika (Arnica montana) mit 1 Glas kochendem Wasser, lassen den Aufguss 20 Minuten ziehen und mischen dann sorgfältig 1 EL Olivenöl hinein. In der warmen Mischung machen Sie 1-mal täglich für 15 Minuten ein Handbad und reiben danach die Nägel mit einer fettenden Handcreme ein. Diese Anwendung festigt die Nägel und entfernt Entzündungen der Nagelhaut.

Besondere Pflege

Lavendelölbalsam

- Vermischen Sie je 2 EL Glycerin und 96%igen Spiritus (beides aus der Apotheke) sowie 10 Tropfen Lavendelöl (Oleum lavandulae). Damit reiben Sie bei Bedarf vor dem Schlafengehen die Hände ein. Die Anwendung nährt und belebt die Haut und versorgt sie mit Feuchtigkeit.

Saure-Sahne-Kompresse

- Vermischen Sie 1 Glas saure Sahne (mindestens 15 % Fettgehalt) und 1 frisches Eigelb, ergänzen dann den frischen Saft von 1 Zitrone (Citrus x limon) und zuletzt 10 Tropfen Teebaumöl (Melaleuca). In der Mischung feuchten Sie abends eine Mulltuch an, legen sie auf die Hände, decken Kunststofffolie darüber und umwickeln sie dann mit einem Baumwollhandtuch. Nach 20 Minuten nehmen Sie die Kompresse ab und entfernen die Reste mit einem Wattepad. Diese Anwendung nährt die Haut der Hände und lässt sie jünger wirken. Wenden Sie sie immer dann an, wenn Sie sich danach fühlen, jedoch nicht häufiger als 1- bis 2-mal wöchentlich.

Wegerichmaske

- Vermischen Sie je 1 EL klein gehackte frische Blätter des Breit- oder Spitzwegerichs (Plantago major oder Plantago lanceolata), saure Sahne (mindestens 15 % Fettgehalt) und Wodka (40 %). Waschen Sie Ihre Hände, trocknen sie ab und tragen anschließend die Mischung darauf auf, ziehen Kunststoffhandschuhe über und waschen die Maske nach 20 Minuten mit warmem Wasser ab. Sie beruhigt und nährt die Haut der Hände und wirkt zugleich gegen Abschuppungen und Risse. Machen Sie diese Anwendung bei Bedarf, jedoch nicht häufiger als 1- bis 2-mal wöchentlich.

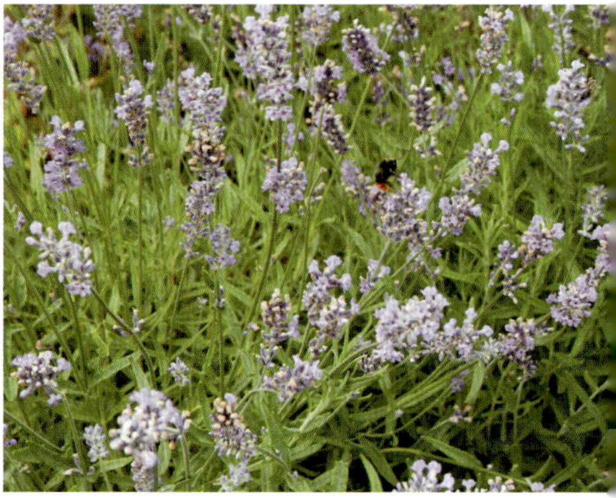

Echter Lavendel (Lavandula angustifolia)

Pflege für bestimmte Hand- und Nagelprobleme

Altersflecke auf den Händen

Altersflecke entstehen durch vermehrte Melanineinlagerungen an der Hautoberfläche. Sie zeigen sich, ähnlich wie Sommersprossen, als bräunliche Flecke auf der Haut. Für diese gutartigen Veränderungen gibt es mehrere Ursachen: Häufige Sonnenbäder und Sonnenbrände begünstigen ihre Bildung, jedoch sind Altersflecke auch ein Zeichen der normalen Hautalterung. Mit fortschreitendem Alter sind daher immer mehr Menschen davon betroffen.

Die folgenden Rezepte wirken speziell gegen Altersflecke auf den Händen:

- Vermischen und erwärmen Sie 2 EL pulverisierte getrocknete Hagebutten der Hunds-Rose (Rosa canina) oder Hecken-Rose (Rosa corymbifera) und 1 Glas Olivenöl im Wasserbad bei geringer Hitze für 20 Minuten, lassen die Mischung abkühlen und stellen sie dann für 14 Tage in einem geschlossenen Glas an einen dunklen Ort. Vor jeder Anwendung des Öls machen Sie für 15 bis 20 Minuten ein Handbad in einer Mischung aus 1 EL Natron (Natriumhydrogenkarbonat) und 1 l heißem Wasser. Danach reiben Sie das Öl in die Hände ein. Diese Anwendung glättet zusätzlich die Haut, macht sie weich und zart und lindert auch

Schmerzen durch Arthritis und Rheuma. Machen Sie die Anwendung über 1 Monat 1-mal täglich (abends).

- Machen Sie über 20 Tage 1-mal täglich (abends) für 15 Minuten ein heißes Handbad, reiben dann die Hände mit 1 EL Lebertran (aus der Apotheke) ein und ziehen für die Nacht baumwollene Handschuhe über. Zusätzlich beruhigt diese Anwendung die Haut, macht sie weich und heilt kleine Risse und Verletzungen.

Brüchige Nägel

Brüchige Nägel sind meist ein Zeichen für einen Mangel an verschiedenen Spurenelementen im Organismus. Jedoch können auch andere Ursachen wie häufiges Waschen, Kontakt mit entfettenden Stoffen und Chemikalien, die häufige Verwendung von Nagellack und -entferner oder auch eine Schilddrüsenerkrankung für die Brüchigkeit verantwortlich sein.
Bei nicht krankhaften Ursachen festigen die folgenden Rezepte die Nägel, machen sie glänzend und lassen sie gesund und kräftig wachsen:

- Vermischen Sie 1 Glas stark aufgebrühten Kaffee mit 1 TL frischen Zitronensaft (Citrus x limon) und 1 EL Wodka (40 %). In der auf Körpertemperatur erwärmten Mischung machen Sie über 6 bis 8 Tage 1-mal täglich für 15 Minuten ein Handbad.

- Vermischen Sie je 1 TL frischen Saft aus der Wurzel des Echten Selleries (Apium graveolens) und Zitronensaft (Citrus x limon) sowie 1 EL Rizinusöl (Ricini oleum). Damit reiben Sie über 10 bis 12 Tage 2-mal täglich die Nägel ein. Diese Anwendung wirkt auch bleichend.

- Vermischen Sie je 1 EL Meersalz, Lavendelöl (Oleum lavandulae) und Olivenöl. Damit reiben Sie über 10 Tage 2-mal täglich die Nägel ein.

Harte und deformierte Nägel

Harte Nägel entstehen meist durch den häufigen Umgang mit Chemikalien oder auch durch Eisenmangel. Die Ursachen für deformierte Nägel sind hingegen sehr breit gefächert: So können sie beispielsweise durch eine Verletzung oder eine Pilzinfektion entstehen oder auch die Begleiterscheinung einer Erkrankung sein.
Die folgenden Rezepte stellen die normale Elastizität der Nägel wieder her:

▮ Übergießen Sie 1 EL klein gehackte getrocknete Früchte des Eingriffeligen Weißdorns (Crataegus monogyna) und Brei einer mittelgroßen, geriebenen frischen Birne (Pyrus) mit 0,5 l Wasser, lassen es aufkochen, 15 Minuten bei geringer Hitze köcheln und dann leicht abkühlen. Im warmen Sud machen Sie über 15 Tage 1-mal täglich für 15 Minuten ein Handbad. Diese Anwendung hilft auch gut bei in Schichten zerfallenen Nägeln.

▮ Übergießen Sie 2 EL getrocknete Blätter der Erdbeere (Fragaria) mit 0,5 l kochendem Wasser, lassen den Aufguss 15 Minuten ziehen und ergänzen dann 2 TL frischen Saft der Schwarzen Johannisbeere (Ribes nigrum). In der warmen Mischung machen Sie über 15 Tage 1-mal täglich für 15 Minuten ein Handbad.

▮ Übergießen Sie 2 EL getrocknete Blätter des Schmalblättrigen Weidenröschens (Epilobium angustifolium) mit 0,5 l kochendem Wasser, lassen den Aufguss 15 Minuten ziehen und ergänzen dann 1/2 TL Zitronensäure (aus der Apotheke). In der warmen Mischung machen Sie über 15 Tage 1-mal täglich für 15 Minuten ein Handbad. Diese Anwendung lässt die Nägel gesund und glänzend aussehen.

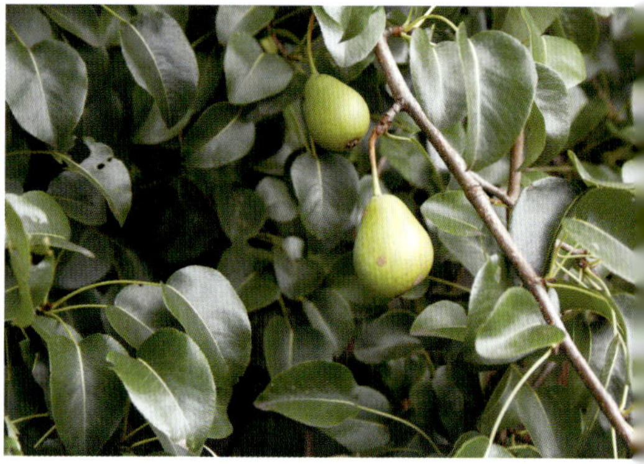

Birne (Pyrus)

Risse und Entzündungen der Hände

Die folgenden Rezepte entfernen kleinere Entzündungen und heilen Risse, die besonders häufig bei trockener Haut entstehen:

Normale und trockene Haut

▮ Übergießen Sie eine mit der Schale geriebene Kartoffel (Solanum tuberosum) mit 1 l heißem Wasser und lassen den Aufguss 30 Minuten ziehen. Erwärmen Sie ihn vor dem Gebrauch, machen darin über 5 bis 7 Tage 1-mal täglich für 20 Minuten ein Handbad und waschen danach die Hände mit kaltem Wasser.

Hinweis: Verwenden Sie eine von Schadstoffen unbelastete Kartoffel.

Trockene Haut

- Vermischen Sie 1 TL geriebene frische Ingwerwurzel (Zingiber officinale), 1 frisches Eigelb und 2 EL saure Sahne. Die Mischung geben Sie 1-mal wöchentlich auf die Hände und waschen sie nach 15 Minuten mit warmem Wasser ab. Danach reiben Sie die Hände mit einer fettenden Handcreme ein. Die Handmaske macht die Haut zusätzlich sehr weich. Machen Sie davon 8 bis 10 Anwendungen.

- Vermischen Sie 1/2 Glas frischen Gurkensaft (Cucumis sativus) sowie je 1 EL Weizenmehl, Honig und Glycerin (aus der Apotheke). Die Mischung geben Sie über 10 Tage 1-mal täglich auf die Hände, waschen sie nach 20 Minuten mit warmem Wasser ab und tragen eine fettende Handcreme auf. Die Anwendung macht die Haut zusätzlich weich und hilft gegen Ekzeme.

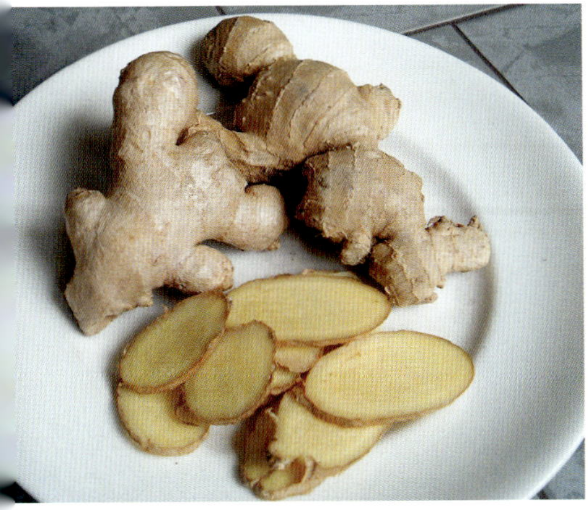

Ingwer (Zingiber officinale)

Vergilbte Nägel

Vergilbte Nägel entstehen meist durch äußere Einflüsse, wie den Umgang mit Chemikalien oder durch das häufige Auftragen von Nagellack. Jedoch kann die Verfärbung auch eine Begleiterscheinung einer Erkrankung sein, weshalb die Ursache medizinisch abgeklärt werden sollte.
Die folgenden Rezepte bleichen die Nägel:

- Vermischen Sie 1 EL Glycerin und 5 EL 3 %iges Wasserstoffperoxid (beides aus der Apotheke). Damit reiben Sie über 10 bis 15 Tage 3- bis 4-mal täglich die Nägel ein.

- Vermischen Sie in einem Glas 2 EL Soda und 1 EL 3 %iges Wasserstoffperoxid (aus der Apotheke). Die Mischung tragen Sie über 10 bis 15 Tage 1-mal täglich auf die Nägel auf und waschen sie nach 3 Minuten mit warmem Wasser ab.

- Reiben Sie über 10 bis 15 Tage 3- bis 4-mal täglich die Nägel mit 1 EL Apfelessig (6 %) ein. Diese Anwendung festigt und glättet die Nägel zusätzlich.

Weiße Flecke auf den Nägeln

Weiße Flecke auf den Nägeln sind meist ein Zeichen für eine Unterversorgung mit wichtigen Nährstoffen, jedoch können sie auch eine Begleiterscheinung einer Erkrankung sein (was medizinisch abgeklärt werden sollte). Oft entstehen sie auch durch eine zu grobe Nagelpflege.
Die folgenden Rezepte sättigen die Nägel mit Vitaminen und Spurenelementen, sodass die weißen Flecke verschwinden:

- Reiben Sie über 10 bis 12 Tage 1-mal täglich die Nägel mit Lebertran (aus der Apotheke) ein.

- Vermischen Sie je 1 EL pulverisierte Leinsamen (Linum usitatissimum), zerlassene Butter, frischen Pampelmusensaft (Citrus maxima) und 1 TL Honig. Damit reiben Sie über 10 bis 12 Tage 2- bis 3-mal täglich die Nägel ein.

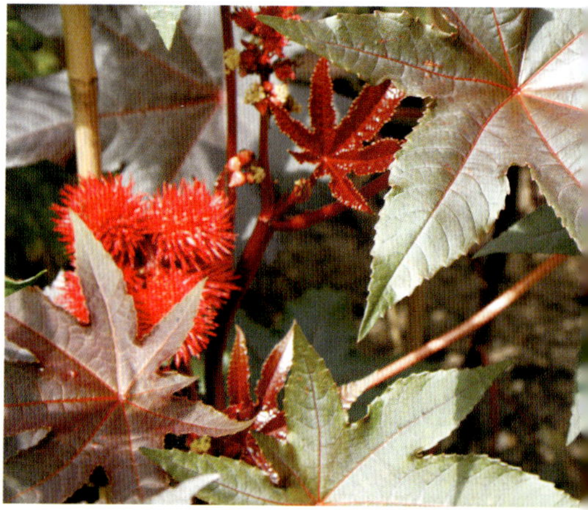
Rizinus (Ricinus communis)

- Vermischen Sie je 1 TL Meersalz, Honig und Rizinusöl (Ricini oleum). Damit reiben Sie über 10 bis 12 Tage 2- bis 3-mal täglich die Nägel ein.

Bein- und Fußpflege

Beine und Füße ermöglichen uns die selbstständige Fortbewegung. Obwohl sie damit sehr wichtig für unser Leben sind, werden sie trotzdem oft vergessen, wenn es um die Pflege geht. Gesicht und Haare bekommen meist mehr Aufmerksamkeit, denn sie sind ein Blickfang für andere Menschen. Jedoch sollten trotzdem auch Beine und Füße bei der täglichen Pflege berücksichtigt werden, damit sie bis ins hohe Alter gesund ihre Dienste leisten können.

Hinweis: Rezepte aus dem Kapiteln *Körperpflege* und *Hand- und Nagelpflege* sind auch für die Bein- und Fußpflege anwendbar.

Beinpflege für den Alltag

- Reiben Sie 1-mal täglich vor dem Schlafengehen die zuvor gewaschenen Beine mit kalt gepresstem Pflanzenöl ein. Am besten geeignet sind in dieser Rangfolge: Oliven-, Avocado-, Weizenkeim- oder Maisöl. Dabei machen Sie eine leichte Massage vom Fuß zum Knie hin. Diese Anwendung beruhigt die Haut, macht sie zart und nährt sie.

- Übergießen Sie 1 EL getrocknete Blüten der Echten Kamille (Matricaria chamomilla), 2 EL getrocknete Blätter der Zitronenmelisse (Melissa officinalis) und 1 EL Senfpulver mit 1 l kochendem Wasser und lassen den Aufguss 5 Minuten ziehen. Parallel dazu lösen Sie in 1 l Wasser (Zimmertemperatur) 1 EL Meersalz auf und geben dann den Aufguss hinzu. Machen Sie in der Mischung entsprechend Ihrem Bedürfnis vor dem Schlafengehen ein Fußbad von 25 bis 30 Minuten. Danach reiben Sie die Beine mit kaltem Wasser ab und trocknen sie mit einem Handtuch. Diese Anwendung entspannt am Ende eines Tages schwere Beine und lindert Schwellungen und Schmerzen.

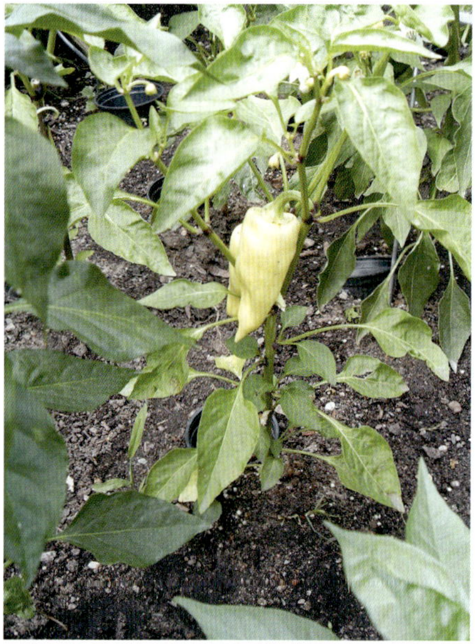

Paprika (Capsicum)

■ Vermischen Sie 1/2 Glas Olivenöl und 1 EL edelsüßes Paprikapulver (Capsicum) in einem Glas, lassen es fest verschlossen 1 Woche an einem dunklen Ort stehen (gelegentlich aufschütteln) und sieben dann das Öl durch. Damit reiben Sie 1- bis 2-mal wöchentlich vor dem Schlafengehen die Haut der Unterschenkel ein und ziehen dann für die Nacht wärmende Kniestrümpfe über. Diese Anwendung entfernt Ödeme der Beine sowie deren Müdigkeit und entfernt auch variköse Erweiterungen der Venen im Anfangsstadium.

Fußpflege für den Alltag

■ Vermischen Sie 50 ml Olivenöl, 2 ml Aprikosenöl und 5 ml Vitamin-A-Öl. Vor der Anwendung machen Sie in einer Lösung aus 1 TL Soda und 3 l Wasser (37 bis 38 °C) für 15 bis 20 Minuten ein Fußbad und trocknen dann die Füße ab. Anschließend reiben Sie die Öl-Mischung über 2 bis 3 Minuten mit fließenden Bewegungen (von den Zehen zur Ferse hin) in die Haut der Füße ein.
Diese Anwendung ist sehr wirksam als Prophylaxe gegen Pilzinfektionen sowie Hornhaut- und Rissbildung. Auch lindert sie die Müdigkeit der Beine und wirkt belebend auf den gesamten Organismus. Machen Sie diese Anwendung 1- bis 2-mal wöchentlich.

■ Lösen Sie 3 EL Speisesalz in 3 l Wasser (Zimmertemperatur) auf. Darin machen Sie 1-mal täglich für 15 bis 25 Minuten vor dem Schlafgehen ein Fußbad. Es wirkt gegen Schmerzen und Brennen der Füße und macht die Haut weich.

■ Übergießen Sie je 1 EL Senfpulver und getrocknetes Kraut des Rosmarins (Rosmarinus officinalis) mit 1 l kochendem Wasser und lassen den Aufguss 20 Minuten ziehen. Danach gießen Sie ihn in ein Becken mit 5 l warmem Wasser (36 bis 37 °C), machen darin 1-mal täglich (abends) für 20 Minuten ein Fußbad und lassen dann die Füße an der Luft trocknen. Das Bad hilft gegen die Müdigkeit der Füße, entspannt die Beine, nährt die Haut und spendet Feuchtigkeit.

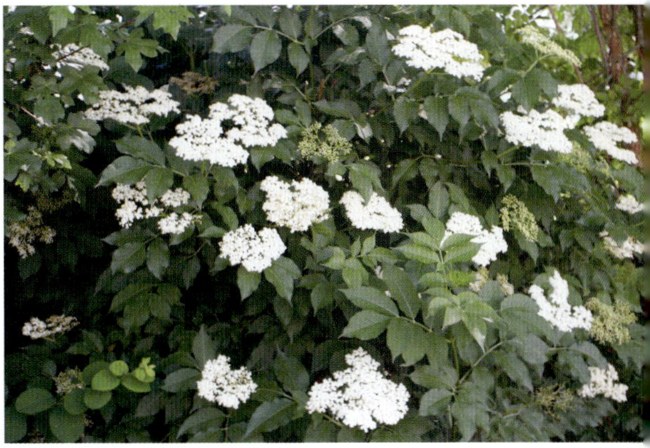

Schwarzer Holunder (Sambucus nigra)

Besondere Pflege

Holunderbad

▪ Übergießen Sie 100 g klein gehackte getrocknete Blüten des Schwarzen Holunders (Sambucus nigra) mit 1 l kochendem Wasser, lassen es nochmals aufkochen, 15 Minuten bei geringer Hitze köcheln und dann den Sud 1 Stunde ziehen. Danach gießen Sie ihn in ein Becken mit 3 l warmem Wasser (37 bis 38 °C), machen darin abends für 20 Minuten ein Fußbad und lassen dann die Füße an der Luft trocknen. Das Bad wirkt sehr gut gegen das »Brennen« der Füße am Ende des Tages. Machen Sie diese Anwendung nach Bedarf, jedoch höchstens 1-mal pro Tag.

Granatapfelbad

▪ Übergießen Sie 2 klein geschnittene frische Früchte (mit der Schale) des Granatapfels (Punica granatum) mit 1 l kochendem Wasser und lassen den Aufguss 20 Minuten ziehen. Danach gießen Sie ihn in ein Becken mit 5 l warmem Wasser (37 bis 38 °C), machen darin abends für 20 Minuten ein Fußbad und lassen dann die Füße an der Luft trocknen. Das Bad nimmt die Müdigkeit von den Beinen und wirkt gegen Schweißfüße. Machen Sie diese Anwendung immer dann, wenn Sie sich danach fühlen, jedoch nicht häufiger als 1-mal täglich.

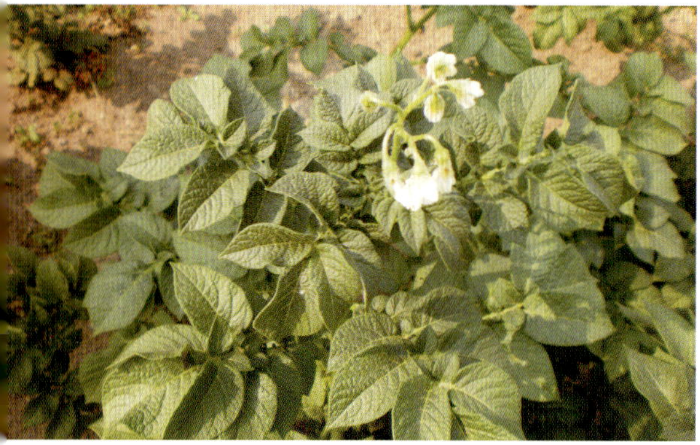

Kartoffel (Solanum tuberosum)

Kartoffelmaske

▪ Übergießen Sie 1 kg gewaschene, ungeschälte Kartoffeln (Solanum tuberosum) und 100 g Leinsamen (Linum usitatissimum) mit 1 l kaltem Wasser und kochen dann die Mischung bis zum Erhalt eines Breis, den Sie anschließend nur leicht abkühlen lassen. Darin machen Sie für 20 Minuten ein Fußbad, waschen dann die Füße mit warmem Wasser ab und reiben sie mit einer fettenden Creme ein. Ergänzend dazu machen Sie abends für 15 bis 20 Minuten ein Fußbad in einer Lösung aus 1 TL Soda und 3 l Wasser (37 bis 38 °C).

Diese Kombination hilft sehr gut, wenn die Haut der Fußsohlen grob, rau und rissig ist. Die Anwendung beruhigt die Haut, die Risse heilen ab und Müdigkeit der Beine und Füße wird gelindert. Immer, wenn Ihnen danach ist, können Sie diese kombinierte Anwendung machen. Dabei sollten Sie den Brei nicht häufiger als 1- bis 2-mal wöchentlich anwenden, das Soda-Fußbad höchstens 1-mal täglich.

Pflege für bestimmte Hautprobleme an Beinen und Füßen

Empfindliche Haut an Füßen und Knien

Die folgenden Rezepte beruhigen die Haut und heilen kleinere Verletzungen und Entzündungen:

▪ Vermischen Sie je 1 EL frischen Saft der Weintraube (Vitis vinifera) und der Möhre (Daucus carota subsp. sativus) mit dem Brei aus einer weichen Birne (Pyrus) und 1 TL Kartoffelstärke. Geben Sie die Mischung 2- bis 3-mal wöchentlich auf die Füße, decken sie mit Frischhaltefolie ab und ziehen baumwollene Socken über. Nach 30 Minuten waschen Sie die Füße mit kaltem Wasser ab und tragen eine nährende

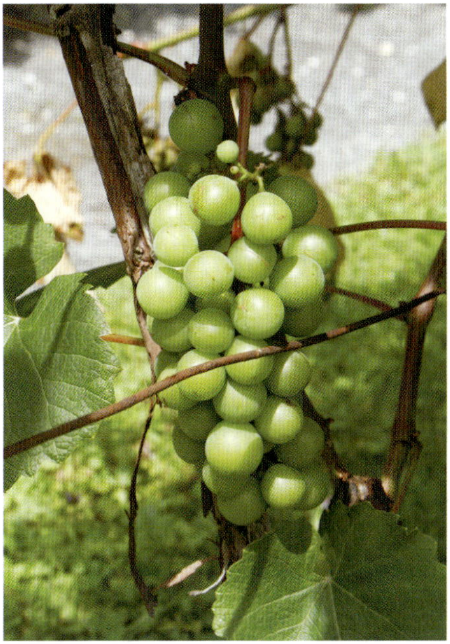

Echte Weinrebe (Vitis vinifera)

Creme auf. Diese Anwendung strafft auch die Haut und macht sie zart. Machen Sie davon 12 Anwendungen.

- Vermischen Sie je 1 EL Brei aus frischen Früchten der Schwarzen Johannisbeere (Ribes nigrum) und Glycerin (aus der Apotheke). Geben Sie die Mischung 2- bis 3-mal wöchentlich auf die Haut der Knie, waschen sie nach 20 Minuten mit warmem Wasser ab und tragen dann eine nährende Creme auf. Machen Sie davon 12 Anwendungen.

- Erwärmen und vermischen Sie für 10 Minuten im Wasserbad 1 Glas Schweineschmalz sowie je 2 EL pulverisierte getrocknete Blüten des Echten Lavendels (Lavandula angustifolia) und der Ringelblume (Calendula officinalis), lassen die Mischung dann abkühlen und bewahren sie in einem geschlossenen Glas im Kühlschrank auf. Mit der Salbe reiben Sie über 20 Tage 2-mal täglich die Knie ein.

Hornhaut auf Füßen und Knien

Hornhaut entsteht als eine natürliche Schutzschicht der Haut, wenn diese stark belastet wird, wie es häufig bei Füßen und Knien der Fall ist. Die folgenden Rezepte machen die Haut wieder weich:

- Vermischen Sie den Brei aus 1 frischen Blatt der Großen Klette (Arctium lappa) mit je 1 EL Weizenmehl und Honig zu einer gleichmäßigen, dicken Masse. Geben Sie diese über 1 Woche täglich vor dem Schlafengehen auf die verhornten Stellen der Füße, decken sie mit Frischhaltefolie ab und ziehen baumwollene Socken über. Am Morgen waschen Sie die Maske mit warmem Wasser ab und tragen eine nährende Creme auf.

▪ Übergießen Sie 1 TL Salmiakgeist (Ammoniumhydroxid) sowie je 1 EL Natron (Natriumhydrogenkarbonat), geriebene Kernseife und Olivenöl mit 2 l warmem Wasser (38 °C) und vermischen alles gut. In der Mischung machen Sie für 30 Minuten ein Fußbad (falls nötig, können Sie nach einiger Zeit warmes Wasser ergänzen), reiben danach die Hornhaut auf den Füßen mit einem Bimsstein ab, waschen sie dann mit warmem Wasser und tragen eine fettende Creme auf. Das Bad reinigt und beruhigt auch die Haut und beugt der erneuten Bildung von Hornhaut und Rissen an den Füßen vor. Machen Sie diese Anwendung regelmäßig 1-mal wöchentlich.

▪ Schneiden Sie 1 frische Zitrone (Citrus x limon) in zwei Hälften. Mit diesen reiben Sie über 6 Wochen 2-mal wöchentlich gleichzeitig für 2 bis 3 Minuten beide Knie sorgfältig ab und waschen sie nach 15 Minuten mit kaltem Wasser ab.
Bitte beachten: Diese Anwendung bleicht die Haut.

Rissige Fersen

Rissige Fersen sind ein häufiges Problem, das durch eine Austrocknung der Haut entsteht. Tiefe Risse verursachen oft Schmerzen und neigen zum Bluten.
Die folgenden Rezepte machen die Haut der Fußsohlen weich und glatt und lassen die Risse schnell abheilen:

▪ Übergießen Sie je 2 EL getrocknete Blätter des Echten Salbeis (Salvia officinalis) und Echten Johanniskrauts (Hypericum perforatum) mit 1 l kochendem Wasser, lassen den Aufguss 20 Minuten ziehen, sieben ihn durch und ergänzen dann 1 EL Glycerin (aus der Apotheke). In der noch heißen Mischung machen Sie über 15 bis 20 Tage 1-mal täglich (vor dem Schlafengehen) ein Fußbad für 15 Minuten.

▪ Vermischen Sie täglich vor dem Schlafengehen 1 EL Honig und 1 fri-

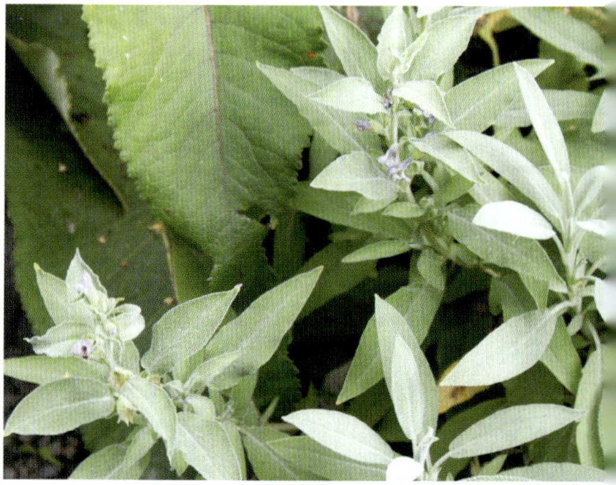

Echter Salbei (Salvia officinalis)

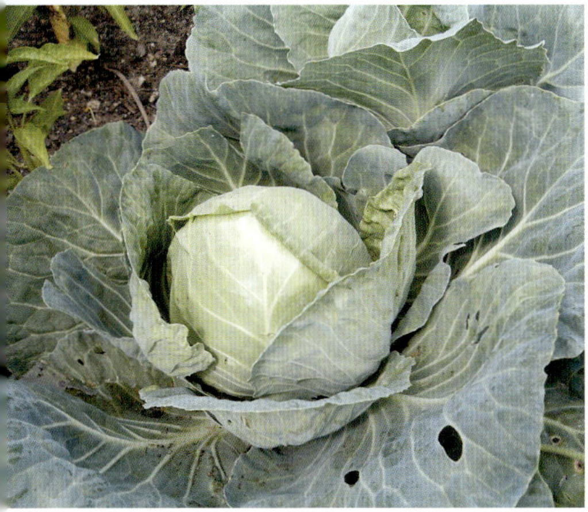

Weißkohl (Brassica oleracea convar. capitata var. alba)

sches Eigelb. Danach erwärmen Sie die Füße gut in heißem Wasser, trocknen sie ab, reiben die Mischung in die Fersen ein, legen darüber je 1 frisches Weißkohlblatt (Brassica oleracea convar. capitata var. alba) und ziehen baumwollene Socken über. Am Morgen nehmen Sie die Kompressen ab und reiben die Fersen mit einer fettenden Creme ein. Machen Sie davon 20 Anwendungen.

- Vermischen Sie je 1 EL Lebertran (aus der Apotheke), Weizenmehl und Brei aus einem frischen Blatt der Aloe (Aloe vera). Mit der Mischung reiben Sie über 20 Tage 1-mal täglich (abends) die Fersen ein und waschen sie nach 2 bis 3 Stunden mit warmem Wasser ab. Bei dieser Anwendung heilen die Risse sehr schnell.

- Schlagen Sie 2 frische Weißkohlblätter (Brassica oleracea convar. capitata var. alba) etwas ab, bestreichen sie dann mit je 1 TL Honig und streuen darüber jeweils 1 TL Mehl. Legen Sie die so vorbereiteten Kohlblätter über 20 Tage 1-mal täglich vor dem Schlafengehen auf die Fersen, ziehen baumwollene Socken über und nehmen die Kompressen am Morgen ab. Danach machen Sie ein warmes Fußbad, entfernen dabei die verhornte Haut vorsichtig mit einem Bimsstein und tragen dann eine fettende Creme auf. Diese Anwendung verringert auch die Neubildung von Hornhaut.

- Seifen Sie 2 Baumwollstoffstücke dick mit Kernseife ein, wickeln 2-mal wöchentlich vor dem Schlafengehen die Füße mit den so vorbereiteten Bandagen ein (die nicht eingeseifte Seite nach unten), geben Frischhaltefolie darüber und ziehen dann baumwollene Socken an. Am Morgen nehmen Sie die Kompressen ab, waschen die Füße mit warmem Wasser und tragen eine fettende Creme auf. Diese Anwendung hilft auch gut gegen Hornhaut und Entzündungen. Machen Sie davon 10 Anwendungen.

Trockene Haut an Beinen und Füßen

Trockene Haut an Beinen und Füßen entsteht durch eine geringe Fettproduktion der Talgdrüsen und eine gestörte Feuchtigkeitsregulation. Dafür kann es verschiedene Ursachen geben, so auch eine unzureichende Pflege der Haut oder falsch gewählte Pflegeprodukte. Einfache, natürliche Pflegemittel schaffen auch hier Abhilfe.

Das folgende Rezept macht die Haut der Füße weich und glatt:

- Übergießen Sie 3 EL Leinsamen (Linum usitatissimum) mit 3 l kochendem Wasser, lassen es nochmals aufkochen, bei geringer Hitze 10 Minuten köcheln und dann den Sud leicht abkühlen. Solange er noch heiß ist, machen Sie darin für 10 bis 15 Minuten ein Fußbad und waschen danach die Füße mit kaltem Wasser. Machen Sie diese Anwendung über 10 bis 15 Tage 1-mal täglich (vor dem Schlafengehen).

Das folgende Rezept entfernt abgestorbene Hautzellen an den Unterschenkeln, strafft die Haut, macht sie elastisch und entfernt auch variköse Erweiterungen der Venen im Anfangsstadium:

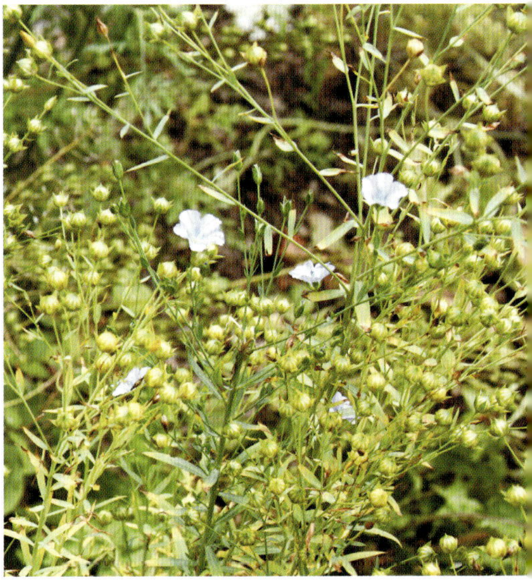

Saat-Lein (Linum usitatissimum)

- Vermischen Sie 1 TL Olivenöl, je 2 TL geriebene frische Wurzel des Schwarzen Winter-Rettichs (Raphanus sativus) und pulverisierte Maisgrütze sowie 4 TL einer beliebigen nährenden Hautcreme zu einer gleichmäßigen Masse. Damit reiben Sie 1-mal wöchentlich mit weichen, kreisenden Bewegungen über 3 bis 5 Minuten die Unterschenkel ein. Danach waschen Sie die Haut mit warmem Wasser und trocknen sie ab. Machen Sie davon 10 Anwendungen.

Körperpflege

Die Haut ist das größte Organ des menschlichen Körpers. Sie wird starken Belastungen ausgesetzt und braucht daher tägliche Pflege, damit ihre natürlichen Schutzmechanismen und ihre Gesundheit erhalten bleiben. Die Haut einer Frau ist anders beschaffen als die eines Mannes und dadurch anfälliger gegenüber Umwelteinflüssen, auch verliert sie schneller an Elastizität. Hinzu kommen die unterschiedlichen Ansprüche der verschiedenen Hautbereiche: Im Gegensatz zur Gesichtshaut ist die Haut des Körpers gewöhnlich durch Kleidung gegen Wind, Regen, Sonne und Kälte geschützt. Daher müssen beide unterschiedlich gepflegt werden. Die Pflege der Haut des Körpers sollte ebenfalls zum gewohnten Alltag einer Frau gehören, um sie gesund und schön zu erhalten.

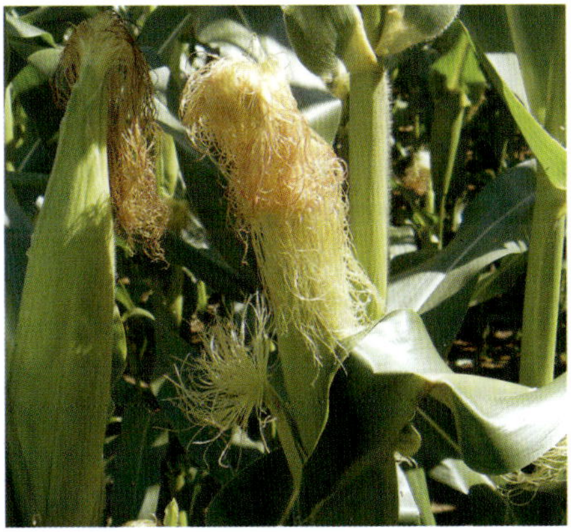

Mais (Zea mays)

Körperpflege für den Alltag

- Übergießen Sie das frische Fruchtfleisch von 5 Orangen (Citrus x aurantium) und 2 Zitronen (Citrus x limon) mit 2 Gläsern Olivenöl, erwärmen es bei geringer Hitze für 20 Minuten im Wasserbad, geben dann die Mischung in ein Glas, lassen es fest verschlossen für 10 Tage an einem dunklen Ort stehen (dabei gelegentlich aufschütteln) und sieben dann das Öl durch. Damit reiben Sie 1-mal pro Woche (entsprechend Ihrem Bedürfnis) nach einem Bad die Haut ein, anstelle einer

Feuchtigkeitscreme. Das Öl strafft sehr gut schlaffe Haut, nährt sie, versorgt sie mit Feuchtigkeit und wirkt auch gegen Cellulite.

- Vermischen Sie je 1/2 Glas gemahlene Mandeln (Prunus dulcis) und Sahne (30 % Fettgehalt) zu einer dicken Masse. Damit reiben Sie 1- bis 2-mal wöchentlich mit weichen, kreisenden Bewegungen über 5 bis 7 Minuten die Haut des ganzen Körpers gründlich ein und spülen sie dann mit warmem Wasser unter der Dusche ab. Das Peeling hilft, den natürlichen Hauterneuerungsprozess zu unterstützen, und trägt zur Regeneration der Hautzellen bei – es lässt die Haut gesund und strahlend aussehen.

- Rühren Sie 1-mal täglich 500 g weiße oder blaue Tonerde in ein Vollbad mit einer Wassertemperatur von 36 bis 37 °C ein, baden darin für 20 Minuten und duschen sich dann mit warmem Wasser ab. Danach tragen Sie auf den noch feuchten Körper eine Pflegelotion auf. Das Bad reinigt sehr gut, beruhigt die Haut und belebt sie zugleich. Für gereizte Haut ist es besonders geeignet.

- Rühren Sie 1- bis 2-mal wöchentlich 1 Glas Sahne (30 % Fettgehalt), 1 TL Honig und 1 EL frische Blütenblätter der Rose (Rosa / die Blätter mit der Hand etwas zerknittern) in ein Vollbad mit einer Wassertemperatur von 38 °C ein und baden darin für 20 Minuten. Danach sollten Sie sich für etwa 30 Minuten liegend entspannen. Das Bad belebt und nährt die Haut, lässt sie jünger aussehen und macht sie zart und glatt. Vor dem Bad reinigen Sie sich unter der Dusche.

Besondere Körperpflege

Peelings

- Vermischen Sie 1 Glas trockenen, festen Kaffeesatz und 1 Glas Brei von frischen Bitterorangen (Citrus x aurantium / zusammen mit der Schale durch den Fleischwolf gedreht). Damit reiben Sie nicht häufiger als 1- bis 2-mal wöchentlich, wann immer Sie sich danach fühlen, mit weichen, kreisenden Bewegungen über 5 bis 7 Minuten die Haut des ganzen Körpers gründlich ein und spülen sie dann mit warmem Wasser unter der Dusche ab. Das Peeling reinigt sehr gut, belebt und strafft die Haut und lässt sie jünger aussehen. Auch wirkt es gegen Cellulite.

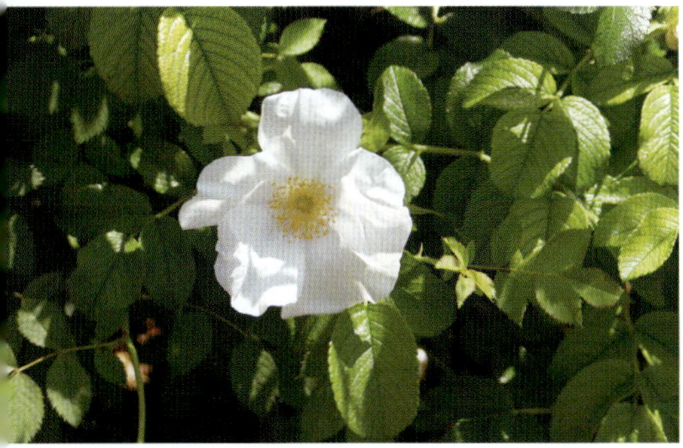

Hecken-Rose (Rosa corymbifera)

Vermischen Sie 500 g Brei aus frischem Weißkohl (Brassica oleracea convar. capitata var. alba) und 1 Glas pulverisierte Haferflocken. Damit reiben Sie mit weichen, kreisenden Bewegungen über 5 bis 7 Minuten die Haut des ganzen Körpers gründlich ein und spülen sie dann mit warmem Wasser unter der Dusche ab. Das Peeling nährt, reinigt, belebt und strafft die Haut. Auch wirkt es sehr gut gegen Cellulite. Machen Sie diese Anwendung nach Bedarf, jedoch nicht häufiger als 1- bis 2-mal wöchentlich.

Schokoladenmaske

Die Schokoladenmaske wird am ganzen Körper, auch an Problemzonen wie Bauch oder Schenkeln, verwendet, wann immer Sie sich eine besondere Schönheitsbehandlung gönnen möchten. Sie pflegt sehr intensiv die Haut des Körpers und macht sie samtig und weich. Für die Maske mischen Sie 300 g ungesüßtes Kakaopulver in 0,5 l heißes Wasser oder erwärmen 200 g dunkle Blockschokolade (nicht weniger als 50 % Kakaogehalt) und 600 ml Wasser im Wasserbad. Der Masse können Sie noch etwas Olivenöl oder einige Tropfen ätherisches Öl zugeben. Vor der Anwendung sollten Sie duschen, den Körper gründlich reinigen und eine leichte Massage durchführen. Danach tragen Sie die Schokoladenmasse auf die Haut auf, wickeln ihren Körper in Frischhaltefolie und dann in eine Decke ein, damit die Wärme länger erhalten bleibt. Nach 30 Minuten waschen Sie die Schokoladenmaske ab und tragen eine nährende Creme auf. Das positive Ergebnis wird sofort sichtbar sein (regelmäßig im Intervall von 2 bis 3 Tagen angewandt, bleibt es dauerhaft bestehen).

Entspannungsbäder

Bad der Aphrodite

Rühren Sie je 250 g frische Blütenblätter der Rose (Rosa / die Blätter mit der Hand etwas zerknittern) und

Soda in ein Vollbad mit einer Wassertemperatur von 37 °C ein und baden darin für 15 bis 20 Minuten. Nach dem Bad sollten Sie sich für etwa 30 Minuten liegend entspannen. Das Bad belebt und verjüngt die Haut, versorgt sie ausgezeichnet mit Feuchtigkeit, verstärkt den Prozess der Hautregeneration, beruhigt das Nervensystem und normalisiert den Schlaf, entspannt, hebt die Stimmung und lindert Übermüdung und Stress. Davor reinigen Sie sich unter der Dusche. Entspannen Sie sich in diesem Bad nach Bedarf, jedoch nicht häufiger als 1-mal pro Woche.

Bad der Kleopatra

■ Geben Sie 1 l Ziegen- oder Kuhmilch (etwas erwärmt) in ein Vollbad mit einer Wassertemperatur von 37 bis 39 °C und baden darin für 15 bis 20 Minuten. Nach dem Bad sollten Sie sich für etwa 30 Minuten liegend entspannen.

Das Bad ist seit langer Zeit als eine Verjüngungskur überliefert. Es belebt und verjüngt die Haut. Darin können Sie bis zu 2-mal wöchentlich ausspannen.

Hinweis: Für trockene Haut wird Milch mit erhöhtem Fettgehalt empfohlen, für normale und fettige Haut hingegen unbedingt Magermilch.

Als zusätzliche Komponenten können bei trockener Haut 1 Glas Sahne (30 % Fettgehalt) und bei jedem Hauttyp 2 EL flüssiger Honig und 1 EL Rosen- oder Olivenöl verwendet werden.

Orangenbad

■ Rühren Sie, sooft Sie das Bedürfnis verspüren, den frischen Saft von 6 Orangen (Citrus sinensis) in ein Vollbad mit einer Wassertemperatur von 36 bis 37 °C ein und baden darin für 15 bis 20 Minuten. Nach dem Bad sollten Sie sich für etwa 30 Minuten liegend entspannen.

Das Bad macht die Haut elastisch, hebt die Stimmung und verbreitet den anziehenden Duft von Orangen.

Orangen-Olivenöl-Bad

■ Vermischen Sie das Pulver aus dem Fruchtfleisch von 2 getrockneten Orangen (Citrus sinensis) und 1/2 Glas Olivenöl, lassen die Mischung 1/2 Stunde abgedeckt stehen und sieben dann das Öl durch. Geben Sie, sooft Sie das Bedürfnis verspüren, das Öl in ein Vollbad mit einer Wassertemperatur von 36 bis 37 °C und baden darin für 15 bis 20 Minuten. Danach sollten Sie sich für etwa 30 Minuten liegend entspannen.

Das Bad macht die Haut elastisch, entspannt, beruhigt das Nervensystem und duftet nach Orangen.

Zitronenbad

▮ Übergießen Sie 6 mit Schale in Scheibchen geschnittene frische Zitronen (Citrus x limon) mit 1 l heißem Wasser, lassen den Aufguss 5 Stunden abgedeckt ziehen und sieben dann die Flüssigkeit durch. Diese geben Sie in ein Vollbad mit einer Wassertemperatur von 36 bis 37 °C, hängen zusätzlich die Zitronenscheiben in einem Mullsäckchen in das Badewasser und baden darin für 15 bis 20 Minuten. Danach sollten Sie sich für etwa 30 Minuten liegend entspannen.
Das Bad regeneriert und erfrischt den Körper, versorgt die Haut mit Feuchtigkeit, beruhigt das Nervensystem, verbessert den Schlaf und lindert Kopfschmerzen. Nebenbei hilft es, Pigmentflecke aufzuhellen. Entspannen Sie sich darin nach Bedarf bis zu 2-mal wöchentlich.

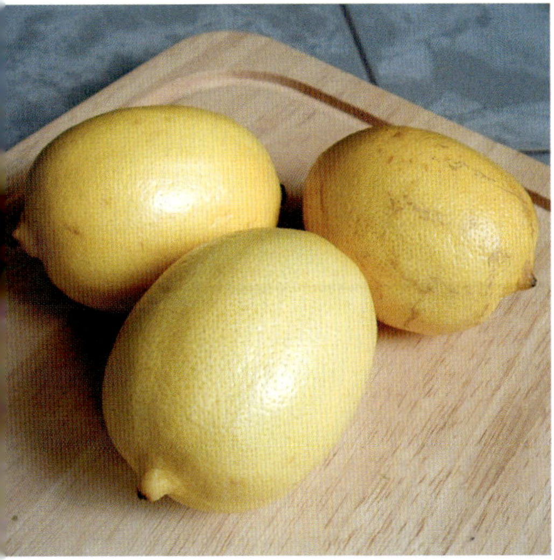

Zitrone (Citrus x limon)

Körperpflege für spezielle Bereiche und Probleme

Altersflecke

Altersflecke können sich nicht nur auf den Händen (genauere Beschreibung siehe *Altersflecke auf den Händen*, Kapitel *Hand- und Nagelpflege*), sondern auch auf anderen Körperbereichen bilden.
Die folgenden Rezepte sind für jeden Hauttyp und Hautbereich geeignet:

▮ Vermischen Sie 1 frisches Eigelb sowie je 1 EL Sahne und 3 %iges Wasserstoffperoxid (aus der Apotheke). Damit reiben Sie, bis das erwünschte Ergebnis erreicht ist, 2- bis 3-mal täglich die betroffenen Hautbereiche ein und waschen sie nach 20 Minuten mit warmem Wasser ab. Diese Anwendung entfernt Altersflecke und Sommersprossen.

- Vermischen Sie 1/2 Glas Milch mit 1/2 Glas 96%igen Spiritus (aus der Apotheke) und bewahren die Mischung in einem fest verschlossenen Glas im Kühlschrank auf. Mit der Lotion reiben Sie über 30 Tage 2- bis 3-mal täglich die betroffenen Hautbereiche ein. Diese Anwendung entfernt Altersflecke und Sommersprossen, nährt die Haut, erhöht ihre Elastizität und glättet Falten.

- Reiben Sie über 1 Monat jeden Abend erwärmtes Rizinusöl (aus der Apotheke) in die betroffenen Hautbereiche ein. Nach etwa einem Monat verblassen die Altersflecke gewöhnlich vollständig.

- Reiben Sie über 15 bis 20 Tage 1-mal täglich die betroffenen Hautbereiche mit einem kleinen Stück (etwa 2 cm dick) frischer Aubergine (Solanum melongena) ab. Diese Anwendung beruhigt zusätzlich Entzündungen der Haut.

- Vermischen und erwärmen Sie im Wasserbad 1 EL pulverisierte Blätter des Echten Johanniskrauts (Hypericum perforatum) und 1/2 Glas Schweineschmalz, bis das Fett vollständig geschmolzen ist, ergänzen dann 1 TL Honig, lassen die Mischung abkühlen und bewahren sie im Kühlschrank auf. Mit der Creme reiben Sie über 20 Tage 2-mal täglich die betroffenen Hautbereiche ein. Sie glättet und verjüngt die Haut zusätzlich.

- Mischen Sie 10 pulverisierte Pfirsichkerne (Prunus persica) in 1 Glas Olivenöl und erwärmen die Mischung für 20 Minuten im Wasserbad, lassen sie abkühlen und stellen sie im geschlossenen Glas für 7 Tage an einen dunklen Ort. Mit dem Öl reiben Sie über 20 Tage 1-mal täglich die betroffenen Hautbereiche ein. Es glättet und verjüngt die Haut zusätzlich.

- Mischen Sie 1 EL pulverisierte getrocknete Blüten des Gelben Katzenpfötchens (Helichrysum arenarium) in 1/2 Glas Schweineschmalz, erwärmen die Mischung für 15 Minuten im Wasserbad, lassen sie abkühlen und bewahren sie im Kühlschrank auf. Mit der Salbe reiben Sie über 20 Tage 2-mal täglich die betroffenen Hautbereiche ein. Sie glättet auch die Haut, macht sie zart und lindert zusätzlich Schmerzen durch Arthritis und Rheuma in den Händen.

- Übergießen Sie in einem Glas 7 mit Schale pulverisierte getrocknete Maronen der Edelkastanie (Castanea sativa) mit 1 Glas Wodka (40 %) und lassen es fest verschlossen für 14 Tage an einem dunklen Ort stehen (dabei gelegentlich aufschütteln). In der Tinktur feuchten Sie über 20 Tage 1-mal täglich ein Wattepad an und reiben damit die betroffenen Hautbereiche ab, danach 2 Stunden nicht waschen. Die Tinktur entfernt neben Altersflecken auch Entzündungen der Haut, verringert vergrößerte Adern und lindert auch Schmerzen durch Arthritis und Rheuma in den Händen.

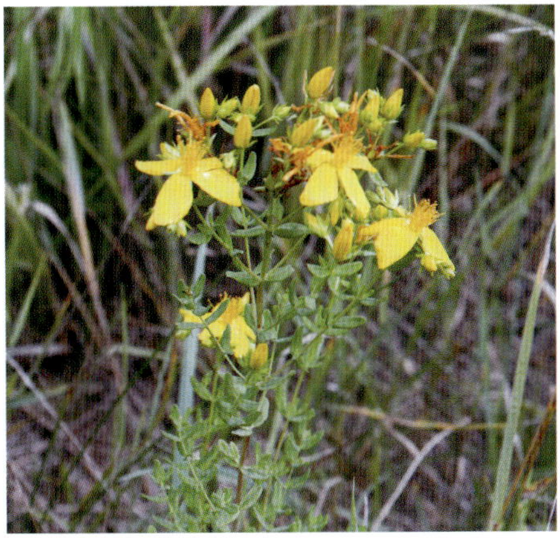

Echtes Johanniskraut (Hypericum perforatum)

Cellulite (Orangenhaut)

Von Cellulite sind fast ausschließlich Frauen betroffen, da sie eine andere Bindegewebsstruktur als Männer haben. Diese biologisch bedingte Veränderung des Bindegewebes führt zur Dellenbildung der Haut. Erbliche Veranlagung (wie eine schwache Bindehautstruktur) und Übergewicht spielen dabei eine wesentliche Rolle. Die Erhebungen sind eigentlich große Fettzellen, die das Bindegewebe nicht mehr in der Unterhaut festhalten kann und die dadurch hervortreten. Je mehr Fett in diesen Zellen gespeichert wird, desto ausgeprägter zeigen sich die Dellen. Davon sind überwiegend Oberschenkel, Oberarme, Hüften und Gesäß betroffen. Die Volksmedizin kann auch bei diesem Problem kostengünstig und wirksam Abhilfe schaffen.

Allgemein können Wechselduschen (warm und kalt) der Bildung von Cellulite vorbeugen. Sie verbessern den Blutkreislauf, aktivieren den Stoffwechsel und fördern die Hautregeneration.

Die folgenden Rezepte fördern den Blutkreislauf zusätzlich, nähren die Haut und lindern die Dellenbildung:

- Vermischen Sie 1 TL Olivenöl, 5 EL grobes Meersalz und den frischen Saft einer kleinen Pampelmuse (Citrus maxima) zu einer gleichmäßigen Masse. Damit reiben Sie über 15 bis

30 Tage 1-mal täglich mit weichen, kreisenden Bewegungen die Haut der Problemzonen sorgfältig ab und waschen sie nach 5 Minuten mit warmem Wasser.
Hinweis: Bereiten Sie die Mischung immer frisch, direkt vor der Anwendung zu, da sich das Salz sonst auflöst.

- Vermischen Sie den Brei von 1 großen Bund frischer Petersilie (Petroselinum crispum) mit 1 EL Honig, 2 bis 3 EL Pflanzenöl und 1 EL abgekochtem Wasser. Damit reiben Sie über 15 bis 30 Tage 1-mal täglich mit weichen, kreisenden Bewegungen die Haut der Problemzonen sorgfältig ein und waschen sie nach 5 Minuten mit warmem Wasser ab.

Die folgenden Rezepte verringern Fettablagerungen in der Haut:

- Vermischen Sie 5 EL trockenen, festen Kaffeesatz, 2 EL getrocknete Blätter der Großen Brennnessel (Urtica dioica) und 0,5 l kohlensäurehaltiges Mineralwasser. Damit reiben Sie über 30 Tage 1-mal täglich die Problemzonen mit weichen, kreisenden Bewegungen ein und waschen sie nach 5 bis 7 Minuten mit kaltem Wasser ab.

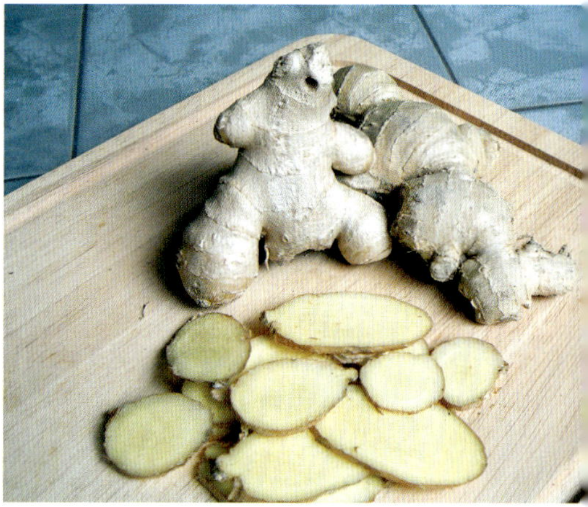

Ingwer (Zingiber officinale)

- Vermischen Sie 3 EL pulverisierte getrocknete Zitronenschale (Citrus x limon), 4 EL Olivenöl, 1 EL Meersalz und 2 EL frischen Saft aus der Ingwerwurzel (Zingiber officinale). Damit reiben Sie über 8 Wochen 2-mal wöchentlich die Problemzonen mit weichen, kreisenden Bewegungen ein und waschen sie nach 5 bis 7 Minuten mit warmem Wasser ab.
Hinweis: Verwenden Sie unbehandelte Zitronen.

Dehnungsstreifen

Dehnungsstreifen (Striae cutis atrophicae) sind Risse im Unterhautgewebe, die durch eine starke Dehnung

des Gewebes entstehen und als blaurötliche Streifen sichtbar werden. Wenn sie, wie es häufig der Fall ist, im Rahmen einer Schwangerschaft entstehen, werden sie als Schwangerschaftsstreifen (Striae gravidarum) bezeichnet.
Die folgenden Rezepte nähren und verjüngen die Haut und stellen deren normale Struktur wieder her:

- Lösen Sie 1 g Mumijo (Depuratus mumijo) in 1 TL warmem Wasser auf, vermischen es dann mit 80 bis 100 g Kindercreme und bewahren die Salbe im Kühlschrank auf. Damit reiben Sie über 30 Tage 1-mal täglich die Dehnungsstreifen ein.

- Vermischen Sie je 1 Glas Speisesalz und Zucker sowie 1/2 Glas Pflanzenöl. Damit massieren Sie 1-mal täglich 5 bis 10 Minuten lang direkt vor dem Duschen sorgfältig die betroffenen Hautbereiche, waschen dann die Mischung mit warmem Wasser ab und tragen eine nährende Creme auf. Gewöhnlich wird das positive Ergebnis innerhalb von 1 Monat sichtbar.

- Vermischen Sie 6 EL gemahlenen Kaffee und 1 Glas Olivenöl. Damit massieren Sie über 30 Tage 1-mal täglich 10 bis 15 Minuten lang direkt vor dem Duschen sorgfältig die betroffenen Hautbereiche, waschen dann die Mischung mit warmem Wasser ab und tragen eine nährende Creme auf. Die Anwendung strafft auch die Haut.

Doppelkinn

Bei einem Doppelkinn handelt es sich um Fettablagerungen unter der Haut, manchmal auch unter der Halsmuskulatur, die sich vom Kinn bis zum Hals erstrecken können. Hinzu kommen bei älteren Menschen oft eine Hauterschlaffung und die Bildung von Hautüberschuss im Kinn- und Halsbereich. Die Ursachen eines Doppelkinns sind vielfältig: Übergewicht, fortgeschrittenes Lebensalter und genetische Veranlagung können dabei eine Rolle spielen.
Die folgenden Rezepte beleben und straffen die Haut des Kinns und erhöhen ihre Elastizität:

- Vermischen Sie 1 Glas kaltes Wasser, 1 TL Essig (oder frischen Zitronensaft) und 1 gestrichenen EL Speisesalz, tränken in der Mischung ein kleines Handtuch, verdrehen es zu einer Rolle und nehmen dann die Enden in die Hände. Dann halten Sie die Handtuchrolle unter das Kinn, lassen

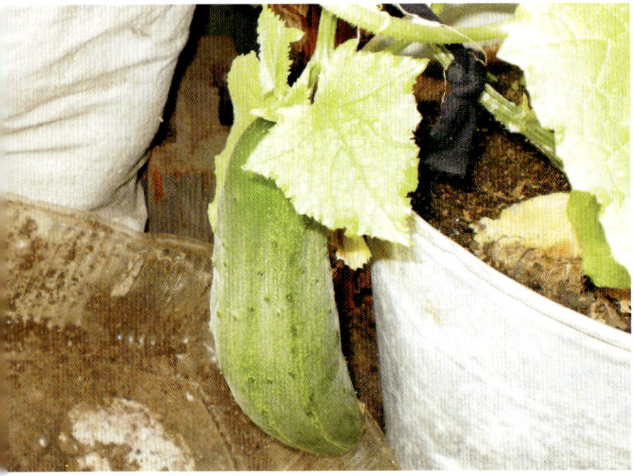

Gurke (Cucumis sativus)

sie mehrfach über 1 bis 2 Minuten schnell daraufklatschen und waschen danach Kinn und Hals mit kaltem Wasser ab. Machen Sie die Anwendung über 20 Tage 1-mal täglich.

- Tränken Sie ein vierfach zusammengelegtes Stück Mull mit frischem Weißkohlsaft (Brassica oleracea convar. capitata var. alba), legen es auf das Kinn und waschen es nach 20 Minuten mit kaltem Wasser ab. Machen Sie diese Anwendung über 20 Tage 1-mal täglich.

- Vermischen Sie den frischen Saft von je 1 Gurke (Cucumis sativus) und Zitrone (Citrus x limon) sowie 1 TL saure Sahne und 1 frisches Eigelb. Tragen Sie die Mischung 1- bis 2-mal wöchentlich auf den Hals und das Kinn auf und waschen sie nach 15 Minuten mit warmem Seifenwasser ab. Diese Anwendung fördert auch die Hautregeneration. Machen Sie davon 10 bis 12 Anwendungen.

Entzündungen der Haut

Die folgenden Bäder entfernen leichte Hautentzündungen, wie sie beispielsweise bei trockener und gereizter Haut oder kleineren Verletzungen entstehen:

- Übergießen Sie 500 g klein geschnittene frische Pflaumen (Prunus domestica) mit 3 l kochendem Wasser und lassen den Aufguss 3 Stunden ziehen. Diesen geben Sie 2-mal wöchentlich als Badezusatz in ein Vollbad mit einer Wassertemperatur von 38 °C und baden darin bis zu 15 Minuten. Machen Sie davon 10 Anwendungen.

- Übergießen Sie 3 EL getrocknete Blätter des Sumpf-Ruhrkrauts (Gnaphalium uliginosum) mit 2 l kochendem Wasser und lassen den Aufguss 20 Minuten ziehen. Diesen geben Sie 2-mal wöchentlich als Badezusatz in ein Vollbad mit einer Wassertemperatur von 37 °C und baden darin bis zu 15 Minuten. Das Bad lässt die Haut auch jünger wirken und nimmt ihr die Müdigkeit. Machen Sie davon 10 Anwendungen.

- Übergießen Sie je 3 EL klein gehackte getrocknete Zapfen des Echten Hopfens (Humulus lupulus), Kraut des Gelben Steinklees (Melilotus officinalis) und Blätter des Dreiteiligen Zweizahns (Bidens tripartita) mit 3 l kaltem Wasser, lassen es aufkochen und dann abkühlen. Den Sud geben Sie 2-mal wöchentlich als Badezusatz in ein Vollbad mit einer Wassertemperatur von 37 °C und baden darin bis zu 15 Minuten. Das Bad verbessert auch die Elastizität der Haut und wirkt beruhigend. Machen Sie davon 10 Anwendungen.

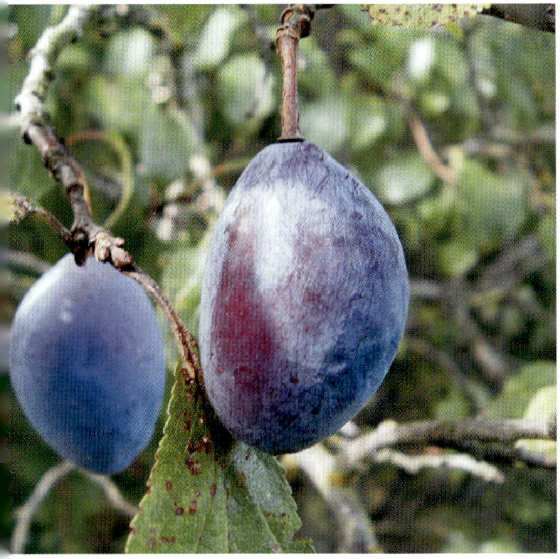

Pflaumen (Prunus domestica)

Halspflege

Der Hals und das Dekolleté werden sehr häufig bei der täglichen Reinigung und Pflege vergessen. Dabei gehören sie zu den Körperbereichen, die das wahre Alter einer Frau preisgeben können. Sie haben keine Talgdrüsen und können daher auch nicht selbstständig für eine Feuchtigkeitsregulierung sorgen. Dadurch neigen sie zum schnellen Austrocknen und in der Folge zu sichtbaren Alterserscheinungen. Vorbeugend sollten daher Hals und Dekolleté ebenso intensiv gepflegt werden wie das Gesicht.
Die folgenden Rezepte nähren die Haut, machen sie straffer und erhalten sie jung aussehend:

- Vermischen Sie 1 frisches Eigelb, 1 TL Honig und 2 TL Pflanzenöl sowie je 1 EL frischen Kartoffelsaft (Solanum tuberosum), Kampferspiritus (aus der Apotheke) und Wollwachs (Lanolinum). Tragen Sie die Mischung über 15 Tage 1-mal täglich für die Nacht auf den Hals und das Dekolleté auf und waschen sie am Morgen mit warmem Wasser ab. Diese Maske belebt auch die Haut.

▪ Vermischen Sie 1 EL pulverisierte Mandeln (Prunus dulcis), 1 EL zerlassene Butter und 1 TL Speisesalz. Massieren Sie die Mischung 2- bis 3-mal wöchentlich mit weichen, kreisenden Bewegungen von innen nach außen in die Haut des Halses ein und waschen sie nach 5 Minuten mit warmem Seifenwasser ab. Danach tragen Sie eine nährende Creme auf. Diese Anwendung glättet auch die Haut. Machen Sie davon 15 Anwendungen.

▪ Erwärmen Sie 1-mal wöchentlich im Wasserbad 1 EL frischen Zitronensaft (Citrus x limon), 10 g Bienenwachs, 10 g Wollwachs (Lanolinum) und 1 TL 96 %igen Spiritus (aus der Apotheke) bis zu einer Temperatur von 60 bis 65 °C. Wenn das Wachs geschmolzen ist, vermischen Sie alles zu einer gleichmäßigen Masse, tragen sie mit einem Wattepad in einer dünnen Schicht auf den Hals auf und waschen sie nach 15 Minuten mit warmem Wasser ab. Machen Sie davon 20 Anwendungen.

Die folgenden Rezepte glätten auch etwas tiefere Falten:

▪ Vermischen Sie 1/2 Glas püriertes Sauerkraut (gesäuerter Weißkohl – Brassica oleracea convar. capitata var. alba), 1 frisches Eigelb und 1 EL Pflanzenöl. Tragen Sie die Maske 1-mal wöchentlich auf die Haut des Halses auf und waschen sie nach 20 Minuten mit warmem Seifenwasser ab. Danach tragen Sie eine nährende Creme auf. Machen Sie davon 15 Anwendungen.

▪ Vermischen Sie 2 EL Brei aus dem frischen Fruchtfleisch einer Zitrone (Citrus x limon), 2 bis 3 EL saure Sahne, 1 frisches Eigelb, 1 TL Honig und 1 TL Pflanzenöl. Danach ergänzen Sie unter ständigem Rühren tropfenweise 1 EL Kampferspiritus (aus der Apotheke). Tragen Sie die Mischung 1-mal wöchentlich auf die Haut des Halses und das Dekolleté auf und waschen sie nach 20 Minuten mit warmem Wasser ab. Danach tragen Sie eine nährende Creme auf. Machen Sie davon 12 bis 15 Anwendungen.

▪ Vermischen Sie 2 bis 3 EL geschmolzenes Schweineschmalz und je 2 EL natürlichen Joghurt (3,5 bis 5,5 % Fettgehalt), frische Hefe und Olivenöl. Tragen Sie die Mischung 2- bis 3-mal wöchentlich auf die Haut des Halses auf und waschen sie nach 20 Minuten mit warmem Wasser ab, das mit 1 EL frischem Zitronensaft (Citrus x limon) angesäuert wurde. Machen Sie davon 15 Anwendungen.

Körperhaarwuchs

Das folgende Rezept kann in jedem Hautbereich angewendet werden und verzögert den Körperhaarwuchs:

- Vermischen Sie gründlich 2 EL Kurkumapulver (Curcuma longa) und 0,5 l frischen Saft aus hellen Weintrauben (Vitis vinifera). Damit reiben Sie 1-mal wöchentlich die betreffenden Bereiche mit weichen, kreisenden Bewegungen ein, bedecken sie dann mit Frischhaltefolie und waschen sie nach 15 Minuten mit warmem Seifenwasser ab. Machen Sie davon 7 bis 8 Anwendungen.

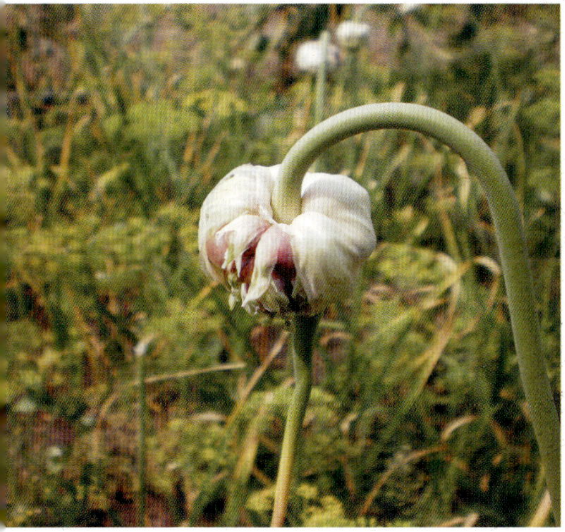

Knoblauch (Allium sativum)

Die folgenden Rezepte sind ebenfalls für alle Hautbereiche geeignet und beenden den Körperhaarwuchs:

- Vermischen Sie den frischen Saft von 3 Knoblauchzehen (Allium sativum) und 1 TL Wasser. Damit reiben Sie über 30 Tage 3- bis 4-mal täglich die jeweiligen Hautbereiche ein und waschen sie nach 20 bis 30 Minuten mit kaltem Wasser ab.

- Vermischen Sie die Asche aus den Schalen von 3 Echten Walnüssen (Juglans regia) und 1 EL kaltes, abgekochtes Wasser. Tragen Sie die Mischung über 15 Tage 3- bis 4-mal täglich auf die betreffenden Hautbereiche auf und waschen sie nach 15 bis 20 Minuten mit warmem Wasser ab.

Pflege der weiblichen Brust

Die weibliche Brust wird von Muskeln und Bändern gehalten und besteht überwiegend aus Fett-, Binde- und Drüsengewebe. Daher hängen Straffheit und Form des Busens nicht zuletzt vom Zustand dieser Muskeln und Bänder ab. Jedoch braucht auch die Haut der Brust besondere Aufmerksamkeit und Pflege, um sie straff und zart zu erhalten.

Die folgenden Rezepte nähren die Haut der Brust, machen sie elastisch und wirken straffend:

- Vermischen Sie 1 EL Brei aus frischen Blättern (in gleichen Anteilen) der Zitronenmelisse (Melissa officinalis), des Gewöhnlichen Löwenzahns (Taraxacum sect. Ruderalia) und der Großen Brennnessel (Urtica dioica) mit 1 EL Quark und 1 TL Honig. Tragen Sie die Mischung 1- bis 2-mal wöchentlich auf die Brust auf, waschen sie nach 20 Minuten unter der warmen Dusche ab und reiben danach die Brust mit Eiswürfeln ab. Diese Maske versorgt die Haut auch mit Feuchtigkeit. Machen Sie davon 15 bis 20 Anwendungen.

- Übergießen Sie 2 EL Haferflocken mit 1 Glas kochendem Wasser, decken das Geschirr ab, lassen den Brei 10 bis 15 Minuten quellen und rühren ihn dann gut durch. Mit dem warmen Haferbrei reiben Sie über 10 bis 15 Tage 1-mal täglich die Brust und das Dekolleté ein und waschen ihn nach 20 bis 30 Minuten mit warmem Wasser ab.

Die folgenden Rezepte machen die Haut zusätzlich zart:

- Vermischen Sie 1 EL zerlassene Butter, 2 EL saure Sahne sowie je 1/2 TL frischen Apfelsaft (Malus) und Saft der Roten Johannisbeere (Ribes rubrum) zu einer gleichmäßigen Masse. Tragen Sie die Mischung 1- bis 2-mal wöchentlich auf die Brust und das Dekolleté auf und waschen sie nach 1 Stunde ab. Machen Sie davon 20 Anwendungen.

- Vermischen Sie 1/2 Glas Brei aus dem Fruchtfleisch einer frischen Wassermelone (Citrullus lanatus), 1 EL

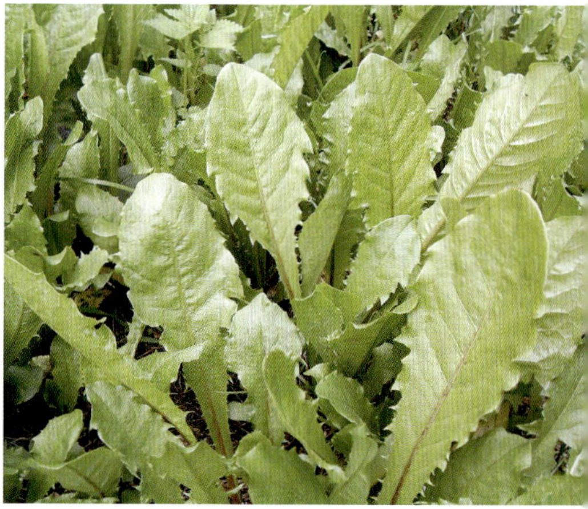

Gewöhnlicher Löwenzahn (Taraxacum sect. Ruderalia)

Milch und 1 frisches Eigelb. Tragen Sie die Mischung 1-mal wöchentlich auf die Brust auf und waschen sie nach 20 Minuten mit warmem Wasser ab. Machen Sie davon 12 bis 15 Anwendungen.

- Übergießen Sie 2 EL getrocknete Lindenblüten (Tilia) mit 1 Glas aufkochender Milch und lassen die Mischung mindestens 10 Minuten ziehen, bis die Milch eine bräunliche Farbe angenommen hat. Danach sieben Sie die Flüssigkeit durch, ergänzen 1 Glas Sahne und 1 EL Honig und geben so viel Kartoffelstärke zu, bis eine ausreichend dicke Masse entstanden ist. Tragen Sie diese 1-mal wöchentlich auf die Brust auf und waschen sie nach 30 Minuten mit warmem Wasser ab. Machen Sie davon 12 bis 15 Anwendungen.

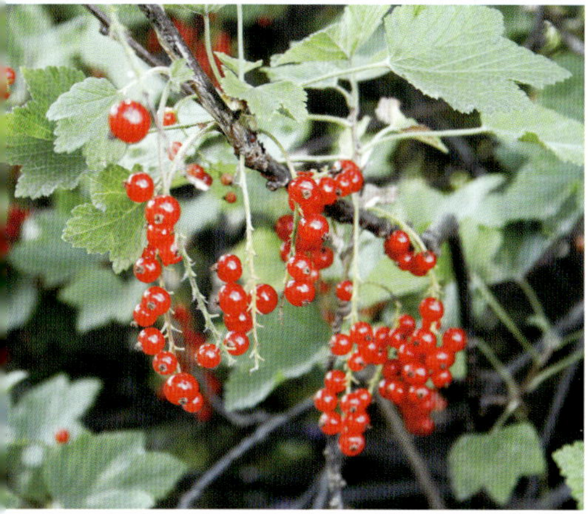

Rote Johannisbeere (Ribes rubrum)

Schlaffe Haut

Schlaffe Haut ist überwiegend ein Zeichen der Hautalterung und mit einer allmählichen Verschlechterung ihrer Elastizität, Abnahme der Feuchtigkeit und Verringerung der Unterhaut verbunden. Wie schnell Haut altert, ist von verschiedenen Faktoren abhängig. Bei Frauen kann beispielsweise auch der Rückgang der weiblichen Geschlechtshormone nach der Menopause die Hautalterung beschleunigen.
Die folgenden Rezepte verjüngen und straffen die Haut und stellen ihre Elastizität wieder her:

- Übergießen Sie 300 g Weizen- oder Haferkleie mit 1 l kaltem Wasser, lassen es aufkochen und sieben die Flüssigkeit durch. Den Sud geben Sie 1- bis 2-mal wöchentlich als Badezusatz in ein Vollbad mit einer Wassertemperatur von 36 bis 37 °C und baden darin 10 bis 12 Minuten. Das Bad ist besonders für trockene Haut zu empfehlen, bei sehr trockener Haut können Sie einige Tropfen Glycerin

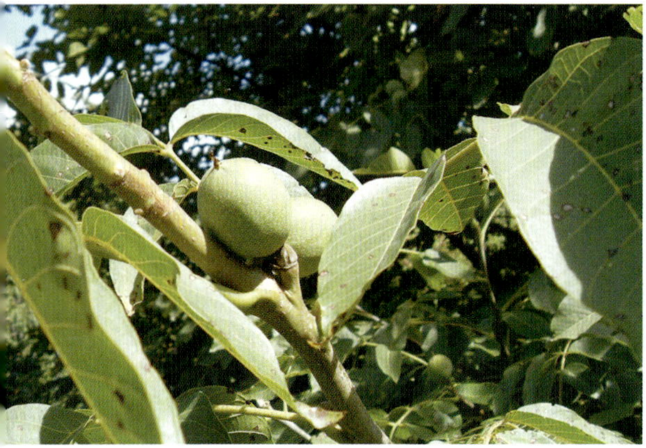

Echte Walnuss (Juglans regia)

(aus der Apotheke) oder ein beliebiges Pflanzenöl ergänzen. Machen Sie davon 12 bis 15 Anwendungen.

- Übergießen Sie 300 g getrocknete Blätter der Echten Walnuss (Juglans regia) und 1 EL klein gehackte Wurzel des Echten Baldrians (Valeriana officinalis) mit 1 l Wasser, lassen den Aufguss aufkochen, 20 Minuten bei geringer Hitze köcheln und dann 3 bis 4 Stunden ziehen. Den Sud geben Sie 1- bis 2-mal wöchentlich als Badezusatz in ein Vollbad mit einer Wassertemperatur von 36 bis 37 °C und baden darin 10 bis 12 Minuten. Das Bad verringert auch entzündliche Erscheinungen der Haut. Machen Sie davon 12 bis 15 Anwendungen.

Das folgende Rezept macht schlaffe Haut am Gesäß wieder elastisch und straff:

- Vermischen Sie 2 EL hellen Honig, 2 frische Eigelbe und 2 EL Zitronensaft (Citrus x limon). Die Mischung geben Sie 2-mal wöchentlich auf das Gesäß und waschen sie nach 15 Minuten mit kaltem Wasser ab. Machen Sie davon 6 bis 8 Anwendungen.

Sonnenbrand und Sonnenschutz

Sonnenbrand ist eine entzündliche Hautrötung, die durch UV-Strahlen des Sonnenlichts ausgelöst wird, wenn die Haut nicht ausreichend vor starker Sonneneinstrahlung geschützt wird. Er kann mit verschiedenen Hautschäden und anderen Beeinträchtigungen verbunden sein. Bei Hitzeschäden wie Sonnenstich oder Hitzschlag sollte sofort ein Arzt aufgesucht werden. Als Spätfolge kann es nach mehrfachem Sonnenbrand auch zu Hautkrebs kommen.

Das folgende Rezept lindert den Schmerz, entfernt mögliche Entzündungen und heilt die Verbrennungen eines Sonnenbrands:

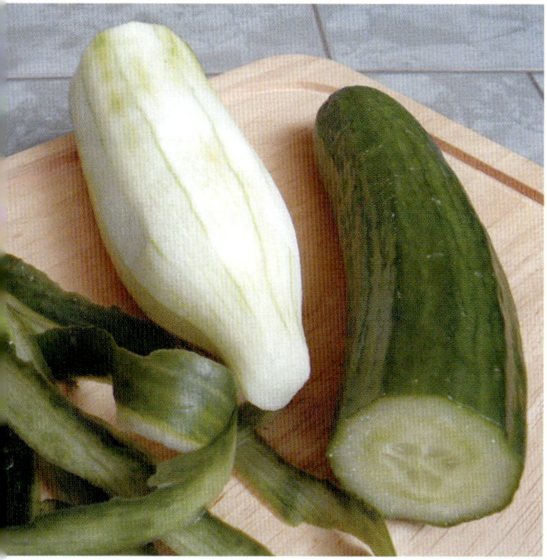
Gurke (Cucumis sativus)

▪ Übergießen Sie 1 EL Gurkensamen (Cucumis sativus) in einer Flasche mit 1 Glas Wodka (40 %), lassen sie fest verschlossen für 2 Wochen an einem dunklen Ort stehen (dabei gelegentlich aufschütteln) und sieben dann die Flüssigkeit durch. Zur Anwendung vermischen Sie 1 Teil der Tinktur und 10 Teile abgekochtes Wasser und reiben mit der Mischung die der Sonne ausgesetzte Haut unmittelbar vor und nach dem Sonnenbad ein. Die Anwendung behindert auch das Erscheinen von Sommersprossen.

▪ Gießen Sie 3 EL klein gehackte getrocknete Blätter des Echten Johanniskrauts (Hypericum perforatum) in einem Glas mit Pflanzenöl auf, lassen es fest verschlossen für 2 bis 3 Wochen an einem dunklen Ort stehen (dabei gelegentlich aufschütteln), sieben dann die Flüssigkeit durch und bewahren sie im Kühlschrank auf. Mit dem Öl reiben Sie bei einem Sonnenbrand 2- bis 3-mal täglich vorsichtig die Haut ein.

Die folgenden Rezepte schützen die Haut vor der Sonne, behindern die Bräunung und vermindern das Risiko eines Sonnenbrands:

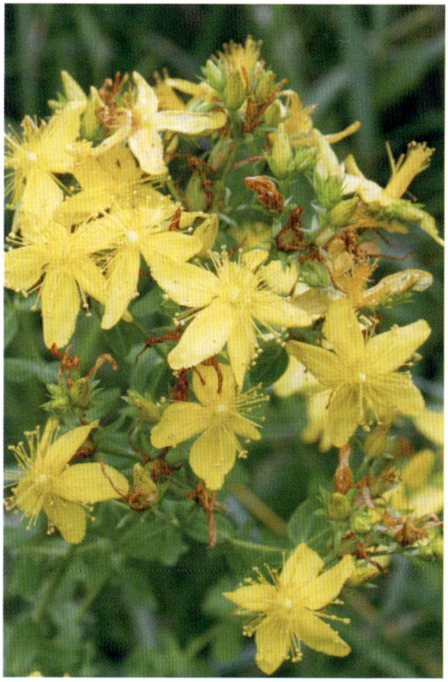
Echtes Johanniskraut (Hypericum perforatum)

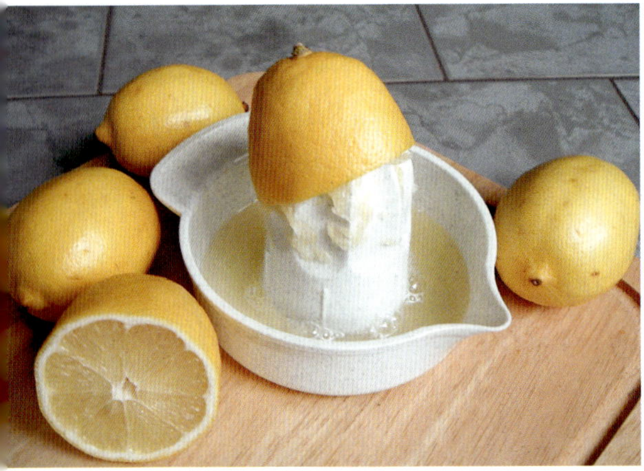

Zitrone (Citrus x limon)

Hinweis: Verwenden Sie die Mischung auch dann, wenn bereits ein leichter Sonnenbrand entstanden ist, denn sie lindert auch die Beschwerden.

- Vermischen Sie je 1 EL frischen Zitronensaft (Citrus x limon) und Pampelmusensaft (Citrus maxima) sowie 1/2 Glas Wodka (40 %). Damit reiben Sie die der Sonne ausgesetzte Haut unmittelbar vor und nach dem Sonnenbad ein.

Trockene und raue Haut

Trockene Haut entsteht durch eine geringe Fettproduktion der Talgdrüsen und eine gestörte Feuchtigkeitsregulation. Damit verbunden sind meist raue und rissige Stellen, für die es verschiedene Ursachen gibt, so auch eine unzureichende Pflege der Haut oder falsch gewählte Pflegeprodukte.

Das folgende Rezept normalisiert den Feuchtigkeitshaushalt der Haut:

- Übergießen Sie je 3 EL getrocknete Blüten der Echten Kamille (Matricaria chamomilla) und Leinsamen (Linum usitatissimum) mit 2 l kochendem Wasser, lassen es nochmals aufkochen, 20 Minuten bei geringer Hitze köcheln und dann den Sud 15 Minuten ziehen. Diesen geben Sie 1-mal wöchentlich als Badezusatz in ein

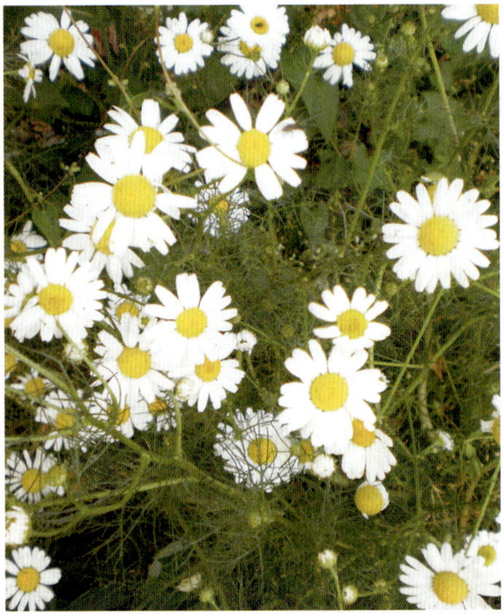

Echte Kamille (Matricaria chamomilla)

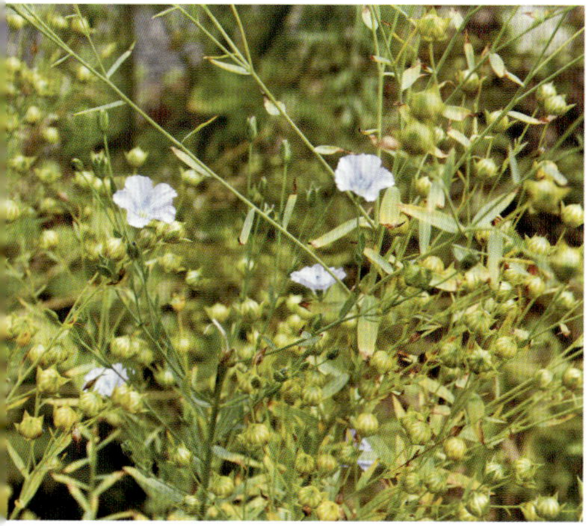

Saat-Lein (Linum usitatissimum)

Vollbad mit einer Wassertemperatur von 37 bis 38 °C und baden darin 10 bis 15 Minuten. Machen Sie davon 10 bis 15 Anwendungen.

Die folgenden Rezepte versorgen speziell die Haut der Ellbogen mit Feuchtigkeit:

- Vermischen Sie je 1 EL frischen Möhrensaft (Daucus carota subsp. sativus), Olivenöl und Grieß. Die Mischung tragen Sie 1-mal wöchentlich mit kreisenden Bewegungen auf die Ellbogen auf, waschen sie nach 20 Minuten mit warmem Seifenwasser ab und tragen eine fettende Creme auf. Machen Sie davon 20 Anwendungen.

- Reiben Sie 2- bis 3-mal wöchentlich die Ellbogen mit Mayonnaise ein, waschen sie nach 30 Minuten mit warmem Wasser ab und tragen eine fettende Creme auf. Machen Sie davon 10 Anwendungen.

Ernährung
für die Frau

Ernährung ist heute ein allgegenwärtiges Thema, mit dem sich viele Frauen intensiv beschäftigen: Was ist gut für mich, was macht gesund, schlank und schön? Entgegen oft zu hörenden Meinungen ist kein Nahrungsmittel absolut schlecht oder gar besonders nützlich. Die Qualitäten aller sind abhängig von verschiedenen Faktoren wie Menge, Art und Weise der Zubereitung, Nutzungsmuster sowie von derjenigen, die sie verspeist, also deren Gesundheitszustand, Alter und vielen weiteren Umständen.

Unsere Vorfahren waren weder reine Vegetarier noch reine Fleischesser: Sie aßen alles, was sie jagen, fangen und sammeln, alles, was sie als pflanzliches und tierisches Lebensmittel verwenden konnten. Dadurch war die Ernährung oft nicht besonders ausgewogen. Auch später noch war die Nahrungsverfügbarkeit der wichtigste Faktor in der Ernährung: Besonders die ärmere Bevölkerung hatte mit Mangelernährung zu kämpfen. Früchte und Beeren waren überwiegend exotische, für die meisten nicht zugängliche Nahrungsmittel, auch Gemüse und Getreide waren nur eingeschränkt verfügbar, ganz zu schweigen von Fleisch. Dieses galt allgemein als das wertvollste Lebensmittel – je mehr, desto besser. Selbst viele Ärzte rieten ihren Patienten, mehr Fleisch sowie Rinder- oder Geflügelbrühe zur Stärkung zu essen. Tierisches Fett war ein anerkanntes Mittel für die Behandlung und Rehabilitation von Kranken.

Die reiche Bevölkerung im alten Russland lebte also überwiegend von Fleisch und Süßigkeiten, während die Armen das ganze Jahr über eine begrenzte Auswahl an Gemüse wie Rüben und Kohl, Brot und ein bis zwei Arten von Getreide aßen. Milch war nur für die Landbevölkerung sowie für die Reichen zugänglich.

Die Ernährungswissenschaft und damit das Wissen über eine wirklich ausgewogene Ernährung entstand erst im 20. Jahrhundert. Jedoch wurde schon

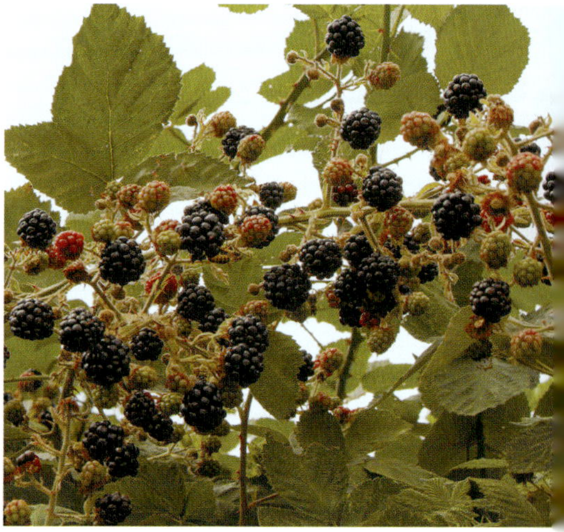

Brombeere (Rubus sectio Rubus)

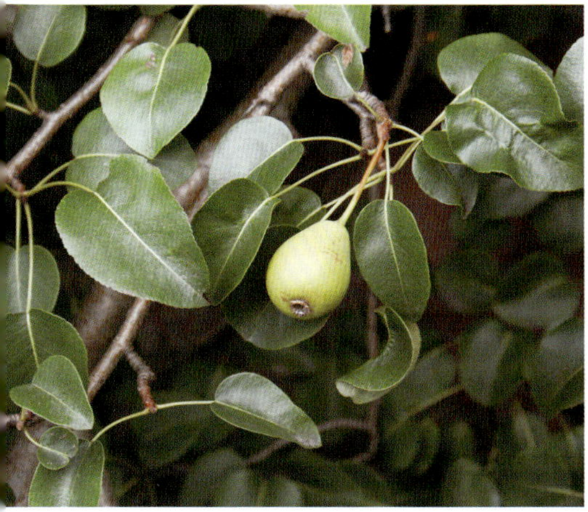

Birne (Pyrus)

im Mittelalter von den damaligen Ärzten empfohlen, nicht übermäßig zu essen und bestimmte Nahrungsmittel, wie verschiedene Milchprodukte, Honig oder beispielsweise Getränke wie Kwass, zur innerlichen Gesundheits- und Schönheitspflege zu verwenden. Schon damals war bekannt, dass Schönheit und Gesundheit eng zusammenhängen.

In unserer heutigen westlichen Industriegesellschaft sind die Angebote für unsere tägliche Ernährung natürlich wesentlich umfangreicher und dadurch auch sehr viel unübersichtlicher geworden. Wieso sich also nicht auf das besinnen, was schon damals als gut und heilsam erkannt wurde?

Ernährungsempfehlungen

Das körperliche und seelische Wohlbefinden ist eng mit unserer Ernährung und unserem Lebensstil verbunden. Beides kann unsere Gesundheit ein ganzes Leben lang wesentlich beeinflussen. Von besonderer Bedeutung ist dabei die ausgewogene Ernährung, denn für seine störungsfreie Funktion benötigt unser Organismus die bedarfsgerechte Versorgung mit Kohlenhydraten, Eiweißen und Fetten, Vitaminen und Spurenelementen und auch ausreichend Flüssigkeit.

Eine Frau unterscheidet sich körperlich vom Mann durch unterschiedliche Geschlechtsmerkmale, kleine Abweichungen im Knochenbau, geringere Muskelmasse und eine größere Körperfettmasse. Aus diesen Unterschieden ergibt sich für sie ein geringerer Energiebedarf, weshalb bei gleichem Körpergewicht ein Mann mehr essen darf als eine Frau – daher isst und trinkt eine Frau normalerweise auch anders als ein Mann. Trotz des geringeren Energiebedarfs muss sie jedoch häufig eine gleiche oder sogar größere Menge an Nährstoffen aufnehmen. Daher benötigen Frauen eine höhere Nährstoffdichte, das heißt Lebensmittel mit einem höheren Nährstoffgehalt in Bezug auf deren Energiegehalt. Im Alltag bedeutet das, eine Frau sollte mehr pflanzliche Lebensmittel, weniger tierische und außerdem fettärmere Produkte essen. Anderenfalls kommt es zur Unterversorgung mit lebensnotwendigen Nährstoffen oder auch zu Übergewicht, das meist nur schwer wieder zu reduzieren ist. Grundsätzlich sollten Sie ein Ernährungs-Tagebuch führen und aufschreiben, was Sie täglich essen wollen und was Sie dann tatsächlich gegessen haben.

Die folgenden Regeln helfen, den Organismus optimal mit allen nötigen Nährstoffen zu versorgen und dabei gleichzeitig ein normales Körpergewicht zu halten.

Grundregeln

- Wenden Sie niemals kalorienarme Diäten systematisch an. Es ist viel nützlicher und einfacher, an einer ausgewogenen Ernährung festzuhalten.
- Essen Sie nicht hastig, denn die Nahrung sollte langsam und sorgfältig gekaut werden, damit sie leichter verdaulich wird.
- Sie brauchen nicht alles auf dem Teller zu essen, sondern nur so viel davon, wie Sie wirklich möchten und brauchen, um satt zu werden.
- Unbedingt sollten Sie andauernden Hunger vermeiden, denn dadurch beginnt der Organismus, in einem »Sparmodus« zu arbeiten, das heißt, er verbrennt weniger Kalorien (sodass Sie weniger Energie haben) und legt Fettvorräte für die möglicherweise andauernden schlechten Zeiten an. Besser ist es, vier- bis fünfmal am Tag in kleinen Portionen zu essen.
- Unabhängig von der Zeit des Aufstehens sollten Sie nach 19 Uhr nicht mehr essen, da sich der Stoffwechsel gegen Abend verlangsamt und ein spätes Abendessen der Hauptgrund für das Entstehen von Übergewicht ist. Das Hungergefühl danach kann eine langsam getrunkene Tasse Tee mit Honig, ein mit kleinem Löffel gegessenes Glas Kefir, ergänzt mit dem Fruchtfleisch einer halben Pampelmuse oder den Kernen eines kleinen Granatapfels, stillen.
- Besonderer Tipp: Essen Sie jeden Morgen einen Teelöffel Honig 30 Minuten vor dem Frühstück. Lassen Sie ihn im Mund zergehen und schlucken ihn dann langsam herunter. Er aktiviert den Körperstoffwechsel und füllt den Organismus mit dafür nötigen Spurenelementen und Aminosäuren auf.

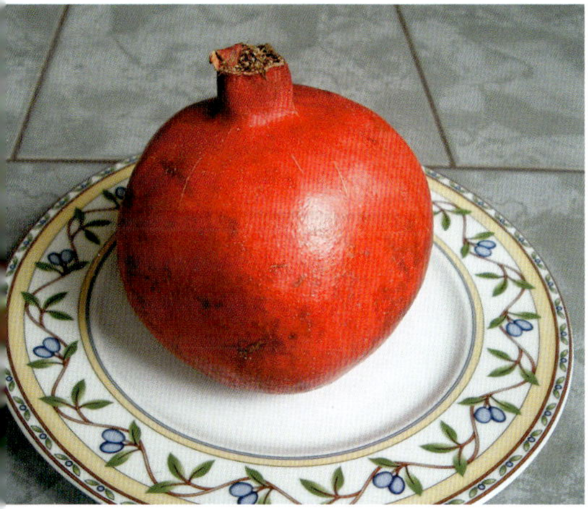

Granatapfel (Punica granatum)

Tipps für die Zubereitung

- Die Speisen sollten vorzugsweise gekocht, überbacken oder im Dampfgarer zubereitet werden. Dadurch sind die Lebensmittel leichter verdaulich und enthalten nicht die beim Braten entstehenden schädlichen Stoffe. Im Dampfgarer ist die Zubereitung besonders schonend. Geschmack, Farbe und Geruch sowie Spurenelemente und Vitamine der verwendeten Lebensmittel bleiben dabei weitestgehend erhalten. Für diese Art der Zubereitung wird kein zusätzliches Fett benötigt. Daher haben auf diese Weise gegarte Speisen einen niedrigen Kaloriengehalt und sind auch für die diätische Ernährung geeignet.
- Breie sollten Sie im Wasserbad kochen, da damit aufgrund der niedrigeren Temperatur ihre Zubereitung ohne Fett möglich wird. Auch bleiben dadurch Vitamine und Spurenelemente weitestgehend erhalten. Solche Breie eignen sich ebenfalls für eine diätische Ernährung.

Bestimmte Lebensmittel und Nährstoffe in der täglichen Ernährung

Getränke

- Der Körper verliert täglich etwa 2,5 l Flüssigkeit, nicht nur durch die Urinabsonderung, sondern ebenfalls über die Atmung. Das Trinken bedeutet daher einen Ausgleich dieser Verluste. Es wird daher empfohlen, im Laufe des Tages mindestens 2,5 l Mineralwasser (ohne Kohlensäure) zu trinken. Bei der Berechnung des durchschnittlichen täglichen Flüssigkeitsbedarfs eines Menschen wird in der medizinischen Forschung von durchschnittlich 30 ml Wasser pro kg Körpergewicht ausgegangen. Daraus ergibt sich für einen Menschen mit einem Gewicht von beispielsweise 60 kg eine täglich nötige Wasseraufnahme von wenigstens 1,8 l. Durch verschiedene Faktoren (wie Schwitzen, trockene Luft, entwässernde Medikamente, bestimmte Lebens- und Genussmittel etc.) kann der tatsächliche Wasserbedarf jedoch noch weit höher sein. Auch hat der Körper bei Übergewicht einen höheren Wasserbedarf. So sind für diesen Fall je 20 kg Übergewicht weitere 250 ml Wasser am Tag empfohlen. Andere Flüssigkeiten, wie Tee, Kaffee oder Suppen, werden in diese empfohlene Mindestmenge nicht eingerechnet.

- Während des Essens sollten Sie jedoch nicht trinken, da Wasser die Verdauung stört. Trinken Sie nicht in den 15 Minuten vor der Mahlzeit und danach erst wieder nach 30 bis 45 Minuten.
- Das gilt auch für Tee, Kaffee oder Fruchtsaft. Frisch gepresste Fruchtsäfte sollten Sie stets mit 10 bis 15 % Wasser ergänzen.
- Trinken Sie Kaffee möglichst nur vormittags, da er Schlafstörungen verursachen kann. Jedoch hat er auch viele positive Eigenschaften: Er muntert auf und hebt die Stimmung, gibt Energie, macht gesellig und verbessert die Aufmerksamkeit und die Konzentrationsfähigkeit. Jedoch muss er für solche Effekte regelmäßig getrunken werden. Zwei bis vier Tassen Kaffee am Tag verringern beispielsweise auch das Risiko, in eine Depression zu verfallen.
- Auf Spirituosen sollten Sie möglichst verzichten, besser ist trockener Weiß- oder Rotwein, der mit 10 bis 15 % Wasser verdünnt wurde. Wein verfügt aufgrund seiner Zusammensetzung über eine Vielzahl wertvoller Eigenschaften. Er enthält viele nützliche Inhaltsstoffe, die am Körperstoffwechsel teilnehmen und ihn positiv beeinflussen. So sind im Rotwein bis zu 19 verschiedene lebensnotwendige Aminosäuren enthalten. Durch die Verdünnung mit Wasser können diese vom Organismus besser aufgenommen und verwertet werden.

Kohlenhydrate

- Brot sollte nur vormittags gegessen werden, jedoch nicht mehr als 100 g, wobei Vollkornbrot am besten für den Körper ist. Die im Vollkorn enthaltenen Kohlenhydrate werden besonders langsam verdaut. Dadurch unterstützen sie das Gefühl der Sättigung und liefern dem Organismus über längere Zeit Energie.
- Essen Sie Teigwaren und Nudeln nur bis zur Mittagszeit, jedoch nicht mehr als 250 g am Tag. Sie enthalten wertvolle Kohlenhydrate, machen lange satt und liefern dem Organismus viel Energie, da sie bis zu 15 Stunden aktiv verdaut werden.
- Süße Getränke, Zucker, Kuchen, Wurst und Fertiggerichte sollten Sie möglichst meiden, da sich darin »leere« Kohlenhydrate befinden.

Es ist besser, nur Lebensmittel zu verwenden, die tatsächlich benötigte Vitamine, Spurenelemente und Zellstoffe enthalten. Deshalb sollten Sie frisch gekochte Gerichte sowie Fruchtsäfte und Obst als Nachtisch bevorzugen.

- Essen Sie täglich nicht mehr als zwei bis drei frische Früchte von jeweils höchstens 100 g. Obst enthält ebenfalls einfache Kohlenhydrate, die in Fett umgewandelt werden und den Blutzucker erhöhen. Dennoch ist es aufgrund der enthaltenen Vitamine und Ballaststoffe natürlich ein wichtiger Teil der täglichen Ernährung.

Ballaststoffe

- Da nachts die Aufnahme der Nährstoffe durch den Organismus verzögert verläuft, sollte Gemüse der Hauptteil des Abendessens sein. Gemüse ist leichter verdaulich und enthält auch viel Zellstoff, was die selbstständige Reinigung des Darms fördert. Er aktiviert dessen motorische Funktion und hilft dadurch, giftige Stoffe herauszuführen.

Eiweiß

- Zum Mittagessen sollten Sie nicht öfter als ein- bis zweimal in der Woche 250 g halbfetten Fisch essen, auch nicht öfter die gleiche Menge Fleisch. Als Beilage sollte in beiden Fällen im doppelten Umfang der Fisch- oder Fleischportion weißes oder grünes Gemüse gereicht werden. Das Eiweiß hilft, das Gemüse in seine Bestandteile (Pflanzenfermente, Spurenelemente und Aminosäuren) aufzuspalten, wodurch es besser verdaut werden kann. Der im Gemüse enthaltene Zellstoff führt zu einer zusätzlichen mechanischen Zerkleinerung der Eiweißnahrung und unterstützt damit deren Verdauung.
- Essen Sie Milchprodukte nur einmal am Tag, da sie sehr nahrhafte Lebensmittel sind. In 30 g normalem Käse sind etwa 8 g Eiweiß enthalten. Als Eiweißquelle sind sie daher mit Fleisch oder Fisch vergleichbar.

Fette

- Verwenden Sie in der Küche nur nicht raffiniertes Pflanzenöl oder kalt gepresstes Olivenöl. Darin befindet sich ein hoher Anteil an ungesättigten Fettsäuren, die den gesamten Stoffwechsel regulieren und die Eigenschaften der Zellmembranen positiv beeinflussen. Auch enthalten sie wichtige Vitamine (wie Vitamin E und F), die dem

Organismus insgesamt sehr nützlich sind. Auch können Sie dadurch tierische Fette einsparen.

Außerdem

- Nicht mehr als 5 g Salz sollten Sie am Tag aufnehmen, da es den Stoffwechsel verzögert, Flüssigkeit im Organismus bindet und dadurch auch zu Wassereinlagerungen im Gewebe führen kann, die sich in Ödemen und Übergewicht zeigen.

Ernährung in den verschiedenen Lebensphasen

Das Leben verläuft in verschiedenen Altersabschnitten mit jeweils individuellem Nährstoff- und Energiebedarf, der von körperlicher Entwicklung, Alter und konkreten Lebensumständen abhängig ist:

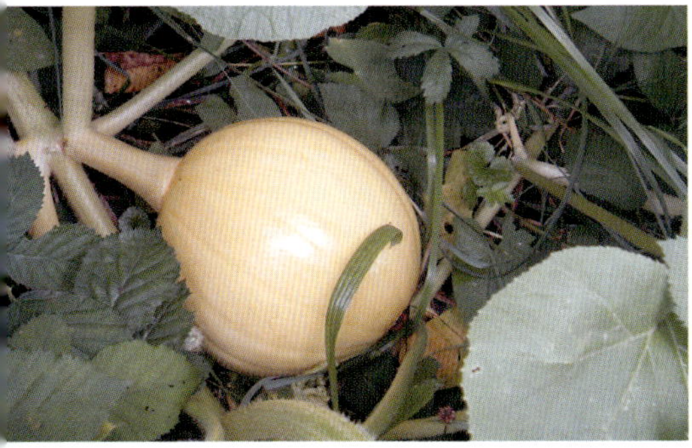

Gartenkürbis (Cucurbita pepo)

Bereits nach der ersten Monatsblutung braucht der Organismus einer Frau mehr Eisen, da ab diesem Zeitpunkt »chronische« Blutungen und damit regelmäßiger Eisenverlust entstehen. Es muss daher immer reichlich zugeführt werden. Der Organismus nimmt Eisen viel besser auf, wenn er es in einer leicht verwertbaren Form bekommt. Das erfolgt am besten durch tierische Produkte, insbesondere Muskelfleisch. Die Aufnahme über den Verdauungstrakt kann Vitamin C zusätzlich erleichtern.

Die letzte Wachstumsphase einer Frau tritt ab dem 15. Lebensjahr ein und endet mit dem Erreichen der endgültigen Größe und Reife des Skeletts spätestens mit dem 22. Lebensjahr. Wachstum ist jedoch immer mit einem erhöhten Nährstoff- und Energiebedarf verbunden. Dafür benötigt der weibliche Organismus etwa 1,2 bis 1,5 g Eiweiß pro Kilogramm Körpergewicht und Tag, reichlich Kalzium, Phosphor und Vitamin D, denn nur so können sich feste Knochen und gesunde Zähne entwickeln. Ein gut funktionierender Kalzium-Stoffwechsel und die reichliche Zufuhr von Kalzium und Phosphor in jungen Jahren mindern auch das Risiko, später an Knochenschwund zu erkranken. Besonders reich an Kalzium sind Milch und Milchprodukte wie Joghurt, Quark und Käse, jedoch auch Fisch, Hafer, Mandeln, Bohnen, Grünkohl und Spinat. Am Morgen und in der Nacht nimmt der Organismus diesen Nährstoff am besten auf, daher sollten Frühstück oder Abendessen besonders reich an Kalzium sein. Die sichersten Quellen für Vitamin D sind fettreicher Seefisch und Leber. Hochwertiges Eiweiß können Geflügel- und Rindfleisch sowie Seefisch liefern.

In dieser Zeit reift auch das reproduktive System einer Frau nach. Zwar ist es fast unmöglich, in diesen Prozess direkt einzugreifen, jedoch können dafür günstige Bedingungen geschaffen werden, indem hochwertige Pflanzenöle aus Oliven-, Kürbis-, Senf- und Leinöl die tägliche Ernährung bereichern.

Vor allem in der Jugend bestehen meist sehr hohe geistige Anforderungen, die sich aus Schule, Ausbildung oder Studium ergeben und die vom Gehirn Höchstleistungen abverlangen. Unter diesen Bedingungen braucht es leicht zu verwertende Kohlenhydrate, die ihm am besten frische oder gedörrte Weintrauben, Aprikosen, Himbeeren und Pflaumen geben können.

Auch ein feuchtfröhliches Partyleben ist in diesem Lebensabschnitt nicht selten, denn dies stellt heute bei vielen jungen Frauen ein Teil ihrer Lebensqualität dar. Jedoch belastet es auch die Leber, die deshalb gestärkt werden sollte. Ihr können Quark, Haferflocken, Bohnen und grüner Tee helfen, denn diese Lebensmittel verbessern ihre Entgiftungsfähigkeit, schützen die Leberzellen vor Schäden und beschleunigen die Ausspülung von Giften über die Gallenwege.

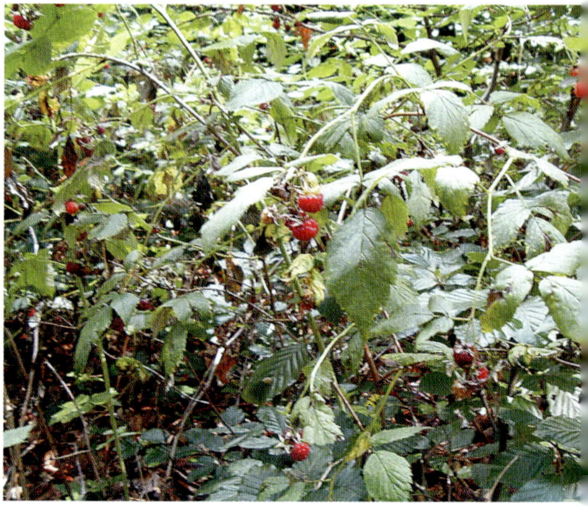

Himbeere (Rubus idaeus)

Früher oder später wünschen sich die meisten Frauen ein Kind. Dafür ist der biologisch günstigste Zeitpunkt zwischen dem 22. und 28. Lebensjahr, denn in diesem Altersabschnitt arbeitet das reproduktive System der Frau am besten. Eine Schwangerschaft verläuft in diesem Alter meist problemlos oder nur mit geringen und unbedeutenden Komplikationen. Damit sich das ungeborene und neugeborene Kind gesund entwickeln kann, benötigt die werdende oder stillende Mutter eine an B-Vitaminen, Folsäure und Eisen reiche Ernährung. Gute Lieferanten für diese Nährstoffe sind Haferflocken, Rindfleisch, Rote Bete, Dörrobst, Äpfel und Fisch (der reich an Omega-3-Fettsäuren ist). Auch gehören mehr Eiweiß, Kalzium und Fett auf den Speiseplan, denn diese Nährstoffe benötigt das Kind für seinen Knochenaufbau und das Körpergewebe.

Unabhängig von Schwangerschaft und Geburt, kommt es bei vielen Frauen bereits in jungen Jahren zu Übergewicht. Es sammeln sich überschüssige Pfunde an, die meist weniger auf den Wechsel von Ernährungsgewohnheiten, sondern vielmehr auf einen veränderten Lebensrhythmus zurückzuführen sind. Das Leben wird ruhiger, die tägliche Arbeit und das Familienleben verlaufen nicht mehr in der Hektik und dem Stress früherer Zeiten. Dadurch wird weniger Energie verbraucht – den vorhandenen Überschuss legt der Organismus jetzt als Reserve für »schlechte« Zeiten an. Infolgedessen passt irgendwann die liebste Jeans oder das schönste Kleid aus dem Vorjahr nicht mehr. Spätestens zu diesem Zeitpunkt sollte die Frau aufmerksam werden, denn je

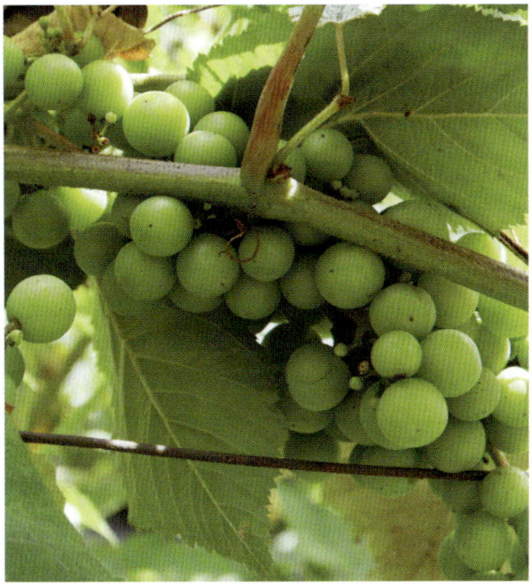

Echte Weinrebe (Vitis vinifera)

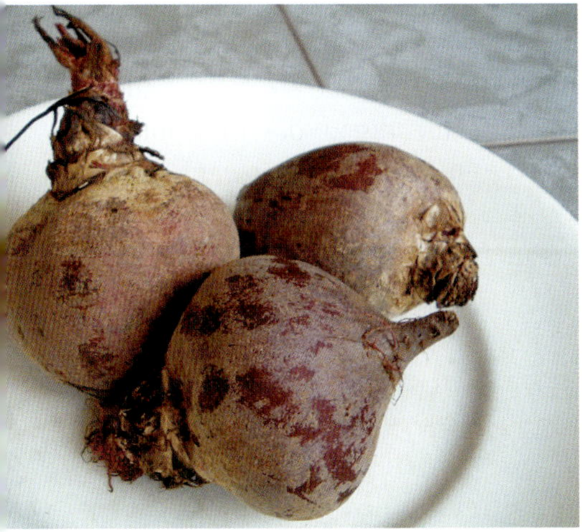

Rote Bete (Beta vulgaris)

mehr Übergewicht sich ansammelt, desto schwieriger wird es, zum ursprünglichen Gewicht zurückzukehren. In dieser Situation ist es nützlich, umgehend die Kohlenhydrate in der Ernährung zu vermindern. Dafür ist der einfachste und schnellste Weg der Verzicht auf Süßigkeiten, zuckerhaltige Erfrischungsgetränke und raffinierten Zucker. Falls keine Störungen im Stoffwechsel vorliegen, kehrt über diesen Weg das Gewicht gewöhnlich innerhalb von zwei bis drei Monaten in den ursprünglichen Rahmen zurück.

Besonders bei Berufsaufsteigerinnen führen heute die Anforderungen der Karriere häufig zu Dauerstress. Unter diesen Bedingungen können Getränke mit einer Anti-Stress-Wirkung nützlich sein. Dazu gehören Kakao, Hibiskus- und Pfefferminztee. Auch kann eine abgestimmte Ernährung dem Organismus helfen, mit der Belastung besser umzugehen. Bei einer solchen Ernährung beginnt der Tag mit reichlich Eiweiß. Das kann ein herzhaftes Frühstück mit Rührei, Wurst, Käse und Obst sein. Als Mittagessen empfiehlt sich eine Suppe mit Fleisch oder Fisch, deren Einlage Reis oder Gemüse ist. Das Abendessen sollte ein Becher Quark, Sauermilch oder Joghurt abschließen.

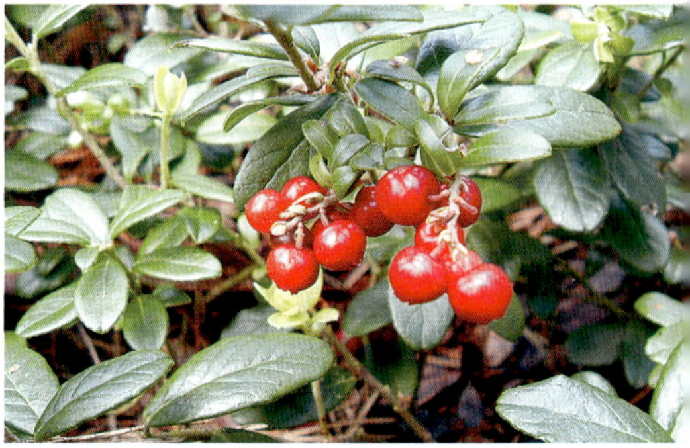

Preiselbeere (Vaccinium vitis-idaea)

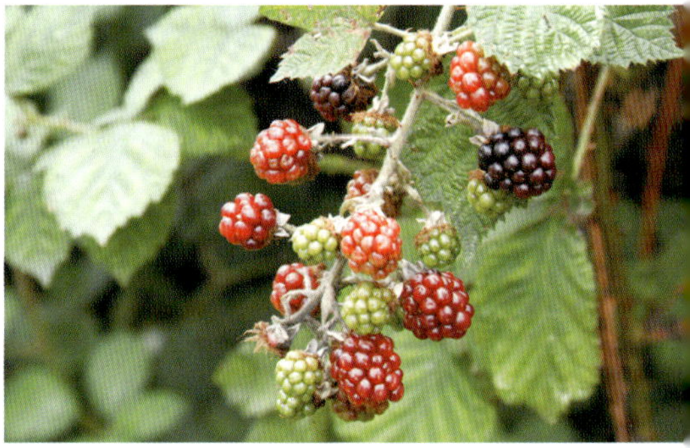

Brombeere (Rubus sectio Rubus)

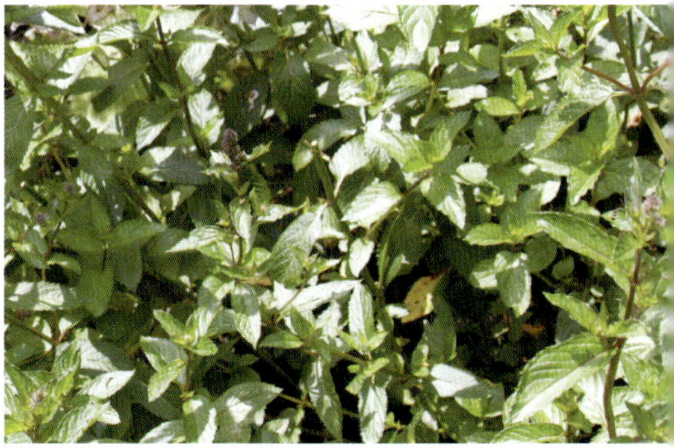

Pfefferminze (Mentha x piperita)

Bereits nach dem 30. Lebensjahr beginnt das Altern einer Frau, dessen sichtbare Erscheinungen jedoch durch ein angepasstes Trink- und Ernährungsverhalten verzögert werden kann. Ein erster Schritt ist, täglich wenigstens 2,5 l Mineralwasser (ohne Kohlensäure) zu trinken. Der zweite Schritt ist die Verzögerung der Zellalterung. Dafür können Lebensmittel dienen, die dazu beitragen, den Organismus von freien Radikalen zu reinigen. Davon gibt es eine Vielzahl, wie Sojabohnen, grünen Tee, Preiselbeeren und Moosbeeren, Brombeeren, rote Weintrauben, Paprika, Kiwi, Lachs, Truthahn, Reis, Buchweizen, Möhren und mehr. Bereits eines dieser Lebensmittel in der täglichen Ernährung verwendet, verzögert das sichtbare Altern um wenigstens fünf Jahre.

Mit den Wechseljahren beginnt für viele Frauen auch eine Zeit der schnellen Gewichtszunahme, die von den hormonellen Veränderungen ausgeht. Daher sollte die Ernährung vitaminreich und gleichzeitig fettarm sein. Das gelingt mit einer Umstellung auf überwiegend pflanzliche Lebensmittel. Besonders geeignet sind Salate und Radieschen oder gekochte Speisen mit Tomaten, Zwiebeln, Knoblauch, Auberginen und Zucchini. Bei der rohen Verwendung von Zwiebeln und Knoblauch sollten keine Erkrankungen des Magen-Darm-Trakts vorliegen. Fleisch- und Fischmahlzeiten sollten nicht häufiger als ein- bis zweimal wöchentlich auf dem Speiseplan stehen. Auch die vermehrte Aufnahme von Kalzium sollte die Frau während und nach den Wechseljahren nicht vergessen, denn dadurch verringert sich ihr Risiko, an Knochenschwund zu erkranken und Brüche des Skeletts zu erleiden. Dafür sind täglich wenigstens 1,5 g Kalzium (unabhängig vom Körpergewicht) nötig. Diese Norm sollten Sie jedoch nicht überschreiten, da sich ein Überschuss an Kalzium sehr schnell in Gallen- oder Nierensteine wandeln kann.

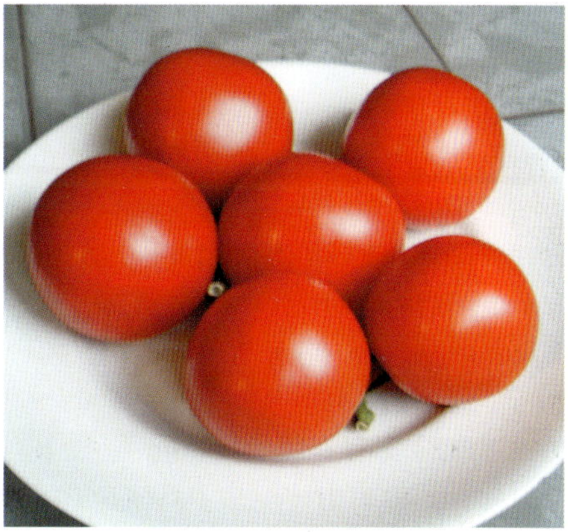
Tomate (Solanum lycopersicum)

Beim alternden Menschen kommt es oft zu einer verlängerten Darmpassage der Nahrung, die zu einer Anhäufung von giftigen Substanzen im Gewebe führen kann. Das kann durch Ballaststoffträger wie Obst und Vollkorngetreide vermieden werden. Mit zunehmendem Alter sinkt auch der Energiebedarf einer Frau. Die Grundlage ihrer Ernährung sollten daher Obst und Gemüse bilden, besonders Aprikosen, Pfirsiche, Kakis, Kartoffeln, Auberginen, Paprika und Petersilie, die reich an Kalium und Beta-Carotin sind. Des Weiteren sind Haferflocken und Gewürze wie Kardamom, Piment, Nelken und Rosmarin empfehlenswert, da sie die Nervenleitgeschwindigkeit im Gewebe verbessern.

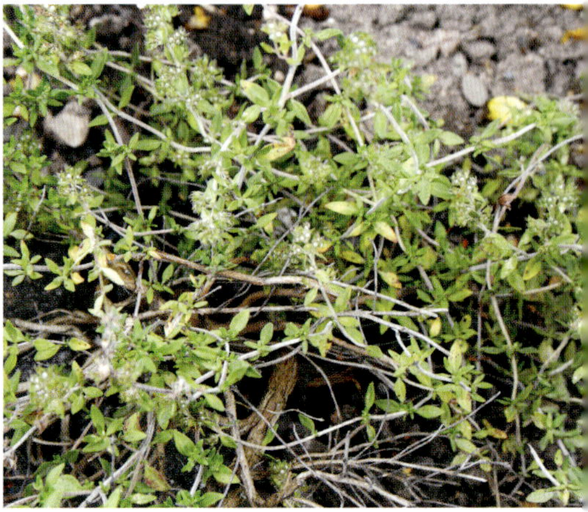

Echter Thymian (Thymus vulgaris)

Für einen guten Schlaf können Tees von Kamille, Melisse und Thymian oder auch Milchprodukte wie Joghurt, Quark und Käse sorgen.

Traditionelle Getränke

Das ursprünglichste und wichtigste Getränk in unserem Leben ist Wasser. Nicht umsonst gilt es in vielen Religionen als der Inbegriff des Lebens und als universelles Symbol für Reinheit und Fruchtbarkeit. Als einziger Stoff kommt es natürlich in drei Formen vor – fest, flüssig und gasförmig.

Zu etwa 75 Prozent besteht der menschliche Körper aus Wasser. Eingeschränkte Körperfunktionen und schwere gesundheitliche Probleme sind die Folge, wenn ihm Wasser fehlt. So muss es ausreichend vorhanden sein, damit Nieren, Gehirn und Herz normal funktionieren können. Auch Gelenke und Muskeln können nur gesund und stark bleiben, wenn sie mit genügend Wasser versorgt werden. Ausreichend Wasser hilft auch, den Stoffwechsel zu beschleunigen, das Gewicht zu verringern und den Appetit zu unterdrücken. Die chronische Austrocknung des Körpers ist beispielsweise eine der Hauptursachen für die meisten degenerativen Erkrankungen wie etwa Arthrose.

Typische Anzeichen für einen Mangel an Wasser können Schwindel, Durchblutungsstörungen, Erbrechen und Muskelkrämpfe sein, denn die Muskelzellen können dadurch nur unzureichend mit Sauerstoff und Nährstoffen versorgt werden.

Der reale tägliche Wasserbedarf eines erwachsenen Menschen ist bisher nicht zweifelsfrei geklärt. Allgemein wird die Aufnahme von mindestens 2,5 l Wasser am Tag empfohlen (siehe auch *Ernährungsempfehlungen*). Bei hoher körperlicher Belastung und vermehrtem Schwitzen kann der tatsächliche Bedarf jedoch wesentlich höher sein. Dieser Wasserbedarf sollte bevorzugt mit reinem Quell- oder Mineralwasser (ohne Kohlensäure) abgedeckt werden. Andere Getränke, wie Tee oder Fruchtsäfte, sind dafür nicht geeignet. Wer regelmäßig täglich jeweils 15 Minuten vor dem Essen ein Glas Wasser trinkt, fördert damit die normalen Körperfunktionen.

Jedoch gibt es neben dem Wasser auch noch andere Getränke, die besonders Frauen unabhängig von ihrem Alter sehr nützlich sein können und die in der russischen Volksmedizin ihren festen Platz haben. Sie sollten jedoch nicht alle vorgestellten Getränke regelmäßig konsumieren, sondern eine Ihren speziellen Bedürfnissen entsprechende Auswahl treffen.

Brot-Kwass

Brot-Kwass ist ein durch Gärung hergestelltes, leicht alkoholisches Getränk (0,5 bis 0,8 % Alkohol). Er schmeckt gut und enthält eine Vielzahl an Vitaminen, Spurenelementen und wichtigen Mikroorganismen. Durch diese Eigenschaften fördert er die Arbeit des Magen-Darm-Trakts, den Stoffwechsel, normalisiert die Mikroflora des Darms und unterdrückt darin Krankheitserreger, verbessert die Tätigkeit des Herz-Kreislauf-Systems, des Hormon- und Nervensystems, den Zustand der Hautdecke, Nägel und Haare und stärkt das Immunsystem. Schon immer war er im russischen Volk ein zuverlässiges Heilmittel bei Vitaminmangel, Blutarmut, Skorbut und einer gestörten Darmflora. Auch hilft er bei Zuckerkrankheit, Kolitis und Enterokolitis, Erkrankungen der Leber, Bauchspeicheldrüse und Nieren, Augenerkrankungen wie Kurzsichtigkeit, Optikusatrophie (Erkrankung des Sehnervs), Netzhautablösung und Glaukom sowie vielen Infektionskrankheiten, da er die Zellstruktur der Erreger zerstört. Daher ist er auch ein ausgezeichnetes Vorbeugungs- und Heilmittel bei Infektionskrankheiten wie Entzündungen, Eiterungen und Virusinfektionen.

Im Folgenden das Hauptrezept für Brot-Kwass. Es wird empfohlen, davon zwei- bis dreimal täglich jeweils 30 Minuten vor dem Essen ein Glas zu trinken:

- Übergießen Sie 0,5 kg Roggenzwieback in einer gläsernen Schüssel mit 3 l kochendem Wasser, decken sie mit Mull ab und stellen sie über Nacht an einen dunklen Ort. Am Morgen sieben Sie die Maische durch, ergänzen 4 EL Zucker, 1 EL Rosinen und 20 g Trockenhefe, decken das Geschirr wieder mit Mull ab und lassen die Mischung an einem warmen, dunklen Ort für einige Tage gären (dabei gelegentlich durchrühren). Danach sieben Sie den Kwass durch und bewahren ihn abgedeckt im Kühlschrank auf.

Honigtee

Honigtee ist ein Getränk, das bereits den Frauen im alten Rom bekannt war und seit Jahrhunderten auch zu den traditionellen russischen Getränken zählt. Heute wird er wieder von vielen Menschen genutzt, die gesundheitsbewusst leben wollen. Er wirkt belebend und gleichzeitig beruhigend. Auch ergänzt das Getränk die Vitamine und Spurenelemente im Organismus, wirkt verjüngend und stärkt das Immunsystem.

Es wird empfohlen, diesen Tee einmal täglich morgens 30 Minuten vor dem Frühstück zu trinken.

Für einen heilsamen Honigtee vermischen Sie 1 TL Honig und den frischen Saft von 1/2 Zitrone mit 1 Glas warmem Wasser.

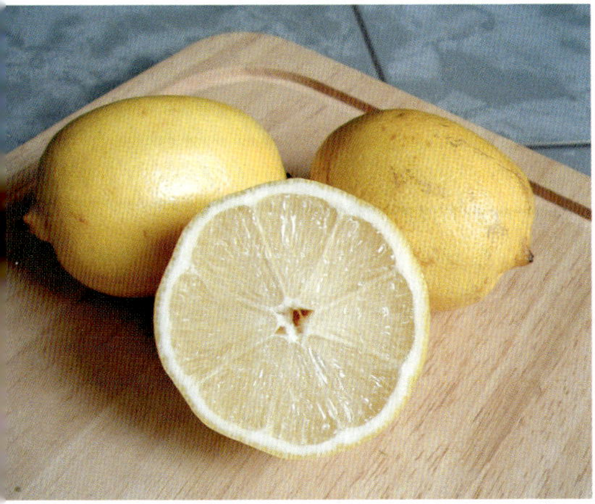

Zitrone (Citrus x limon)

Kakao

Kakao stammt ursprünglich wahrscheinlich aus Südamerika und wird aus den Samen des Kakaobaums (Theobroma cacao) gewonnen. Nachweislich wurde er von den Völkern Mittelamerikas bereits lange vor unserer Zeitrechnung genutzt. In Russland gehört er heute, wie der Nachtisch, einfach zum Essen dazu.

Neben einem hohen Fettanteil enthält er eine Vielzahl verschiedener und teils wertvoller Inhaltsstoffe. Dadurch wirkt er stimmungsaufhellend, schützt vor Herz-Kreislauf-Erkrankungen, senkt den Cholesterinspiegel, verringert das Risiko von Magengeschwüren, fördert die Durchblutung des Gehirns und senkt den Blutdruck. Auch kann er bei Erkrankungen des Atemsystems, wie Bronchitis und Tuberkulose, eine positive Wirkung erzielen.

Es wird empfohlen, dieses Getränk einmal täglich nach dem Essen zu trinken.

Für ein heilsames Kakaogetränk mischen Sie 1 TL ungesüßtes Kakaopulver und 2 TL Zucker oder Honig in

1 Glas heiße Milch, lassen die Mischung aufkochen und dann 5 Minuten ruhen.

Kefir

Kefir ist ein durch Gärung entstehendes Sauermilchgetränk. Dafür wird eine spezielle Bakterienkultur (tibetischer oder kaukasischer Milchpilz) verwendet, die der Milch zugegeben wird. Der Milchpilz kann nur darin leben und sich vermehren, da er sich vom Milchzucker ernährt. Zu den Inhaltsstoffen des Kefirs gehören Milchsäurebakterien, Hefepilze, Essigsäurebakterien, etwas Alkohol (zwischen 0,2 und 2 %) und B-Vitamine. Ihm werden viele heilende Eigenschaften nachgesagt. Hervorzuheben ist seine probiotische Wirkung, wodurch er die Mikroflora des Darms und den Stoffwechsel günstig beeinflusst. Auch wirkt er bakterienabtötend, leicht harntreibend, beruhigend und stimuliert das Immunsystem. Nach angemessener Gärdauer ist er frei von Milchzucker.

Es wird empfohlen, täglich zwei bis drei Gläser Kefir zu sich zu nehmen. Abends sollte er möglichst anstelle des Abendessens getrunken werden. Sie können auch jeweils die gleiche Menge Gemüse- oder Fruchtsaft mit Kefir mischen. Wenn das Getränk am Abend mit klein gehackter Petersilie oder Sellerie ergänzt wird, ist es sowohl für den Schlaf als auch für die Gesundheit der Nieren nützlich.

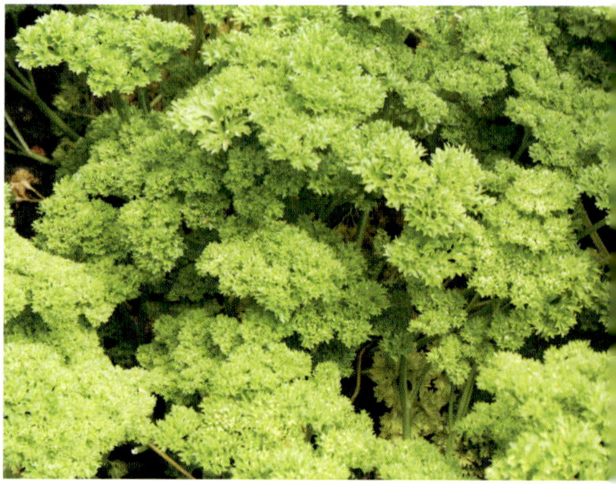

Petersilie (Petroselinum crispum)

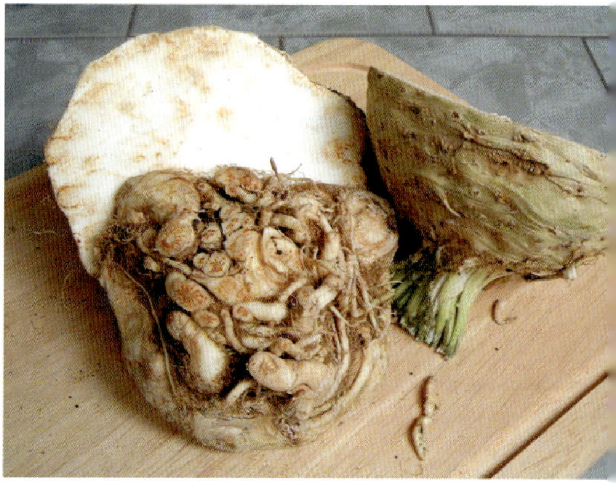

Echter Sellerie (Apium graveolens)

Industriell hergestellter und im Handel angebotener Kefir entspricht in seiner Zusammensetzung und seinen Eigenschaften leider nicht dem traditionellen Getränk, da dafür andere, an das industrielle Bedürfnis angepasste Bakterienkulturen verwendet werden.
Hinweis: Lebende Startkulturen mit Pflegeanleitung sind im Versandhandel erhältlich, Trockenmischungen aus dem Reformhaus oder der Apotheke sind hingegen nicht geeignet.

Kombucha

Kombucha ist ein durch Gärung hergestelltes Getränk aus starkem, gezuckertem Tee (traditionell Schwarz- oder Grüntee). Dafür wird eine spezielle Bakterienkultur (Kombuchapilz, auch: Teepilz) verwendet, die verschiedene Hefen und Säuren produziert. So entsteht ein heilsames Getränk mit vielen nützlichen organischen Stoffen auf Eiweißbasis, die für die chemischen Abläufe im Organismus eine wichtige Rolle spielen.
Kombucha gilt als einzigartiges natürliches Antibiotikum, das jedoch ohne die negativen Nebeneffekte der künstlich hergestellten Antibiotika wirkt. Kombucha tötet Mikroben ab, wirkt entzündungshemmend, hilft bei Erkrankungen des Magen-Darm-Trakts und des Herz-Kreislauf-Systems, normalisiert die Arbeit des Nervensystems und beschleunigt den Stoffwechsel. Es wird empfohlen, täglich zwei bis drei Gläser Kombucha 30 Minuten vor dem Essen zu trinken.
Industriell hergestellter Kombucha hat leider nur wenig mit dem ursprünglichen Getränk zu tun, denn die Gärung wird bei der Herstellung bereits nach wenigen Tagen unterbrochen, Sirup zugefügt und das Getränk pasteurisiert. Dadurch werden alle aktiven Inhaltsstoffe abgetötet.
Hinweis: Lebende Startkulturen mit Pflegeanleitung sind im Versandhandel erhältlich, Trockenmischungen aus dem Reformhaus oder der Apotheke sind hingegen nicht geeignet.

Milch

Milch wird seit etwa 10 000 Jahren durch den Menschen wirtschaftlich erzeugt und verwertet. Am weitesten verbreitet ist die Nutzung von Kuhmilch. Zu den wichtigsten Inhaltsstoffen von Milch gehören Kalzium, das für den Knochenaufbau benötigt wird, und eine Vielzahl an lebenswichtigen Aminosäuren, die für den Körperzellenaufbau gebraucht werden. In ge-

ringerem Umfang ist auch Vitamin D enthalten, das im Kalzium-Stoffwechsel eine wichtige Rolle spielt. Da Milch vom Organismus langsam aufgenommen wird, führt sie auch längere Zeit zu einem Sättigungsgefühl. Daneben hilft das enthaltene Kalzium dem Organismus, überflüssiges Fett zu verbrennen. Daher kann Milch ebenfalls die Gewichtsabnahme fördern.
Es wird empfohlen, täglich zwei Gläser Milch mit einem Fettgehalt von nicht weniger als 3,5 % zu trinken. Fettärmere Milch verfügt nicht über die heilsamen Eigenschaften.

Molke

Molke ist ein optimales Getränk für die Darmgesundheit. Sie ist ein Nebenprodukt aus der Herstellung von Quark und Käse aus Milch, reich an Milchsäure und damit gut für die Behandlung von Kolitis und Darmstörungen geeignet. Durch die Milchsäure wird die Aktivität der dort befindlichen Krankheitserreger verringert und die Verdauung gefördert. Ebenfalls heilen Entzündungen schneller ab und die Mikroflora des Darms normalisiert sich.
Es wird empfohlen, dreimal täglich jeweils eine Stunde vor dem Essen ein Glas warme Molke zu trinken.

Moosbeeren-Mors

Moosbeeren-Mors ist ein Getränk aus der Moosbeere (Vaccinium oxycoccos oder Vaccinium macrocarpon), das nicht nur erfrischend ist, sondern heiß getrunken auch für die Behandlung vieler Erkrankungen verwendet wird. Er ist ein sehr effektives Heilmittel bei Erkältungen, wirkt fiebersenkend, neutralisiert und spült die Gifte aus dem Körper, hilft gegen Müdigkeit, aktiviert das Gehirn und senkt den Blutdruck. Des Weiteren enthält er viele Vitamine und stärkt dadurch das Immunsystem. Deshalb wird er auch für die Behandlung von Allergien verwendet. Auch wirkt er einer Harnwegsinfektion oder Blasenentzündung entgegen, hilft bei Problemen

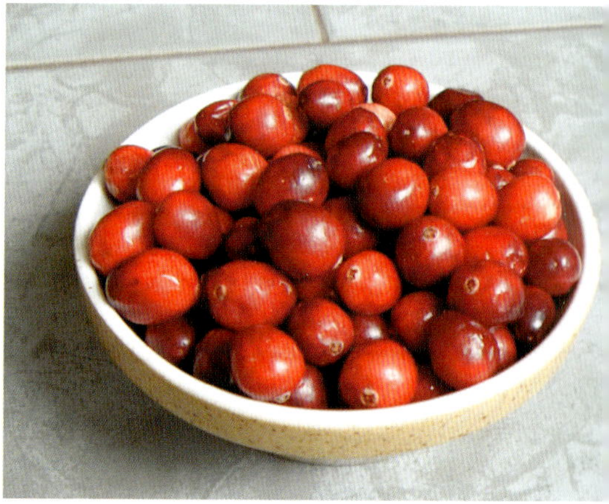

Großfrüchtige Moosbeere (Vaccinium macrocarpon)

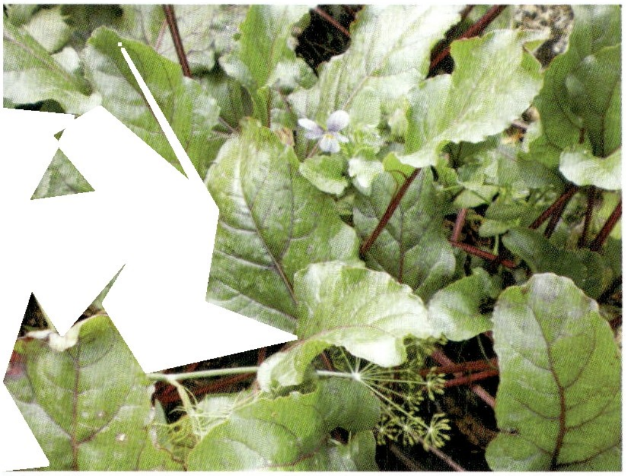

Rote Bete (Beta vulgaris)

des Magen-Darm-Trakts, belastet dabei jedoch die Bauchspeicheldrüse nicht und fördert die Verdauung. Lediglich bei einem überhöhten Säuregehalt im Magen darf er nicht verwendet werden. Ebenfalls ist er nützlich bei Ödemen und Krampfadern, auch verbessert er die Elastizität der Kapillaren. Bei entzündlichen Erkrankungen der Nieren hilft er durch seine starke mikrobenabtötende Wirkung, die Entzündung schnell zu entfernen. Aufgrund letzterer Eigenschaft wird er ebenfalls Wöchnerinnen nach der Niederkunft empfohlen, um während der Geburt entstandene Verletzungen schnell heilen zu lassen. Bereits mit dem Eintritt der Schwangerschaft sollten Frauen täglich anderthalb bis zwei Liter Moosbeeren-Mors trinken.

Allgemein wird empfohlen, davon ein- bis zweimal täglich jeweils 30 Minuten nach dem Essen ein Glas warm oder heiß zu trinken.

- Für das heilsame Getränk erhitzen Sie 2 l Wasser, übergießen mit einem kleinen Teil davon 500 g frische oder gefrorene Moosbeeren und zerdrücken sie anschließend. Danach geben Sie den Rest des Wassers hinzu, ergänzen 200 g Zucker, lassen die Mischung bei geringer Hitze aufkochen und dann 2 Stunden ruhen.

Hinweis: Die Großfrüchtige Moosbeere ist im Handel als Cranberry erhältlich.

Rüben-Kwass

Rüben-Kwass ist ein durch Gärung hergestelltes Getränk. Vorzugsweise wird es aus Roter Bete (Beta vulgaris subsp. vulgaris) hergestellt. Er ist reich an Kalium, Mangan und anderen Spurenelementen, schmeckt gut und ist auch der Gesundheit sehr zuträglich. Besonders Menschen mit Erkrankungen des Herz-Kreislauf-Systems wird dieser Kwass empfohlen. Er reinigt den Organismus von Schlacken, Nieren und Gallenblase von Steinen, den Darm von Fäulnisprozessen, die

Blutgefäße von Ablagerungen und die Leber von Giften, senkt den Blutdruck, verbessert die Durchblutung und wirkt allgemein verjüngend.
Es wird empfohlen, davon dreimal täglich jeweils 30 Minuten vor dem Essen ein Glas zu trinken.

Im Folgenden ein einfaches Kwass-Rezept:

- Übergießen Sie in einem Gefäß 1 kg geschälte und geraspelte Rote Bete mit 3 l abgekochtem, abgekühltem Wasser, ergänzen dann 4 EL Zucker und 100 g getrocknete Roggenbrot-Kruste (anstelle der Kruste können Sie auch 20 g Trockenhefe verwenden), decken das Geschirr mit Mull ab, lassen die Mischung 3 Tage an einem warmen Ort gären, sieben sie dann durch, füllen den Kwass in Flaschen und bewahren diese fest verschlossen im Kühlschrank auf.

Sbiten

Sbiten ist ein Heißgetränk, das im Wesentlichen aus Wasser, Honig und Gewürzen besteht. Erstmals wurde es im zwölften Jahrhundert in den slawischen Chroniken erwähnt.

Das Getränk hat heilsame Eigenschaften, die besonders bei körperlichen und geistigen Belastungen sehr nützlich sind. Es hilft, die Arbeit des Herzmuskels zu stabilisieren, wirkt gegen Müdigkeit, Darmkrämpfe und Kopfschmerzen. Des Weiteren reguliert es den Appetit, stabilisiert den Blutzucker, stärkt das Immunsystem, lindert Depressionen, aktiviert die Arbeit des Gehirns und wärmt von innen besser als jeder Alkohol. Sbiten wird kalt oder heiß getrunken. Je nach Geschmack kann es mit Rotwein, Wodka oder frisch gebrühtem Tee ergänzt werden.
Es wird empfohlen, davon ein- bis zweimal täglich jeweils ein Glas nach dem Essen zu trinken.

- Für das heilsame Getränk übergießen Sie 150 g Honig, 3 EL Zucker, je 1/4 TL gemahlenen Zimt, Ingwer und Koriander sowie 4 bis 5 Gewürznelken und 1 Lorbeerblatt mit 1,5 l warmem Wasser, lassen die Mischung aufkochen, 5 bis 10 Minuten bei geringer Hitze köcheln, ergänzen dann 1/2 Zitrone (in Scheibchen geschnitten), lassen den Sud 20 bis 30 Minuten abgedeckt ziehen und sieben ihn anschließend durch.

Die Autoren

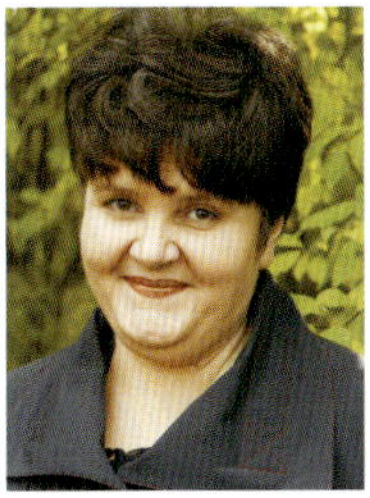

Foto: Ekaterina Butzke

Die Autorin, **Natalja Aleksandrowna Nowikowa**, ist eine bekannte russische Ärztin und Heilerin. Sie lernte die traditionelle Medizin bereits in ihrer Kindheit kennen. Ab ihrem siebten Lebensjahr wurde sie darin von ihrer Großmutter ausgebildet.

Bereits aus den ältesten Überlieferungen zur Familie, deren Geschichte bis in das 15. Jahrhundert zurückverfolgt werden kann, ist das Wirken der weiblichen Familienmitglieder als Heilerinnen bekannt. Die wohl bekannteste Heilerin der Familie war ihre Ururgroßmutter. Zu ihr reisten Menschen aus ganz Russland an, um sich behandeln zu lassen. Das dafür nötige Wissen wird bis heute von Generation zu Generation in der Familie, meist über die Großmütter, weitergegeben. Vieles von diesem traditionellen Heilwissen ist bis heute ein Familiengeheimnis.

Heute arbeitet die Autorin als privat niedergelassene Ärztin in Jekaterinburg (Russland). Sie studierte Medizin und Psychologie und arbeitete danach als Ärztin auf dem Gebiet der Wiederaufbau- und traditionellen Medizin. Gleichzeitig war sie wissenschaftlich tätig und hat mehr als 30 Artikel in medizinischen Fachzeitschriften veröffentlicht. In ihrer eigenen Praxis behandelt sie sehr erfolgreich die verschiedensten Krankheiten, angefangen von Allergien bis hin zu einigen Formen von Krebs, auf der Grundlage kombinierter Therapien aus der Psychologie, wissenschaftlichen und traditionellen Medizin.

Den psychosomatischen Störungen, deren psychologischer Korrektur und körperlich ausgerichteter Therapie gilt ihr wissenschaftliches Interesse.

Ihr Ehemann, **Bernd Butzke**, lebt den Großteil des Jahres in Deutschland und hat die Texte in diesem Buch aus dem Russischen übertragen. Er besitzt eine Hochschulausbildung mit einem Abschluss im Bereich der Ökonomie. Zu seinen Hobbys zählen die traditionelle Medizin und die Fotografie.

Das gemeinsame erste Buch über traditionelle russische Medizin – *Russische Volksmedizin* – erschien im Frühjahr 2011.

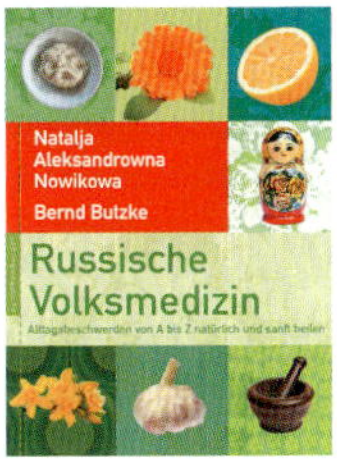

Literaturverzeichnis

Зарби-Гальчук Е.В., Далбуз А.Н – »Драгоценная энциклопедия женского здоровья« – Донецк, 2008

Оксана Белова, »Поможем коже выглядеть моложе. Маски для лица и тела« – Феникс – Ростов-на-Дону, 2004

Под редакцией кандидата медицинских наук Юрия Васильевича Татуры. »Уход за кожей лица и тела: Тонкости, хитрости и секреты.« – Серия книг »Ваше здоровье« – М.: Бук-пресс, 2006

С.М. Марчукова – »Медицина в зеркале истории« – Европейский Дом, 2003

Л. Н. Милованова, Н. М. Тарусова, Е. В. Бабошина, »Технология изготовления лекарственных форм« – Серия: Медицина для вас, 2002

Владислав Геннадьевич Лифляндский, »Современное питание. Заблуждения и мифы«, – Издательство: БХВ-Петербург, Серия: Что вам могут не сказать... 2005

Register der Krankheiten